積聚治療

気を動かし 冷えを取る

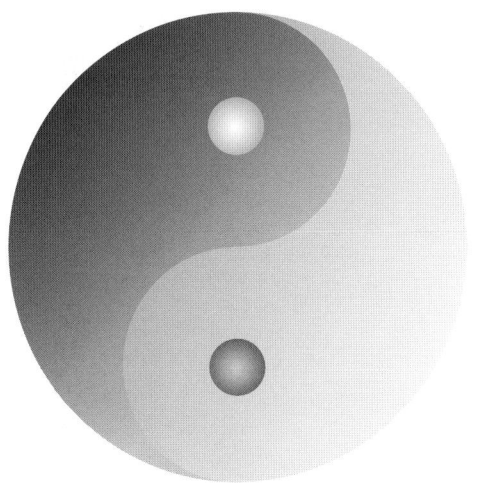

医道の日本社

はじめに

　日本では鍼灸師という独立した身分が法律で保証されていて、各自が鍼灸師という立場で自由に臨床に専念することができる。

　この自由さというものは独立開業できることであり、患者の了解のもとであれば、その身体のどこにでも触れてもよいということであり、また治療を意図したものであれば医師や薬剤師の用いる手段以外のどのような治療法を用いてもよいというものである。

　この「どのような治療手段でも」とは、あんま・マッサージ・指圧や柔道整復については身分法があるので別として、最近では整体、カイロプラクティック、オステオパシー、均整法、気功、電気治療、アロマテラピーやさてはリフレクソロジー等、さまざまなものを指すようになり、これらはいずれも身分法がない点が共通している。

　しかし、これらは膨大な経費と時間を費やして資格試験にパスした鍼灸師が優先的に用いる手段であるとはいえず、むしろ鍼灸師であればまず鍼灸の治療法に基点を置き、それでもさらに必要ならば、他のいろいろな治療法を適宜用いるのがあるべき姿ではないかと考えられる。

　元来、鍼灸は古代中国に発祥をみるものであるが、私が鍼灸を志した動機の1つは、鍼灸が東洋的な治療手段であることにあった。しかし当時、『素問』や『霊枢』などの確からしい文献の歴史をみても、優に2000年の年月を経ているのに未だに鍼灸の内容が確立しておらず、たかだか200年ほどの歴史しかない現代の西洋医学的、科学的といわれる診断や観点に取って代られようとしているのは実に歯痒いことであった。

　最近でこそ、代替医療とか補完医療あるいは統合医療等の概念がこれも現代西洋医学側から沸き上がり、鍼灸をはじめとして種々の治療法が再評価さ

れはじめてはいるが、鍼灸師という独立した身分法を持つ者としては、鍼灸というものはそれ独自で患者全体を見通すことができる、かなり完成した内容を持つべきものであるという見方を捨てるわけにはいかない。

　さてそのようなことを考えつつ30数年が過ぎたが、当初は東洋的云々以前に鍼の効果そのものにも懐疑的であり、いわゆる治効理論で到底納得できるものではなかったが、自ら鍼や灸をヒトに用い、その変化を体験することで、自分の中に新しい世界が広がりだしたのである。

　その体験は鍼をヒトに刺すことにはじまりはしたが、鍉鍼などのように、鍼は刺さなくてもヒトに影響があることがわかり、その影響は鍼をしたところに留まらず、肉体の左右や上下の対称側あるいは肉体の前後や内外という深さの面にも及ぶことを経験するようになった。

　ところで鍼灸は、東洋的な発想の基にある刺激療法に位置づけられる治療手段、治療方法であるといえるだろう。同じ刺激療法であっても、鍼灸を東洋的な発想に基づくものとすることは、他の治療法と異なる点があるはずである。その異なる点を究極的に集約すると気の概念であり陰陽観であり、そして術においては人間の意識の操作ということができる、という見方を私はしている。

　いずれも現代の常識からは非常に疎んじられ、あるいは難解とされている内容であるが、現代という時代がどこか行き詰まっている様子を呈しているとすれば、むしろ現代の常識が却って災いしているとの見方を捨てることはできず、気や陰陽に基づく思考や鍼灸の操作が現代の鍼灸師には非常に骨の折れる内容であったにしても、あえてここに提示する価値はあると思っている。

著　者

目　　次

はじめに　iii

〈前篇〉積聚治療の基礎概念 ─────────── 1
1．積聚治療について ────────────── 3
2．疾病観の基礎 ───────────────── 13
〔1〕気について　15
【1】気／15【2】陰陽／23【3】太極／26【4】五行観／30【5】三才観／36
〔2〕虚実補寫　37
【1】虚実／37【2】補寫／48【3】治療の目標：指標（インジケータ）／51
〔3〕治療手段　57
【1】鍼／58【2】灸／61【3】その他の治療手段／63【4】意識／63【5】気力／71【6】治療時の呼吸／73

3．人体観の基礎 ───────────────── 75
〔1〕人体の構造　76
【1】組織／76【2】蔵府／78【3】経絡／85【4】経穴／90
〔2〕人体の生理機能　94
【1】冷熱／95【2】気体／96【3】液体／99【4】固形物／103【5】動作／104

4．病　　因 ─────────────────── 107
〔1〕先天的病因　110
【1】素因／110【2】先天の気／114
〔2〕後天的病因　115
【1】内因／115【2】外因／119【3】不内外因／126【4】まとめ／138

5．病症の診方 ────────────────── 141
〔1〕証について　142

【1】症・証・象／142 【2】積聚治療の証／151 【3】積聚治療の証で割り出せないこと／153
〔2〕5種の病症　153

〈後篇〉積聚治療の実際 ───── 159

6．病態把握と治療（1） ───── 161
〔1〕腹診（1）　164
【1】腹診の範囲／164 【2】腹部症状／166
〔2〕接触鍼　171
【1】接触鍼の仕方／171 【2】接触鍼の影響／174 【3】接触鍼の意義／175
〔3〕脈の調整　176
【1】脈診の種類／177 【2】基本治療としての脈診の位置づけ／179 【3】脈の意味／181 【4】脈の調整／188 【5】脈調整の意義／192

7．病態把握と治療（2） ───── 193
〔1〕腹診（2）　193
【1】積／193 【2】各領域の積の詳細／199
〔2〕項背腰部診　207
【1】背部の観察／207 【2】腰部の観察／210 【3】項部の観察／211
〔3〕背部の治療　212
【1】背部区分／213 【2】背部治療／215 【3】背部兪穴治療の意義／222
〔4〕深い積　223
【1】四肢のツボ／223 【2】募穴／225

8．病態把握と治療（3） ───── 229
〔1〕補助治療　229
【1】伏臥位での補助治療／230 【2】仰臥位での補助治療／232 【3】坐位での補助治療／234
〔2〕治療の終了　234
【1】最後の治療過程／234 【2】患者との会話／235

9．臨床の実際 ───── 237
〔1〕下半身の病症　240
【1】膝の症状／240 【2】腰殿部の症状／248 【3】二陰の症状／257 【4】大腿の

症状／274【5】下腿の症状／275【6】足関節の症状／278【7】足の症状／282
〔2〕上半身の病症　284
【1】脳頭蓋骨部の症状／284【2】顔面・口腔・咽喉頭の症状／289【3】頚部の症状／298【4】肩・肩関節・肩甲部の症状／300【5】胸部の症状／303【6】上腕の症状／308【7】肘の症状／310【8】前腕の症状／311【9】手首の症状／312【10】手・手指の症状／314
〔3〕全身の病症　319
【1】体感の異常／319【2】全身（半身）の動作異常／329【3】皮膚・粘膜の異常／336【4】意識の異常／343【5】妊婦／349【6】乳幼児・小児／352【7】その他／352

〈付記〉鍼灸の基本技術　——————————359
〔1〕鍼の基本　359
【1】鍼の種類／359【2】鍼刺入の基礎訓練／360
〔2〕鍼の操作　363
【1】鍼管を用いた毫鍼の刺入（管鍼法）／363【2】鍼管を用いない毫鍼の刺入（銀鍼、寸3、3番鍼を使用）／364【3】意識を応用した鍼の刺入／370【4】鍉鍼／370【5】その他の鍼／373
〔3〕灸の仕方　373
【1】艾の種類／374【2】施灸の仕方／374【3】その他の灸／376

注　377
おわりに　381
索引　383

■カバーデザイン：ナノネット

〈前篇〉
積聚治療の基礎概念

1．積聚治療について

1．積聚治療のはじめ

さて、これから積聚治療の概要を紹介する。

この積聚治療はK鍼灸専門学校での実技の指導から生まれたもので、それは1976年に遡るが、学生対象のため、表1にあるような非常に単純な治療手順を基本としている。

学生には系統だった実技講義となるが、これらのステップの内容はいくらでも深めることができるもので、いわば臨床家にも十分に応えられるものなのである。その理由は、この治療過程の背景は「はじめに」で触れた気の概念と陰陽観にあり、ただ鍼や灸を手順通りにするだけではその真価が理解できないものであるからである。その手順の1つ1つをこれからさらに述べるような気の概念と陰陽観の観点から追究することに自分の臨床を深める鍵があり、そのような観点の裏付けがあってはじめて、鍼の力ともいうべきものが十分に発揮されると考えている。

ところで東洋的な鍼灸治療として脈診を避けるわけにはいかないが、しかし脈診を学校教育の中心に据えるのは、学生同士で治療をしあい、互いに判断する学習材料としては客観性に乏しく、また習熟にもかなりの時間を要することから、困難であることは類推できる。

学校での鍼灸教育の課題の内容を整理すると、次のようになる。

　①学生同士の実習に簡便であること。
　②気の概念や陰陽観に基づく理論と実習であること。

表1　積聚治療の手順

1．望診、問診、聞診を行う。
　1）カルテの記載（主訴の確認）

2．患者を仰向けにする。
　1）主訴の確認
　2）服を脱いだ状態の肌の観察、指標の確認
　3）腹部接触鍼（積聚治療第1段階）
　4）脈の確認と調整（積聚治療第2段階）
　5）腹部の積の確認（積聚治療第3段階）

3．患者をうつ伏せにする。
　1）背部の肌の観察、指標の確認
　2）背部の接触鍼
　3）腹証にしたがった背部兪穴の取穴、治療
　4）伏臥位での補助治療

4．患者を仰向けにする。
　1）腹部の積の確認
　2）積にしたがった要穴治療（積聚治療第4段階）
　　あるいは季肋部下縁の治療（積聚治療第5段階）
　3）仰臥位での補助治療（積聚治療第6段階）
　4）最終的な脈の確認

5．患者を坐位にする。
　1）坐位での補助治療
　2）全身の観察

③年齢、性別を問わず、あらゆる人の病的状態に対応できること。
④卒後にも実際の臨床手段として利用できること。

これらの条件を満たす内容として目をつけたのが腹部である。
腹部は身体の中心でもあり、視ることも触ることもでき、治療を受ける学

生もその変化を確認することができるという、願ってもないところである。

古来、腹診についてはいろいろと文献があるものの、しかし3年間の実技講義として、どのように腹部と全身を理論と実技で結びつけるかは大変な課題であった。

1979年の夏のこと、いつものように往診をし、患者さんの背部兪穴に何気なく鍼をしていて、いままで文献的にも気づかなかった兪穴の五行性に何か閃くものがあり、『難経』56難ですでに五行的に区分されている腹部とを関連づけてみようと思い立った。

その関連づけの第1として、六部定位脈診で行われているように腹部の異常に対して五行的な腹証を立て、69難に基づいて背部兪穴の五行配列を刺激すると、腹部の症状を積極的に変えられることがわかったのである。「積極的に」とは、消去したい腹部の症状を意図した通りに消去できるということであるが、そのような素朴な経験を基にして、それを気と陰陽という観点で追究したものがこの本で述べることである。

2．積聚治療の流れ(1)

表1は実際の治療の流れであるが、この本もほぼこの流れに沿って解説を加えてある。

その要点をはじめに書いておくことにする。

まず治療前に、特に初診の場合には問診などの時間を設けるが、そのような観察内容は、すべて気の状況を判断する材料である。ここから気の概念とそれに基づく陰陽の観点が導入されている。

具体的な治療の段階に入り、まず腹診をし、あるいは手足に触れて指標を確認する。この指標とは、問診事項からはじまり患者の発するすべての情報内容を含むもので、この治療法は指標にしたがって気を操作する治療といっても過言ではない。

治療過程のまず最初に、腹部の接触鍼（注1）を行う。これは腹部に行う軽い鍼刺激であるが、腹部にとどまらず、脈にも全身にも影響がある。鍼さばきに意識を置くことができれば、その効果は一層大きくなる。

次に六部定位脈診法を応用し脈を診て、それにしたがって取穴し脈を調整する。鍼で脈が変化して調整されるということは、同時に腹部や全身にもその影響は及んでいて、その事実は指標の変化をみることで確認することができる。そのような状況を踏まえて再び腹診をするが、最初に診た腹部と違っていることをよく経験する。

この2段階の操作で腹部に変化がみられることが多く、これまでの段階で変化した腹部の内容を聚とし、この段階で判断できる腹部の内容を積とする。この「積」「聚」が、積聚治療の名称の由来である。

そしてこの段階で積の内容と強さや位置を確認して腹証を立てるが、この治療法の具体的なキーワードは腹部症状の「積聚」にあるので、ここで積聚について要点をまとめておくことにする。

3. 積　聚

よく知られているように、積聚という内容がまとめられているのは『難経』であるが、そのなかでも特に55難に積聚という言葉の概念が要約されているのでまず紹介し、そこにどのようなことが含まれているかを検討することからはじめる。

「第55番目の設問と答え。

　病には積と聚があるが、どのようにこれを区別したらよいか。

　積は陰の気である。聚は陽の気である。

　だから陰は沈んで伏し、陽は浮いて動く。

　気の積むところを積といい、気の聚まるところを聚という。

　だから積は五蔵の生じるところであり、聚は六府の成るところである。

　積は陰の気であるから、その始まりは場所がはっきりしていて、その痛み（病）はその場所にある。また上下、左右の境界も明確である。

　聚は陽の気であるから、その始まりには場所がはっきりせず、上下の境もはっきりしない。痛みがあってもその場所が移動するから聚という。」

この難は腹部の異常について述べたものであり、以上のことをまとめれば次のようになる。

①腹部の病を、積と聚の2種類に分けている。
②積聚は、いずれも気である。
③気に陰陽があり、積を陰の気、聚を陽の気とする。
④そのため、積は固定的なもので判断しやすく、聚は移動性のもので判断しにくい。

さらにこれらに含まれる内容を検討してみる。

東洋医学的な立場では、部分と全体との同一性に価値を置き、どの部分にも全体が投影されているという見方が前提であるから、腹部の内容は全身の状態にも関係している。

このような発想をするのは、腹部をみるのに「気」という概念を前提としているからであるが、気の概念を用いるには必ず陰陽という観点が必要なのである。これはただ気を物質としてみるという姿勢と違うからで、仮に宇宙の構成物質としてだけ気を定義づけるのであれば、むしろ気という名称を無理に使う必要はないともいえる。この気の概念とその陰陽観という2点を前提にすることで、腹部のあらゆる症状を網羅することになり、さらには肉体のあらゆる病症が腹部に投影されているとすることができる。つまり、腹部症状を積と聚という言葉で統一しているのである。

積と聚は腹部のあらゆる症状を含むものであるが、基本的には自覚痛や触診して感じる痛み、圧して感じる硬さ、動気（脈拍つこと）などを指している（16難）。聚の内容は陽的であるとするから動きやすく、積は逆に陰的であるから固定的な腹部の病症ということになるが、実際には上に述べたように、接触鍼や脈の調整で変化する内容を聚とし、その後に残る腹部症状を積としている。言葉の上では聚と積の2種類であるが、現象としては連続した気の在り方ということができる。

それと同時に腹部は全身の投影図であるから、例えば膝が痛くても腹部と関係していることが窺えるもので、積聚が消えるような治療の力は、膝の痛みも和らげるように作用すると見なすことができるのである。

4. 積聚治療の流れ（2）

　さて治療の流れに話を戻そう。

　脈調整後の腹診では、積が五蔵区分した腹部のどこに位置するかを確認し、それに基づき5種類の腹証を決める（図1）。

　その積をゆるめるには、腹証にしたがって背部の兪穴を用いるが、使用する経絡は膀胱経2行線、1行線、督脈と脊際である。

　これらの経脈を症状の重症度を勘案して適宜選択するが、身体の中心に近いラインつまり督脈に近いほど、症状の重いものに対応するとする（図2）。

　治療は背部の健側から行うのを原則とするが、それには志室を重要な指標として、そこに圧痛などの異常の診られない側あるいは弱い方を健側とするのである。

　背部はすでに5種の領域に五行区分されていて、腹証に69難方式を応用したものを基本パターンとして当てはめる。例えば、腹証が心虚証であれば、基本パターンは木の領域→火の領域→金の領域→水の領域（→土の領域）とする。この序列は火行の親つまり木行を補し、必要ならば火行を補い、さらには相剋関係から火行に対して実となる金行の部位とその子の水行を、比較的弱く施術して寫とするという関係を意味している（図3）。

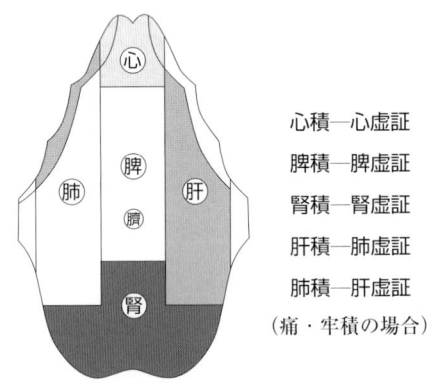

図1　腹部区分図と腹証

1. 積聚治療について

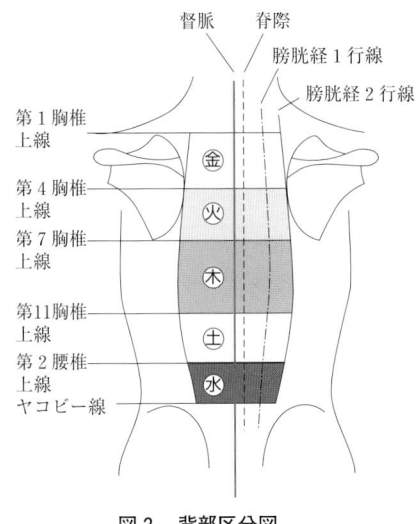

図2　背部区分図　　　図3　背部兪穴治療の基本パターン

（腹証）　　（背部五行領域）

心虚証──木→火→金→水

脾虚証──火→土→水→木

腎虚証──金→水→火→土

肝虚証──水→木→土→金

肺虚証──土→金→木→火

　基本的にははじめの4領域を治療対象域として、普通では最後の5番目の領域までは使用しない。例えば膀胱経2行線を使うのであれば、1例として陽綱→神堂→魄戸→志室という選穴となるが、実際的には木行の領域へ鍼をした影響が不十分であれば火行の穴に移るという手順とし、この治療序列には意味があるとしている。

　鍼の影響を判断するのは、主訴をはじめとした志室や委陽などの指標群であるが、それらの変化を読みながら刺激時間などを決める。

　治療の流れは、この後に再び患者を仰臥位にしてもう一度腹部を確認し、さらに深い積がみられるようであれば、積にしたがって手足のツボを選んだり、季肋部下縁の陰の募穴や腹部の陽の募穴などを使う。また、背部兪穴の治療の後やその後の段階で適宜補助治療を加え、一層気の巡りを潤滑にすることを計る。

　以上が治療過程の概略であるが、技術的には寸3‐3番の銀鍼を用い、鍼管を使わず押入法を理想とし、さらには意識の投射ができれば信じられないほどの治療効果を経験することになる。

鍼の刺入について少し触れれば、鍼は皮膚が開くのを待ち、体の要求に応じて刺入することこそ本来である。ただ無痛刺入であればよいのではなく、身体の状況を読むということが重要である。そこに指標という見方が必要であるが、その身体の素直な状況を読むには、皮膚の状況に構わず鍼を入れようとする旋撚法は適さず、鍼を皮膚の抵抗に逆らわず素直に当てて圧迫するという手法（押入法あるいは圧迫法）こそ、それに適しているといえる。また、意識の投射がうまくできると、皮膚の開きも早くなるという現象も確かである。

　このように積と聚と表現される腹部症状を的確に判断区別し、それを弱めたり除去する方法がはっきりすれば、全身の状態を改善できるということである。

　この積聚治療は先に触れたように、もともとは学生のために発案したようなものであるから、基本的な手順そのものはそんなに複雑ではない。積聚治療の本当の特徴は、病症に具体的に現れた人体の現象そのものを気の集合体ととらえ、その視点で治療をしていくというその考え方にある。

　その前提として、気と陰陽の概念を、時間をかけてじっくりと理解しなければならない。

　東洋医学と現代西洋医学との共通点は同じヒトを対象としていることであり、異なる点は人体観と治療手段であるはずである。そこで誤解を恐れずに言えば、気と陰陽の概念を前提としてこそ、東洋医学的な医学といえそうである。

5．まとめ

　積聚治療は以上のことを踏まえているもので、観念的でなく、実際的な気と陰陽の臨床とは何かを追究してまとめたものである。

　その特徴は、次のように表現することができる。

(1) すべての病症を気の概念で把握する

　これは患者の症状を流動的にとらえることを意味し、病名や症状名は流動的な気の状態の便宜的な表現とする。

(2) 病とは気の偏りや滞りとみなし、その究極の原因を冷えとして把握する

　冷えは、先天的、後天的ないろいろな原因から人体内に生じる生命力の低下であり、根源的な病因である。それが、腹部では積聚として現れているととらえる。

(3) 治療とは、人体の気を動かすことである

　積聚治療は、人体を気の総体、組織の違いを気の重層構造としてとらえ、鍼や灸をして患体に生じる変化や現象をすべて気の動きと把握することにはじまる。そして病を気の偏りや滞りとするから、治療とはその状態を補正することであるとする。

　積聚を、気の偏りや滞りをみる中枢的な病症として位置づける。

(4) 治療とは、冷えを解消することである

　病の原因を根源的な冷えによるとするから、治療とは根源的な冷えを解消しようとする行為である。これは基本的には人体の気を動かして積聚を取り除くことで達成され、その結果、患体は温まり、種々の病症が解消する方向性を持つ。

(5) 治療面では、腹部と背部に重点を置き、腹部を診断の根底、背部をそれに基づく基本的な治療部位とする

　腹部では、積を判断し虚証を立て、背部では兪穴を用いる。常に腹積に対する治療内容を基本治療とし、根源的な冷えを取り除き、身体を温めるのにまず必要な治療とする。

(6) 気の偏りや滞りが強く、基本治療の影響では十分に状態を修復しきれない場合は、一層の気の巡りを図るために補助治療を加える

　この後の章では、以上のことを踏まえてそれから派生するいろいろな問題点を取り上げて検討し、その臨床面での具体的な応用の仕方にも触れる。

2．疾病観の基礎

　ここで紹介する積聚治療は、東洋的な発想を基本とする治療方法である。
　そこで東洋的な発想を基とするとはどういうことか、それにはどのような特徴や利点があるかということをまず確認する。
　よくいわれるように、鍼は金属であり艾は植物繊維であるから、鍼や艾を使った鍼灸の治療には元来西洋も東洋もない。身体の異常に対して、現代西洋医学的な発想に基づいて鍼や灸治療を行うのであれば、これは西洋的な鍼灸治療であろう。だから東洋的な鍼灸治療を行おうとすると、どんな形であれ、治療を行う者に東洋的な発想が求められるのである。
　まずこの東洋的という言葉については、かなり大雑把だが、ここではインドにも見受けられる「気」（この言葉自体は元来中国語である）という発想を基盤に置く世界観に基づくもの、という程度に意味付ける。
　つまり、東洋的な発想に基づいた鍼灸治療ということは、気の概念を基盤に置いた治療法ということになる。そして、気の概念はこれから述べるように非常に広範な内容であるので、この発想に基づく治療法は単に特定の疾患のためだけでなく、ヒトのあらゆる疾病状態に対しても有効であるに違いないと考えられるのである。
　ここに、東洋的な発想を基にした治療法の特徴や利点をみることができる。つまり、特定の疾患ではなくヒトが治療対象であり、疾病でなく疾病の状態が対象である、ということである。またこれは、身体の部分でなく全身をいつも対象としている、と見方を変えてもよい。
　この気の概念に基づく治療法は、将来はともかくとして、現時点では西洋

医学では理解しにくい人体の把握の仕方をしているもので、現在の教育方法に馴染んでしまっている現代人にはなかなか理解に苦しむところがある。現代教育の理解方法で理解できる内容は西洋的なものといってよく、東洋的なものはそれを越えたものなのである。言葉を換えれば、東洋的なものはすべて、西洋的な言葉や概念に置き換えられない一面を持っているのである。

そのようなとまどいは、理論面もさることながら、実際の臨床面でもかなり違和感として感じられるに違いない。おそらく理論的には理解できても、感覚的についていけないという印象をもたれることが想像できる。そこで現代西洋医学的な視点はとりあえず置いておいて、これからの話を説明のままに、まず受け入れることを心していただきたい。

まず気について考えるが、気というものは、一般的には目に見えないものあるいは説明しにくい働きと考えられ、敬遠される。現代物理学はこの世に存在するすべての物質の構成要素が114個の原子に還元される（注1）と教え、さらに原子が原子核と電子からなり、原子核は陽子と中性子で構成され、それらはまた物質の最小単位である素粒子（クオーク）からなるという事実を知るが、現実はそれ以上に複雑な様子を現している。そのため気を意識する東洋的な治療方法には、種々雑多な玉石混交の方法が世に存在することになっている。

そこでひとつ注意を促したいのは、これから述べる治療法は目に見えない「気に基づく」治療法ではなく、「気の概念に基づく」治療法だという点である。つまり、気というものを感覚的に把握したり感じたりしなければ理解できないというのではなく、目に見える、見えないにかかわらず、この世のすべてのものを気という見方で理解しようということで、「あらゆる現象を気の考え方に置き換えて理解しよう」ということを特徴としている。もちろん目に見えない気の働きを感じ取ることができる人は、その能力を一層高めることもできる治療法である。

この章では、いわば「病を診る原理」とでもいうべきものについて触れる。

〔1〕気について

【1】気

　まず気という概念について大雑把であるが、触れておく。大雑把といえばいい加減のように聞こえるかもしれないが、こと臨床においては気の精確な文献的理解を必要とするものではなく、身体を診るうえで気という概念を持っているかどうかが必要なため、気の中心的な概念を把握することで十分だからである。

1．気の分類

　気は宇宙を構成する要素であるとは、古代中国での文献にすでに表現されている（注2）。

　「宇宙を構成する」というといかにも雄大で、身近でない現実離れした印象を受けるが、宇の意味は「のき、やね、家、境、野、国土、ひろがり」などを指し、空間の意味であり天地四方のことである。一方、宙は「とき」のことで、過去から未来までの無限の時間をいう。だから宇宙を構成するといっても、今現在、ごく身近に身の周りにあるすべてのものとそれらが時間を経て変化する状態を指している、と理解することができる。

　余談だが、アメリカのニューヨーク市のブロードウェイと42番街の交差点にあるタイムズ・スクエア・ガーデン（Times Square Garden）は、日本語に訳せばさしずめ「宇宙の広場」ということになる。

　さて、この世界の気のあり方を注意深く観察すれば、気は2つの世界に分けて見ることができることに気付く。

　すなわち、それは理性で判断できる内容のものと理性の理解を越えた現象で、それらをここでは「見える気」と「見えない気」として把握することにする。ここでいう「見える気」とは肉眼で見えるものはもちろんであるが、五官で因果関係を判断できる内容のものすべてを含んでいることにする。そ

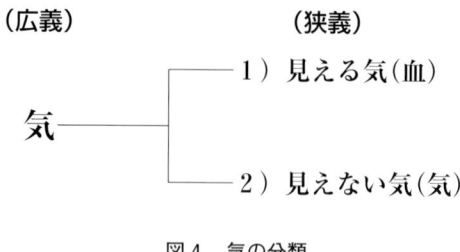

図4　気の分類

して「見えない気」は、後に述べるように、現在のところその因果関係が判然としない気の動きを示す現象に対して対応させることにする。つまり、宇宙を構成している気を、見える気と見えない気に分類して判断する訳である。

そのような宇宙的な内容のうち、ここではできるだけ医学的な面に絞って話を進めることにする。

ところで、これまでに述べた宇宙を構成する気はあらゆるものを含んでいるのであるから、これを広義の気とする。そしてその中に含まれる、見える気と見えない気を狭義の気とする（図4）。

さて、これからいろいろな気について触れるが、これらはいずれも狭義の気についてということになる。

2．見える気（血）

(1) 身体の構成

狭義の気である見える気は、『素問』などの古典で該当する言葉を探れば、それは「気」であり「血（ケツ）」である（注3）。

しかし、古典で触れる気や血は、当時の人の肉眼で見えない動きを指していると考えられるが、いずれも因果関係が類推できるもので、ここでいう見える気の概念に入れる。ましてや血は、見える気そのものである。

一般に血は血液やリンパ液などと理解するが、これらはいずれも見える気

であり液性であることからくる、単純な当てはめである。そこでここでは血を肉眼で見える範囲のものとして、古典の中にある言葉を考えてみる。

その代表的なものを、図 5 に挙げた。

図 5 の下段から言葉を拾っていくと、まず骨である。骨は一般の考えでは骨組織であって、例えば椎骨が硬骨であるように固体を示している。また、歯や奇恒の府とされる脳脊髄なども骨の概念に含まれる。

しかし、そこに気の概念を付与すると、それは単に解剖学的な存在に止まらず、意味が非常に立体的になる。例えば骨は、人体のもっとも深いところにあるということから、深いという意味合いを象徴的に示していると理解することができる。また同時に固形性であるから、硬い気という意味も含んでいる。つまり、骨という言葉を聞いたり見たりしたならば、深いとか硬いという意味も同時に思い出せれば東洋的な発想である。

次に筋は、解剖学的には、筋肉、腱あるいは靭帯であり筋組織である。しかしこれらは、骨より柔軟性に富んだ気の状態であり、骨よりも浅い、とい

図 5　見える気の構成（1）

う意味合いで理解することができる。例えば筋の病と骨の病の違いは、病が浅いとか深いという観点で理解することもできる。

　次に肌肉は結合組織などに相当し、筋・腱よりも一層柔らかい気の状態を示した言葉ということになる。さらに血脈は、いわば血液やリンパ液あるいは組織液などの体内液を直接的に示している言葉である。これは流動性のはっきりした気であって、骨よりも一層動きのある気ということになる。血脈と骨の病を比較するときに、気の動きの程度で見ることもできる。例えば、骨の方が深くて動きにくい病などと判断するのである。

　同じことを皮毛についていえば、固形性の気の中で最も消耗しやすい気である。皮毛というのは解剖学的には体毛も含めて表皮であり粘膜であるから、浅いあるいは表面という意味の象徴としてとらえることができる。皮膚からは汗が出て熱気を感じるが、気という観点に立てば、これは身体から発散するものというだけではなく、血の変化したものであり、人体の変化した状態そのものと考えることができる。

　ところで肝臓や腎臓などの実質臓器は、どれを取り出しても程度の違いこそあれ、以上に述べた概念をすべて具えたものである。だから見方を変えれば、肌肉や筋、血脈などは臓器としてみることもできる。また、肝臓や腎臓にもそれぞれ表層と深層があり、上に述べた皮毛から骨までの内容があるとみることができる。さらに胃や小腸などの腑は、粘膜に囲まれた部分を指しているもので、表皮と同様に表面という意味合いが強い、とすることができる。ただし粘膜は身体の中にある体表面であり、表皮を陽的な存在とすれば、粘膜は陰的な存在ということになる。

　身体からは熱気が発散しており、これは目には見えないが実感のあるもので誰もが否定しない。言い換えれば、熱気は、液体から気体の状態になって身体から発散する気の様（さま）ということである。

　以上の気の構造的な面は非常に流動的であり、これは現代西洋医学では代謝という現象で説明されるもので、時間を経て刻々と変化することは共通の認識である。

　人体の最も外側の気としては、オーラなどを挙げることができる。これは

古美術をみると高僧や聖人の後背に金色で描かれているもので、光輪などと称すが、これも人体から発生するものである。このような人体から発散する物質については最近人々の多大の関心を集めているところで、いろいろな実験と報告がなされ、ある程度その存在が一般に認められるようになってきた。そのような実験は気の実体を知りたいという強い希望に基づくもので、それらの本質は今のところ赤外線、$α$波、$β$波、波動などとされているが、目に見えない不思議な力を計測して何とかして視覚でとらえようとする試みである（注4）。しかし、これらの力は人体から発するというよりも、人体そのものの広がりを見せているものと理解した方が、人体全体を把握するにも適している。

以上のように、身体には深さに応じて異なる血（気）の層があることになるが、これらの質に根本的な違いはなく、ただその密度が異なるだけであると考え、その密度の違いが身体の組織の性状の違いをもたらしていると考えるわけである。つまり、図5に示すように身体は気の重層構造になっているととらえ、表面はもちろん、表面に近く浅いところほど気の密度が低く、深いところほど気の密度が高いと表現できる。

(2) 気の3態

また別の観点で総体的に人体の気の構造をまとめると、ガス、体液そして固体とすることができる（表2）。ガスとは、吸気や呼気それに体内ガスなどであり、体液とは血液、リンパ液、組織液、尿、唾液、汗など、そして固体は骨組織はもとより神経組織などの組織や臓器ということである。これらの相互間もはっきりした境界のないもので、気の状態の違いであるに過ぎな

表2　見える気の構成(2)

(1) ガス（気体）	——呼気、吸気、体内ガス
(2) 体液（液体）	——血液、リンパ液、組織液、尿など
(3) 組織（固体）	——組織、臓器など

い。このような観点で古典に出てくる言葉を次に挙げてみる。

(3) 蔵府、経絡の気

図6は古典に出てくる単語であるが（注5）、これらは古来人間の身体を構成する要素として考えられてきたもので、気のあり方を状況に応じて区別するための言葉である。ここでは詳細には触れないが、古典の中でこれらの単語の定義が一定していないということは、状況によって違う気を説明しているからだと解釈することができる。

また表3に挙げたような言葉もある。

経気や絡気は科学的には未だに実体がわからず、現象だけが観察されるものであるが、鍼をしたときの響きやときどき経絡に相当するラインが皮膚表面に線上に見られるのは事実であるから、これらの存在は事実である（注6）。

蔵気や府気となると、例えばこれは肝臓などの実質臓器の働きを示すとともに、肝などの表現で五蔵の働きも示すものである。腹診で、腹部左の異常を肝の異常とすることなどもそうである。つまり、東洋的な蔵府の意味は、後で触れるように陰陽観を背景にしたもので、解剖学的な臓腑観も包含した

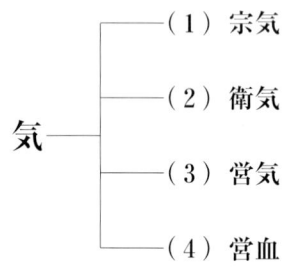

図6　見える気の構成(3)

表3　見える気の構成(4)

1．経絡気
　(1) 経脈＝十二正経、奇経八脈、十二経別
　(2) 絡脈＝十五別絡（大絡）、絡脈、孫絡
　　　　〈神経系、血管系、リンパ系〉
　(3) 経筋（十二経筋）
　　　　〈骨格系、筋肉系、ミオトーム〉
　(4) 十二皮部、平田12肢帯
　　　　〈デルマトーム〉

2．蔵府気
　(1) 六蔵六府〈臓腑系〉

広いものである。またそれら蔵府が醸し出す精神性や性格、例えば「腎は志を主る」などは、見えない気の範囲のものとすることもできる微妙な内容である。

3．見えない気

ではここで、見えない気について考えてみる。

見えない気とは、ここでは因果関係のはっきりしない気の動きとしているから、人によって認識の仕方がかなり違うと思われる。しかし、誰かが認識できる現象であればそれを完全に否定することは困難で、また将来何らかの証明がされることも期待できるから、それを気の概念に入れて把握することは大切なことである。

(1) 精神、意識(心)、七情(感情)

意識という言葉は、『具舎論』あるいは『唯識論』という仏典の漢訳中の六識もしくは八識という言葉による。六識とは、人の備える6種類の認識のこととされる。すなわちそれは、色・声・香・味・触・法の六境（心の対象となる世界）を知覚する眼識・耳識・鼻識・舌識・身識・意識の総称である。そして意識とは、眼・耳などの感覚器官が色・声などをそれぞれ別々に認識するのに対し、対象を総括的にとらえる心の動きと教えている。

また、生理学では投射ということを教えるが、例えば指先で物に触れると、その触覚は指先で感じる。これは、触覚が感覚に変換される過程は大脳皮質で行われるものの、感覚を感じるのは刺激のある場所であるということを示していて、これを投射という。さらに例を挙げれば、「指に棒をもってその先端で触れるときは、刺激を受けるのは手指であるが触覚は棒の先端に投射される。視覚や聴覚はさらに外界の刺激発生部位に投射される（注7）」。

つまりリンゴなどの物を見れば対象物がそこにあるように認識され、音はその発生源から発生しているように感じられる。

このような感覚は意識にも応用でき、患部を解剖学的に具体的に認識できたとすれば、それはこちらの意識が患部に到達していることになり、意識を外界の刺激発生部位に投射することが可能なのである。特にこの人間の意識

面における機能は、脳内に反応があるとはいうものの、それが影響を及ぼす外界との間の空間を見ることはできず、現段階ではいわば見えない気の働きといえるだろう。

(2) バイオリズム(生体リズム)の背景となる力

よくいわれるバイオリズムには3種がある。

すなわち、23日周期の身体周期（男性周期：P波）、28日周期の感情周期（女性周期：S波）そして33日周期の知性周期（I波）である（注8）。

これらの発見は膨大な人数の生死の記録から割り出されたもので、正確な理由付けはまだできないものの、生体が自分の意志とは無関係に一定のリズムを持っていることが読み取れる。

28日周期はホルモンが関与していることはある程度理解できても、その他の周期については不可解である。例えば交通事故を起こしやすい日を身体周期から割り出せるなどというが、このバイオリズムという人体の周期性をもたらす力は目に見えない（注9）。

(3) 易を導き出す力

易を立てるとは、筮竹をさばいて特定の卦を導き出し、問われたことに答えを出す、という一連の行為を指している。

これは非常に単純な行為に見えるが、答えを出すのはヒトであって、筮竹をさばいてその問いに対応した答え（卦）が出ることは人智を越えていて、目に見えない力が働いているとしか考えられない（注10）。

(4) 相学の背景となる力

相学には、人相、手相をはじめ、人体の様々な部分がその対象になっている。それらは単に医学的な内容に関するものではなく、人生全般にわたった内容が読み取れるとしている。健康状態や生命についてはもちろんであるが、家族のこと、商売のことなどにも及んで、現在から将来のことまでも読み取れるとするのである（注11）。これらをもたらす力は目に見えない。

(5) 出生を促す力

ヒトはほぼ40週（10月10日）で誕生するが、妊娠と誕生という生命の存在は不思議である（注12）。現代西洋医学で出産日はある程度割り出せても、

どうして出産がはじまるか、その過程を断定することはできない。これも目に見えない気の作用といえる。

(6) 死期を定める力

最近の生化学には人体の細胞に対してアポトーシスという見方が導入され、細胞の寿命はＡ（アデニン）、Ｇ（グアニン）、Ｔ（チミン）、Ｃ（シトシン）という４つの塩基からなるＤＮＡにプログラム化されているとするが、そのＤＮＡそのものは目に見えない気の作用を受けている（注13）。

(7) まとめ

以上のことをまとめていえば、気はまずは実体であるが、実体という概念だけでは納まらない要素を持ったものということになる。

患者を診るときに、単に目の前に現れた気の実体だけにとらわれるのではなく、その背景までも思いやる気持ちを持てば、その実体の認識の仕方も変わってくることが予想される。

広い意味で、人体は気そのものということになる。

人に鍼灸の治療を施すことは気そのものに鍼灸をすることである、という見方を強く認識する習慣が養われれば、治療観もかなり違ってくる。

【２】陰　陽

陰陽という発想ほど東洋思想の特徴をよく表しているものはないが、これほど理解しにくい概念もない。

それはおそらく陰陽が次のような特徴をもつからだと思われる。

①先に述べた気の概念が発想の根底にあり、見えない世界をも視野に入れた思想であること。

つまり陰陽とはいっても陰陽というものがあるのではなく、陰の状態の気あるいは陽の状態の気のことを指しているのである。言い換えれば、陰陽は気の状態を表す言葉に過ぎない、といえるのだが、この点が一般には認識されていない。

②絶対概念を基本的に否定し、この世のすべてのものは相対的な存在であることを前提にしている。

陰陽という言葉を使えば、陰があるから陽があるのであって、陰だけが単独であるのではない、またその逆もいえるということである。このことは物ごとには少なくとも2面があるということを教えるが、そのそれぞれ1面もまた2面を持つと解釈すれば、1つの物ごとは多面性を持つということがいえる。

　例えば、男性がいて女性がいることに喩えると、この男女の陰や陽は固定的なあり方でなく、状況によって陰が陽になったりする。この点がなかなか理解しにくいが、1人の男性を想定すれば、男性という意味では陽的である。同様に、家に帰れば父親、時に夫、教える仕事につけば教師であるとか、会社では社長であればほぼ陽的な存在といえるが、会社の社員であったり、夜学にでも通っていて学生となるような状況は陰的なものである。

　生きているということは男性という陽的な面だけが意味を持つのでなく、このように状況に対応して陰陽の状況が目まぐるしく変わる実際の姿が意味を持つものである。つまり、1つの現象に陰なり陽なりの意味を与えてもそのことはその現象に対してのことに過ぎず、状況が異なれば陰が陽になり、また逆にもなる。陰の気と陽の気の関係は常に相対的であるとともに、また転換性があるといえる。

　このような発想をいろいろな場面に当てはめるのは最初はなかなか難しいが、これこそ現実の姿ともいえる。

　さらにいくつか陰陽の特徴を挙げる。

　③陰陽の気はそれぞれが純粋であることはほとんどなく、常に陰の気の中に陽的なものが含まれ、陽の気の中に陰的なものが含まれている。

　これは世の中には純粋というものがないことをいっているが、もちろん極陰や極陽と思われる純粋な気の状態もある。陰陽の巴図では、陰の中に陽を描き、陽の中に陰を描いてそのような関係を象徴している（図7）。陰陽の気の純なものの代表例は冬至や夏至である。これを実感するのは難しいが、冬至や夏至の瞬間は陰陽それぞれの極の状態に相当する。

　極陰といえば、例えば温度表記で絶対温度があるが、その零度は摂氏にして－273.16℃である。これはイギリスのケルビン卿（Kelvin. Lord、本名

Thomson. William）［1824～1907］が1848年に考案したもので、1968年に国際度量衡委員会で定義されたものである。

　極陽は例えば太陽で、そこでは水素がヘリウムに変わる"熱核融合"という反応が休みなく起こり、1500万℃を超える高温になっている。

　このような例は極の状態を想像させるが、しかし厳密には極と断定できない。

　これについては、ヒトでいえば男性にも陰的な（女性的な）面があり、その逆も言えるということで、陰の気には常に陽の気が含まれ、陽の気には常に陰の気が含まれると理解する。

　④陰陽の気は、陰の気がいつまでも陰の状態というように最初のままでいることはなく、常に状態を変えている。これには時間による変化が背景にあるが、物事は常に変化していることを表している。

　真夜中からやがて朝日が東から昇り、昼に天中し、夕方西に沈むという太陽の動きにしたがう1日の大気の変化は、まさにこれを表している。このよ

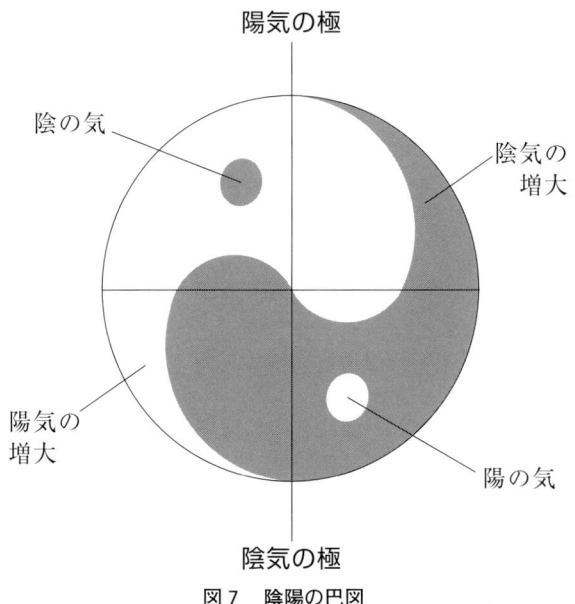

図7　陰陽の巴図

うな大気の動きに支配されるヒトの毎日や一生も常に状態を変えるもので、それについてはヒトの身体が常に状態を変えていると理解する。

陰の気と陽の気の関係は、常に流動的なのである。

⑤陰陽の気の関係は、一般には2種類の気が等分にあるかのように理解されがちである。しかし、陰陽の気は常に流動的で、ヒトについてみればその割合は瞬間的であり、ほとんどの場合まったく非等分である。

宇宙全体を見れば、無限の暗黒の世界とそれに比べればわずかな星群が存在し、均衡を保っている姿を観ることができる。

このありさまは象徴的であり、現実の毎日の生活の中でも目に映るものの背景には広大な見えない力が存在することを窺わせる。ヒトの身体や生命についても同様のことが類推され、積聚治療ではこの目に映るものの背景に相当するものを陰の気の力とし、生きる力の根底にあるものと位置づけることにしている。

【3】太　極

改めて、陰陽の気が発生した最初の状況を考えると、いきなり陰陽という気が存在するとは考えにくい。

『易経』は、陰陽の気と呼ばれる状態になる前の気を太極と名付けている（注14）。陰陽という2面（2相）を持つ前であるから、この太極は渾沌の状態といわれる。太極の辞書的な意味は、「世界万物の生じる根源、宇宙の本体、天地のまだ分かれない以前、世界万物の元始たるもの（『広辞苑』岩波書店）」である。

つまり太極とは、すべての物事のはじまりのことで、見方を変えれば、物事の根底ともいえる。このような見方に立てば、この太極という概念は非常に意味を持つもので、過去はもちろん現在、未来にまでも応用できるものである。例えば、旅行に出かける準備をしている状態を事のはじまりと理解すれば、太極の状態とすることができる。また、講演を聞いている大衆の集まった状態も太極である。そこを起点にして、その講演の後、聴衆は解散し講演された話が広まっていくからである。どこを基点にするか、何を基準にす

2．疾病観の基礎

るかによって太極はさまざまに表現され使い分けられるもので、何も「天地のまだ分かれない以前」のみを表現する死んだ言葉ではない。

ところで『素問』や『霊枢』には、気や陰陽の3文字は頻繁に現れるが、太極という単語は、運気七篇も含めてまったく見られない。これは当時（漢代）、太極という概念は自明のこととして理解されていたからなのかもしれない。

さて太極については、『太極図説』（周敦頤あるいは周濂渓・北宋〈1017～1073〉）の中の道家からとったとされる「太極図」が有名である（図8）。

この図は、一番上の円は「無極にして太極」を示し、次に陰陽、次に五行、そして男女と万物化成を示す。すべての内容が太極と同じ円で描かれている点は注目すべきところであるが、この図だけを頭に描いていると太極の理解はほど遠い。なぜかというと、この図は符号（シンボル）であって、具体的な太極ではないからである。何かがあればそれに対応する何かがあるのではないかと考え、複数のものがあればそれらが発生する元があるのではないかと思慮を巡らすのが、ものごとを見る東洋的な習慣である。

先に、陰陽が理解しにくい理由の1つに「絶対概念を基本的に否定し、この世のすべてのものは相対的な存在であることを前提にしている」からであると表現したが、この太極の存在そのものだけは絶対的なものであり、これを否定すると陰陽の気は存在しなくなる。

東洋的な発想に、例外的に絶対的なものがあるとすれば、この点

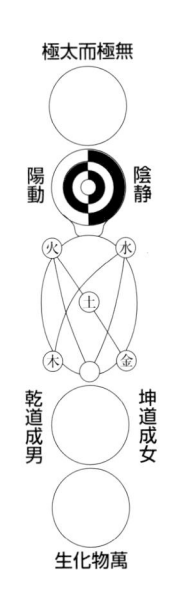

図8　太極図

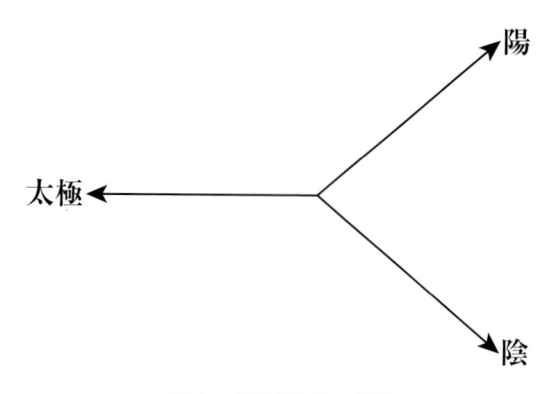

図9 太極と陰陽の関係図

だけである。この絶対的な太極観と陰陽観で物事をみるという習慣が日常的にも備われば、かなり東洋的な発想が身に付いたことになる。

　これを図示すれば図9のようになる。

　この図は太極が陰陽に分れるという意味ではなく、陰陽の2面性を帯びているということを示すもので、結局、ものごとの基本は太極と陰・陽の3相性を帯びているということである。このことは、陰の面には太極と陽の相が含まれているし、陽の面には太極と陰の相が含まれているという意味になる。だから陽や陰を見ることは太極を見ることでもあり、太極を見て陽や陰を知ることでもある。したがって、見えるものの背景には見えない力が必ずある、という言い方にもなるし、浅いところのものには必ず深い面が隠されているという見方にもなる。

　たとえとして、ヒトを見てみよう。

　ヒトを太極として、男を陽、女を陰と置いてみる。ヒトという概念には男も女も含まれているが、男を見てもそこにはヒトという相が重なっているし、女という相も重なっている。だから男を見ることによってヒトを見ることにもなる。同様のことが女にもいえる。女を知ることによって男を知ることにもなり、またヒトを知ることにもなるといえる。

2. 疾病観の基礎

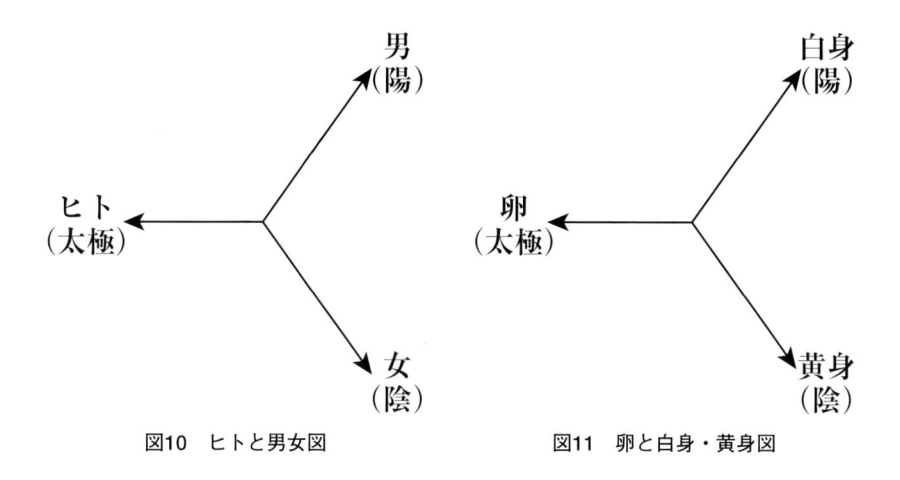

```
    男                    白身
   (陽)                   (陽)
    ↑                     ↑
ヒト ←                 卵 ←
(太極)                 (太極)
    ↓                     ↓
    女                    黄身
   (陰)                   (陰)
```

　　図10　ヒトと男女図　　　　　図11　卵と白身・黄身図

　また別のたとえとして、卵を考えてみよう。
　卵の全体を太極とすれば、白身は陽、黄身は陰として見ることになる。卵全体には白身と黄身が含まれるが、白身には卵という相と黄身という相が背景にあるし、黄身には卵という相と白身という相が背景にあることになる。見方を変えれば、白身は卵という要素や黄身という要素なしには成り立たないものである。黄身についても同様のことがいえる。このような見方は、卵は黄身と白身からなるという分析的な見方と違う点に注意してほしい。
　このような3者の関係は不可分であり、我々の物事の認識は、状況に応じてあるいは必要に応じて1つの相を特に強く認識している様子とすることができる。この3者の関係は陰陽観の根幹をなすもので、実際にはヒトの社会生活の随所にみられることであり、もちろん人体についても応用できることなのである。
　この、ヒトや卵を太極と陰陽の関係図に当てはめれば、図10・図11のようになる。
　太極の関係図を簡単に表現すれば、表に現れているものは単独では存在しえないと判断し、それらの背景には隠れた目に見えないものがあり、それが必ず表に現れたものに影響を与えているということなのである。

図12　陰陽の展開図

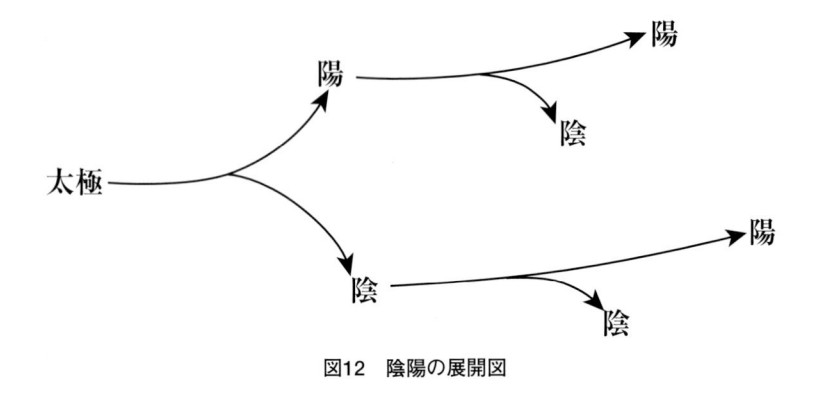

　そこでこの太極・陰・陽の3者の関係を「太極の3相図」と表現し、これをもとにして人体のあり方や病状の東洋的な見方を検討することにする。東洋医学を志す臨床家が『易経』を学ぶ意味は、ヒトをこのような観点で診られるように習慣づけ、臨床の場においても応用できるように訓練することにほかならない。

【4】五行観

　これまでのことから「陰陽は太極の2面あるいは2相である」としたが、次にそれらの陰の相あるいは陽の相を太極とする見方に立てば、陰陽それぞれがさらに陰陽の2相を持つという時間経過が考えられ、そこに現象の新たな展開をみる（図12）。これを大元の太極から見れば、都合4相の新たな陰陽の気の状態が見られることになる。これら4相の陰陽に太極を含めて理解すれば5個の相を見ることになり、これはいわゆる五行観として五行論の根底にあるものである。

　歴史上では、五行論にはまず相剋説（相勝説）があった。それは中国の戦国時代の末（B.C. 300年頃）に斉の国の鄒（すう）衍（えん）（B.C.305〜B.C.240）が唱え出したといわれ、相生説はそれに遅れて前漢の末に現れた（注15）。これは五行の配列を木‐火‐土‐金‐水と根本的に改めたものである。黄帝以来

の歴代の王朝の変遷も相勝説に基づいて理解され、秦の始皇帝は、火徳の周を滅ぼしたのであるから秦は水徳を得た国でなければならない、とした話は有名である。

これらの歴史的な五行論はともかく、ここでは陰陽の気のさらに展開した現象として五行をとらえ、今に生きているものであり現在でも意義のあるものとして考える。

(1) 五行の意味

さて五行論は木・火・土・金・水の5種の「行」に基づくが、この「行」とは「材」であり、宇宙は5種の物質からなる、あるいは物質は5種類の基本的な要素（元素）から成り立っているということである（注16）。あるいは「行く」の字義から、陰陽の気の巡りという意味を読み取ることもできる。

歴史的なことはともかくとして、この5種の行の本体は何かを確認したい。五行とは、一般に「陰陽五行」とまとめて表現するように、陰陽の気の状態の表現の一種で、陰陽とは別に、五行というものがあるのではない。

さて、先に太極から陰陽の2相ができ、さらに各陰陽から陰陽の2相ができる様子を想像した。この4つの陰陽の相に太極を加えてできた5種の相がとりもなおさず五行の基本なのであり、五行とは陰陽2気のさらに複雑になった状態を表現したものなのである。

それらは次のように区分できる。すなわち陰中の陰、陰中の陽、陽中の陽、陽中の陰、そして大元の太極である。これらにその陰陽の状態の特徴を表現する単語を当てはめて、陰中の陰を水、陰中の陽を木、陽中の陽を火、陽中の陰を金、大元の太極を土としたものが五行なのである（図13）。このことは五行論の基本は陰陽にあることを示しているが、その意図するところは次のようである。

わかりやすいように、四季の変遷に陰陽を当てはめた図14にしたがって説明する。その中で、例えば春のところは陰中の陽に相当する季節で、陰の気の極みである冬至から徐々に陽の気が加わって来る季節という意味である。

さて春のはじまりから終わりまでの気の状態を子細に眺めると、陽気の量が徐々に増えてきていることがわかる。このことは、春のはじめは非常に陰気

図13　陰陽と五行図

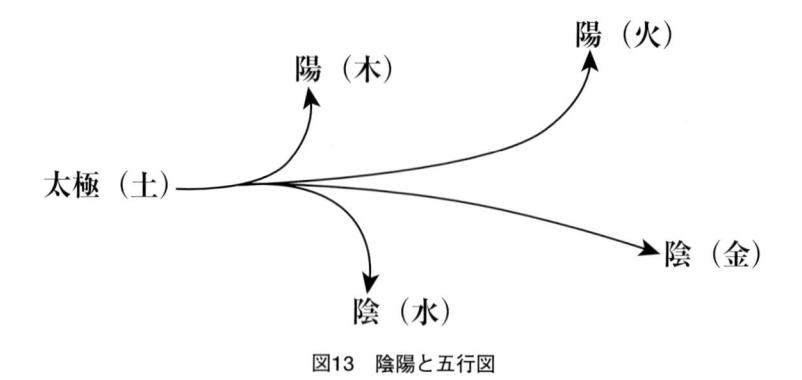

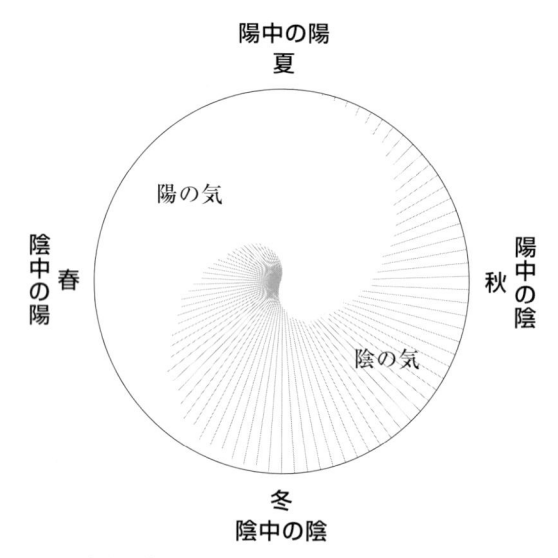

陰陽の気の関係は、時間的には正確に推移するが、日々の冷熱は不安定な推移をみる

図14　四季の陰陽の気の変還図

的で、時間の経過にしたがって陽の気が強くなることを示している。これは「陰中の陽」と一概にいっても、陰の気、陽の気の内容あるいは配分は、時間によって微妙に異なることを示している。

　ところでこの春の季節つまり陰中の陽の時期には、木という五行を当てはめるが、このことから木の内容は非常に幅があり、深いということが想像できる。あるいは木に陰陽があると表現してもよい。これは、五行の1つ1つは、「これは木である」というように単純に1つの要素で片づけられない内容を含んでいることを示している。このような現象は春に限らず四季のいずれにも見られることであるし、この考えを広げれば、この世界で見聞できる時間経過に伴う現象は、すべて単一の陰陽や木火土金水という表現で表しきれるものではないという意味を含んでいるのである。またこのことからわかるように、木火土金水という五行の表現は陰陽の組み合わせの代名詞であり、記号あるいは符号に過ぎないもので、象徴的な言葉として火や木という言葉を採用したとしても、火が木を燃やすなどの比喩はまずはあくまでも比喩に過ぎないとしたほうが混乱を招かないと思われる。

(2) 相剋関係

　ではそのように一行それぞれに幅があるとして五行を見た場合、相生、相剋とはどういうことを意味することになるのだろうか。例えば木剋土という表現は、非常に幅のある木の状態や土の状態のある瞬間を厳密に規定し、それでもなお成り立つ関係、ということである。そのような関係は現実のこととしてどれだけ見られるか、おそらく瞬間的には起きるかもしれないがほとんどは感じ取れない現象であるに違いない。しかし二行の関係は、木剋土という一方的なものとは言い切れず、逆剋という表現があるように土剋木という現象もありうることが想像できる。つまり、季節の乱れをはじめとして現実の人間関係や社会現象の乱れを見るにつけ、そこに相剋関係があることは否定できないものの、その関係は木剋土のように単純に決められた1方向だけでなく、またそのような明確な関係を示すケースの発生する確率も非常にまれということになる。

　このようなことを踏まえれば、我々が経験する病というものは、基本的に

は陰陽の気の相剋関係にある複雑な錯綜状態、ということができるのである。しかもその本質は、例えば金剋木といっても、それは原則的に木が弱くなったために金が強く現れていると見たほうが理解しやすい関係にある。そしてさらにいえば、そのような相剋関係が生じる大元の原因があるはずで、それを太極観に置くのである。

(3) 相生関係

　一方相生関係の五行は、基本的に矛盾のない気の流れであるとするから違和感を感じない。これは、生活の中で経験する気持ちの良い環境はすべて相生的に陰陽の気が流れている、と考えるからである。

(4) まとめ

　以上をまとめれば、五行の相生関係は四季の変化を基準にして見るということなどからある程度判断できるものの、相剋関係の法則性を見出すのは非常に困難であるということがいえる。

　1つ問題があるとすれば、「土」の位置づけである。

　五行の流れとは、一般には「木生火」→「土」→「金生水」の並びをいうが、しかしこの並びの表現は固定的ではない。歴史的にはこれら5種の行もはじめは穀を含めて6種であったなど、五行の成立過程にも紆余曲折がみられる。同様に木火土金水の序列も最初からのものではなく、木火金土水や木金火水土などが初期にはあった。これらの序列は、五行を季節に対応させることからおのずと決まってきたようである。またこれまでの説明から、ここでは「土」を太極として理解しているから、ここでも「土」を五行の並びの中央として単純に固定的に据えるものではない。固定的でない、ということは、いろいろな状況でその意味づけや位置づけが違ってくることを指すが、1つの判断は、各五行のはじまりには太極があると考えるから、「土生木」「土生火」「土生金」「土生水」という流れが見られることである。これは、暦の上で季節と季節の間に置かれている土用に相当するもので、一般には夏の土用が強調され、これは長夏ともいって馴染みが深い。文献上では、土を長夏とするのは『素問』『霊枢』からといわれ、土が四季の前の18日を主るという内容は『白虎通義』（B.C.79）が最初とされている（注17）。

2. 疾病観の基礎

　結論からいえば、土ははじまりで、すべてを含んでいるともいえ、土台であり中心ともいえるものを指しているのである。

　もう1つの問題は、古代中国から発した五行の考えは北半球の温帯地方の発明ということができるもので、従来の五行理論を単純に赤道直下や北極圏あるいは南極圏などの状況に当てはめることができない点である。つまり、いろいろな民族や人種を考えれば、種々の現象を単純に五行的に5分割する発想は極く限られた地域やヒト、あるいは特別な病態の状況にのみ該当するもので、その分類はほとんど意味をなさない内容であるといえる。これら五行の表現は究極は気の在り方を示すものであるから、五行の色体表（表4）でみるように木は肝だ、青だ、酸だなどと表現して事足れりとするのでは、それが活かされていないことになる。しかし、そうではなく、五行を陰陽に置き換えて理解することができれば、これは地球上どこでもあるいはどんな症状にでも当てはめることのできる理論となる。

　このような点からも、物事を単純に5等分とする五行論的発想には行き詰

表4　五行の色体表

	木	火	土	金	水
五　主	筋	血脈	肌肉	皮毛	骨
五　支	爪	面	唇	毛	髪
五　根	眼	舌	口唇	鼻	耳二陰
五　液	泣	汗	涎	涕	唾
五　色	青	赤	黄	白	黒
五　候	色	声	味	息	液
五　音	牙	舌	喉	歯	唇
五　声	呼	笑	歌	哭	呻
五　香	臊	焦	香	腥	腐
五　精	魂	神	意	魄	志
五　志	怒	喜	思憂	悲	恐驚
五　味	酸	苦	甘	辛	鹹

まりがあり、その根底の陰陽観をもってしてこそ柔軟性のある五行観であるということができる。つまり、「太極の3相図」の発展したものとして五行を「太極の5相図」と言い換えれば、その内容をある程度伝えてわかりやすいと思われる。そしてこの陰陽観を具体的に病態に当てはめるのに、ここでは冷熱の観点を導入しているわけである。

【5】三才観

　最後に、あまり医学的には問題とされないが、三才について簡単に触れておく。東洋医学の世界で使われる三焦は、この三才という言葉の医学的な応用である。古代中国に端を発した東洋的な発想には元来医学的なものとか文学的なものという区分がなく、1つの原理や見方があらゆるものに応用できる仕組みになっている。1つの原理とは気と陰陽のことであるが、三焦も三才観を医学的に見たものである。三才とは一般に天人地を指すが、「才」の文字が芽生えやはじまりを意味するように、この三才の字義は一番はじめのものとか出発点のものと理解することができる。それが3つあるという意味で三才なのである。これは先に陰陽観のところで触れた太極の3相図に該当するもので、1つは太極、1つは陰の気そして陽の気ということになる。さしずめヒトは太極、天は陽、地は陰の気であろうか（図15）。あるいは天を太極、ヒトを陽、地を陰の気とすることで、それぞれが極となりうるのである。

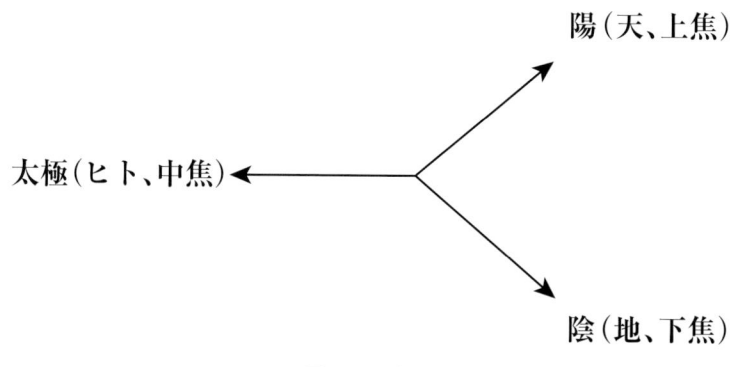

```
                                陽（天、上焦）
                               ↗
太極（ヒト、中焦）◀────────
                               ↘
                                陰（地、下焦）
```

図15　三才図

三焦の表現ではある程度位置づけが決まっているようで、中焦が太極、上焦が陽、下焦が陰となる。つまり三焦論といっても結局気の動きである陰陽観に帰着するもので、その観点がなければどこか柔軟性を欠くものとなる、ということである。これは、「太極の3相図」の応用であるとすれば理解しやすいと思われる。

〔2〕虚実補寫

東洋医学的な病態把握の原理は、虚実観に集約される。これはあらゆる病態を、結局は虚実という視点で把握することになる。それだけに、虚実という概念が不安定であれば、病態の把握も不安定になる。

そして東洋医学的な治療の原理は、これも簡単にいえば補寫につきる。つまり、虚実概念がはじめにあって、補寫概念や補寫技術があることになる。虚実補寫の概念は東洋的なものだが、対象となるのはヒトの病態であり、それは誰もが経験しうる状態であって普遍的なものであるから、虚実や補寫概念もどの病態にでも応用できるような普遍的なものであるのが好ましい。

例えば風邪はもちろん、胃潰瘍や精神疾患も理解できる虚実概念が望ましく、また西洋薬の投薬や手術行為に対しても理解できる内容の補寫概念が求められる。虚と実は陰と陽を具体化した概念の1つであるから、気の考えに基づく陰陽観を基本にして考えると理解が深まる。

【1】虚　実

まず虚実について触れるが、これは陰陽観を背景にしているということを忘れないようにする。

広義と狭義の虚実を区別する。

1. 広義の虚実

一般に虚実を判断する情報は、頭が痛いとか腰が痛いなど、身体の表面に現れた具体的な病症である。このような具体的な病症の他に、脈や腹部など

の状態のような患者の意識しない身体の状況も病症である。つまり、望聞問切という四診で得られる情報は、すべて身体の虚実を判断するためのものであるといえる。

ところで積聚治療では、まず腹部の接触鍼をし、脈を整え、その後の腹部の状態に応じて背部に治療を施すという手順を取り、これを基本治療としている。この手順は、どのような病症であれ、行える状況であれば行うことを原則としているが、これは腹部の状態や脈などの虚実を整えるためだけの治療ではなく、広義の虚というものを対象にしたものなのである。

(1) 広義の虚

一般に四診の内容を陰陽に置き換えて理解しようとすれば、大きく分けて陰気の虚（陰虚）や陽気の虚（陽虚）あるいは陰気の実（陰実）や陽気の実（陽実）等となるが、陰陽の項で触れたように、陰陽はどの状態でも常に太極に相当するさらに深い状態あるいは存在があるとしているから、このような虚実にはさらに深いものの存在があることになる（図16）。

この虚実のさらに深い、太極に相当するものとして、ここでは精気という概念を置く。

精気というものを太極とすれば、太極そのものには陰陽がないのであるから虚実がないことになり、精気そのものにも虚実はないといえる。しかし、時間が100万分の1秒でも進むとその精気は太極ではなくなり、陰陽の2面を持ち、そこに虚実が生じると考えられる。さらには次のある事象が太極となり、陰陽の2面を生じて虚実が生じるという過程が続くこともある。

そのような状況に相当する虚実、とりわけ精気の虚の存在を前提とすることは、あらゆる事象の発生は根源的なものから来るとする東洋医学の在り方において非常に重要である。この深い虚は、『素問』『霊枢』などでの「精気乃絶」「精気衰也」「精気奪則虚」「精気竭絶」「精傷」「精脱」（注18）などの表現に対応するもので、ここではこれらを「精気の虚」とまとめて言い表わすことにする。この「精」の字義は生命の根元であり、「精気」と表現すれば天地万物の根源となる気であり元気のことである（『広辞苑』岩波書店）。また、精気は生まれ出たときにそのヒトに与えられた最高の質（生命）のこ

2．疾病観の基礎

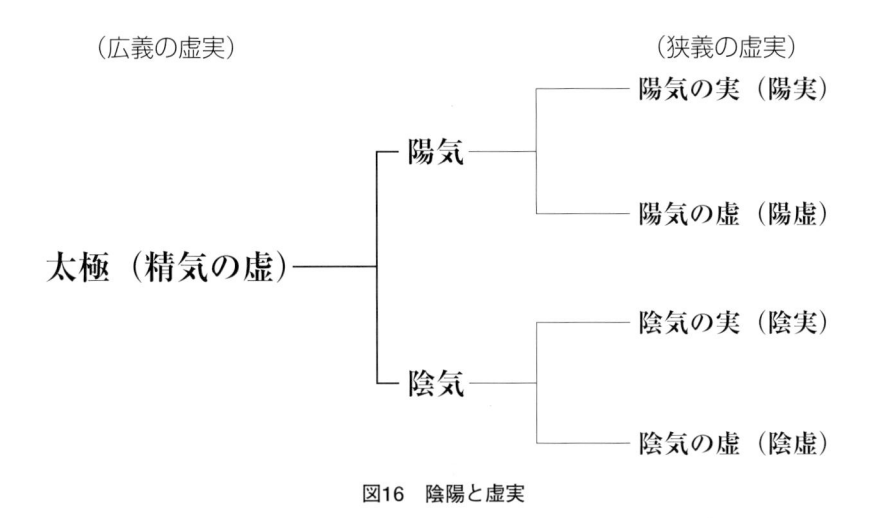

```
(広義の虚実)                    (狭義の虚実)
                         ┌─ 陽気の実（陽実）
                    ┌ 陽気 ┤
                    │    └─ 陽気の虚（陽虚）
太極（精気の虚）─────┤
                    │    ┌─ 陰気の実（陰実）
                    └ 陰気 ┤
                         └─ 陰気の虚（陰虚）
```

図16　陰陽と虚実

とを指すもので、いわば太極なのである。今の医学でいえば、「遺伝子の中に組み込まれている」という表現にもなる。だから精気の絶などといえば死のことを指す。

　しかしヒトはいきなり死の状態に至るのではなく、一般には病を経験してから徐々に衰え、死に向かう。この世に生を受けて以来、ヒトの生きている様子は刻々と変化し、1日たりとも生まれたときと同じ状態にはなく、徐々に死の方向に向かって精気が減衰していくと考えるといろいろとつじつまが合う。このような死に方は、いわば生理的な死といえる。

　しかし、どうして四診で判断するような病症が、ヒトの身体に生じるのであろうか。これは精気の虚というものが常に背景にあるために、後天的な生活の乱れがさらに身体に影響して精気の虚の状態を増長させ、よくない結果をもたらすとすれば理解することができる。

　最近の医学（生物学）にもこの生理的な死に相当するような内容として、アポトーシスとアポビオーシスという概念が現れてきている（注19）。これは細胞の死というものに、病的な壊死のみではなく、遺伝子にプログラムされたプログラム細胞死というものがあるという発見である。アポトーシスは、

異常な生殖細胞の遺伝子が子孫に伝わらないように自ら死を選ぶようにプログラムされている、というメカニズムを指す。だからアポトーシスが起動しはじめた細胞が増えれば、それだけ寿命が縮まることになり、死に近づくことになる。これは、体細胞や血液や表皮のように分裂して再生を繰り返す細胞再生系の細胞には、すべて備わっていると考えられている。この分裂限界を死といい、これを分裂寿命としている。

それに対してアポビオーシスの方は、神経細胞のように分化はするが再生できない非再生系の細胞群にも分化寿命があるというメカニズムで、厳密にはアポトーシスとは違った内容であるとされている。これらをまとめて生存曲線として図示すれば図17のようになるが、この内容は東洋医学でいう精気の発想とかなり重なるところが多いと考えられる。

ヒトの一生と精気の関係を飛行機に例えてみよう。

飛行機は飛び立つときに燃料を満載し、徐々に高度を上げて巡航したあと、また徐々に高度を下げ、ついに着陸する。

ヒトは生まれたときに、この燃料に相当するものとしてタンク一杯の精気

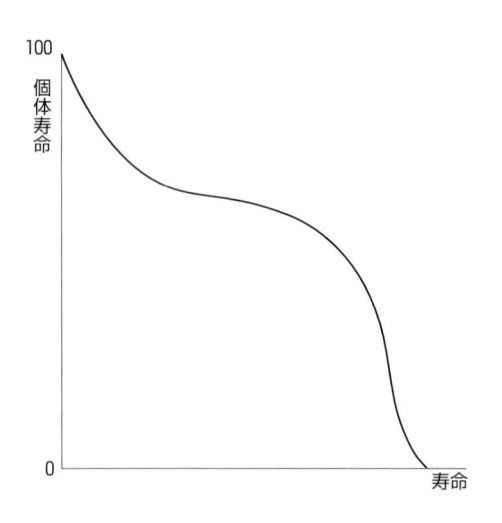

アポトーシスやアポビオーシスが増加することは、ヒトの寿命が縮まることを意味する。

図17　生存曲線

というものをもってこの世に出てくると考える。この精気（燃料）は、たとえ順調に高度を上げて飛行しているようでも、若いときに元気いっぱいに活動しているようでも徐々に減少し続けるもので、それが尽きるときが寿命である。つまり、燃料は飛行し続けているかぎり減少していくものであるし、精気は生きているかぎり減少し続けるものなのである。

しかし、往々にして、途中で余分に精気を消耗するようなことが生じる。ヒトの生活の中でいえば、仕事のしすぎや食べすぎたとき、あるいは事故などで外傷を受けたときである。これは予定の飛行ができないことを意味するが、この状態が病気であり、そのままにすると精気の消耗は激しく、寿命は予定より早く尽きることになる。飛行機のたとえでは、消耗した燃料を飛行の最中に補給することはほとんど不可能であるが、ヒトの病気では手当てをすることでその消耗を補うことができる。

そこで生存曲線を精気曲線としてみると、その内側の部分は残っている精気量、その外側のアミ部分は生きていく過程で生理的に消耗した精気量とみなすことができる（図18）。この精気の生理的な消耗を「広義の虚」とする

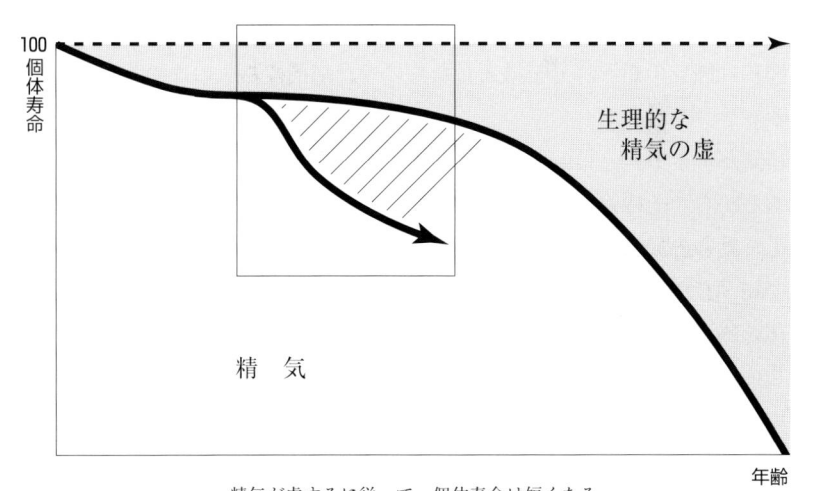

精気が虚するに従って、個体寿命は短くなる。

図18　精気曲線

のである。「広義の精気の虚」は誰にでもあるものであり、ヒトが生まれ落ちると同時に身に備わった宿命的な気の在り方である。

(2) 広義の実

さてここまでの話は精気の虚についてだけであったが、実についても触れなければならない。しかし、言葉の上では「精気の実」がありそうだが、精気は元来受精したときの充実度を100%と考えて時間の経過にしたがって虚するのみとするものであるから、その内容に実という概念を含まない。

仮に広義の虚を見えない精気、その実を見える精気とすることが許されれば、精気の実とはヒトの存在そのものつまりヒトという形ということでもあろう。いずれにしても、精気という言葉には虚も実も含まれていて、太極的である。

2. 狭義の虚実

ところで生理的な精気曲線の内側はいわば健康な精気を示し、身体は温かい状態にある。精気曲線が生理的ラインを外れて内側にさらに落ち込むことがあるとすれば、それは病的な精気の虚を意味し、そのとき身体には四診等で判断できる虚実現象が現れている、とみなすのである（図19）。

図19は図18の矩形部分を拡大したもので、病的な精気の虚の状態を示している。

精気が尽きると、精気曲線の行き着くところは非常に冷たく動きのない死であるから、その途中の病的な状態は、ケースによっていろいろではあるが、冷えて動きの鈍くなった状態が発生していると考える。先に陰陽の関係について述べたが、この冷えと温という見方は単に感覚的な温度観だけではなく、身体の働きに陰陽観を当てはめたものである。

この温の状態は好ましいものであるが、それに対する精気の虚や四診で判断できる虚をここでは「冷え」と表現し、虚に具体性を与えて把握することにする。

従来、漢方や中医学では「寒」の文字を用いて体温や外気の低い温度感に対して用いるが、ここでいう「冷え」は単に温度感覚的な冷たいという内容

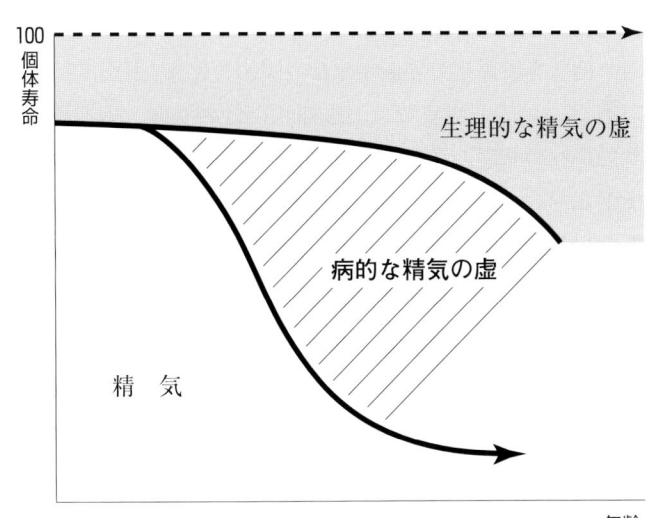

この図は図18の矩形の部分を拡大したものである。

図19　病的な精気の虚

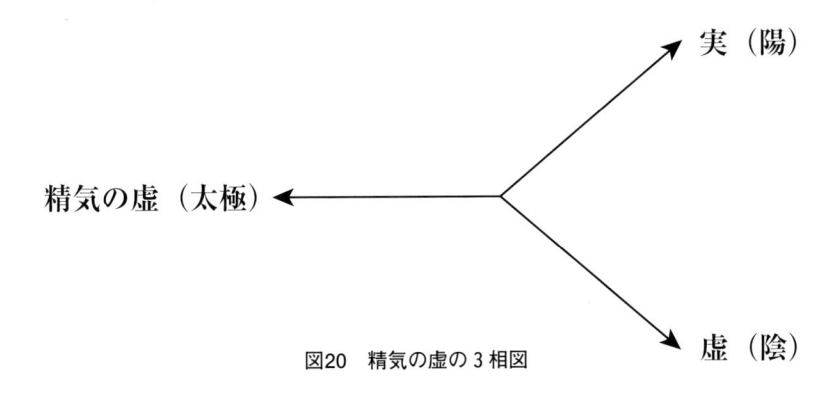

図20　精気の虚の3相図

に留まらず陰の気の虚のことであり、精気の虚の意味を踏まえた根底的な深い概念である。仮に生理的な精気の虚だけでなんら四診に触れる病症がないとすれば、そのヒトはいわば健康的に老衰して死を迎えることになる。そこで狭義の虚実とは、体表面等で四診によって観察されたり、最近では現代西洋医学的な検査で表現される数値の示す内容までも含んだ虚と実のことであ

り、いずれも精気の虚が背景にあるとするものである。
　この３者の関係を陰陽観で判断すれば、図20のような図式になる。
　これによれば、狭義の虚実では、虚症状だけの状態、実症状だけの状態、虚と実症状の併存の状態の各ケースがみられるが、特に実症状においては常に虚の相を含んでいる、ということは重要である。ここでの精気の虚は病的なものであり、以下精気の虚という単語はこの意味で用いる。
　さらに虚実それぞれに陰陽の区別がある。ここでの陰陽の違いは、身体の下部を陰とし上部を陽とする、体内を陰とし体表や粘膜を陽とする、経絡で陰陽を区別するなどのことである。

(1) 虚症状だけの状態は、精気の虚が具体的に体表面に虚という状態で現れたものである

　例えば足が冷える症状は足がただ冷えているのではなく、精気の虚が進んで足の虚の１つの症状すなわち足の冷えをもたらしていると解釈する。この表現だけであれば、陰虚である。あるいは全身が非常に冷える、気力がないなどのことがあれば陽部も虚していると理解し、陽虚とする。陽虚は、陰虚の状態がさらに強くなって現れる陰虚の１つの病態である。

(2) 実症状だけの状態も一見実症状だけであるかのような印象を受けるが、必ず精気の虚を背景に伴う

　そのため、実症状のみという病症はないとする。これは精気の力の低下（虚）によって熱気を抑えることができなくなったために、身体のある部分あるいは全身の熱気が過度に高揚した現象と見なすことができる。
　例えば頭痛がするという症状では、往々にして下部が冷えるなどの陰虚の症状がみられるが、そのような冷えと判断できる他の症状を伴わない場合は、目にみえない精気の虚だけが背景にあるとする。これに陰陽の区別をすれば、陽実となる。あるいは、例えば陰脈の実や腎臓や肝臓などの実質臓器などに炎症がある場合があるが、これなどは身体の内（裏）の熱性ととらえて陰実として区別する。この場合にも、往々にして足腰が冷えるなどの陰虚症状を伴うことがある。結局、陰実や陽実の病態は、いずれも陰虚を共通の背景として持つものである。

(3) 虚と実症状の併存の状態は上記(1)や(2)の状態が同時に表出しているもので、精気の虚を背景にして虚と実の具体的な病症がみられるものである

　これは頭痛がするが同時に足も冷えているという状態に相当する。つまり陰虚陽実という現象がみられるということになる。同様に陰虚陰実という病症も考えられ、腎炎があって身体が冷えるとか陰脈が虚するなどである。ここで虚については冷えという言葉を与えたが、実症状については熱という言葉で理解することにする。しかしこの熱の概念も「寒熱」の熱と意味を異にし、冷えが強いために現れる実症状に対して付けた名称である。

　以下に冷えと熱の具体的な症状を挙げ、簡単な説明を加える。

3．虚実（冷と熱）の具体性
1) 冷えの病症（表5）
(1) 自覚、他覚的な冷たい感覚

　これは、漢方でいう寒に相当する内容も含み、わかりやすい。冷たいあるいは寒いという自覚症状と、触って冷たいという他覚的な病状とを指す。性格的に冷たいと表現するものも含まれる。

(2) 皮膚の感覚が鈍い状態

　これは自覚的には鈍麻や麻痺などの感覚であり、他覚的にも抵抗感がないとか緊張のないゆるんだ皮膚感触である。あるいはザラザラした皮膚感触で

表5　冷えの病症

1．自覚、他覚的な冷たい感覚
2．皮膚感覚の鈍い状態（麻痺等）
3．皮膚感覚の鋭い状態（疼痛）
4．皮膚や筋肉あるいは全身的に力のない状態、気力のない状態
5．皮膚色や排泄物の寒色を帯びたもの
6．動きの鈍い状態
7．現代西洋医学的検査結果

あるが、このときは色が白っぽく精気がない印象を受ける。
(3) 皮膚感覚の鋭い状態
　これは疼痛のことであるが、膝が痛い、腰が痛いなどの身体の低い部位の自覚痛や圧痛は、そこに熱感を感じなければ冷えによるものと理解する。時には頭部まで冷えが昇って頭痛がするなどのことがある。これは、貧血や低血圧でよくみられる。
(4) 皮膚や筋肉あるいは全身的に力のない状態、気力のない状態
　これは、皮膚が凹んでいるなどの感触である。あるいは指で圧した跡がつくとか、ぶよぶよしているなどの皮膚の感触である。あるいは広い範囲でみれば、目が落ち込んでいる、筋肉が落ちている、痩せているなどの状態である。
(5) 皮膚色の寒色を帯びたもの
　これは、チアノーゼ等の皮膚の色を指す。具体的には、唇のチアノーゼ、打ち身の青あざ、女性によくみられる無感覚の青あざなどである。
(6) 動きの鈍い状態
　これはあらゆる動作についていえることであるが、以前と比較して動きが遅くなった状況が読めれば、それを冷えと理解する。例えば話し方、食事の仕方、歩き方、読み書きなどのすべての動作を含む。これには年をとったために現れることも含まれる。また、汗や尿が少ない、月経など体液の出方がいつもより少ないなども含まれる。
(7) 現代医学的検査結果
　低血圧、貧血など、一般に平均値より低い検査結果も重要な情報である。ただ平均値より低いものが必ずしも該当するわけではなく、例えば血沈などは数値が高いほうが冷えに該当するもので、機能低下ということに当てはまる。しかし、ここでいう虚という概念は、現代西洋医学でいう機能低下とまったく同義ではないことに注意が必要である。

2．疾病観の基礎

表6　熱の病症

1．自覚、他覚的な熱い感覚
2．皮膚（粘膜）の感覚が鋭い状態
3．皮膚や筋肉あるいは全身的な過緊張の状態
4．皮膚色や排泄物の暖色を帯びたもの
5．動きの速い状態
6．現代西洋医学的検査結果

2）熱の病症（表6）

(1) 自覚、他覚的な熱い感覚

　これはいわゆる熱症状で、まずは発熱である。発熱とは36.5℃より高いということではなく、本人の平熱より高いという意味である。一般に歳をとると、平熱が下がる傾向にある。また、のぼせや顔、手足の湿疹などの火照等も、熱として判断する。これらは、自覚的にも他覚的にもみられるものである。

(2) 皮膚（粘膜）の感覚が鋭い状態

　感覚的なものとしては、痒い、くすぐったい、ピリピリする、ザラザラするなどである。また、膝や喉や頭等、熱を伴った痛みもこれに含まれる。胃潰瘍や口内炎などの粘膜症状も熱である。身体の内外を問わず、一般に炎症症状はこれに含まれる。心理的にピリピリしているなどの状態もこれに当てはまる。

(3) 皮膚や筋肉あるいは全身的な過緊張の状態

　腓（こむら）返りなどの筋肉や腱の痙攣、腹部の積聚や膨満、皮膚湿疹である。

(4) 皮膚色や排泄物の暖色を帯びたもの

　一般に赤色に近い色は熱を表す。目の充血、皮膚の黄疸色、手掌紅斑、尿色、黒色便等である。黒色のものは、強い熱とともに強い冷えを示すものである。

(5) 動きの速い状態

これは冷えと対照的で、話し方、食事の仕方、手足の動作、読み書き等がいつもより過度に速ければ熱状態である。また汗や尿、あるいは月経が多いなど、体液の出方が普通よりも多いものもこれに含まれる。

(6) 現代西洋医学的検査結果

これに該当する検査結果は、高血圧、高血糖値等である。冷えのところで触れたように、数値の高いものが熱あるいは実とは限らないが、概してこれは機能亢進に相当する。しかし、この機能亢進も、単純に熱の概念と同義と見なさないことが大切である。

【2】補　寫

虚実という現象に対して、治療家は補寫という手段をとる。

補は身体の冷えを意味する精気の虚に対応した治療概念であり、身体に熱を起こさせたり、それが不十分なときは熱を与えて熱を起こさせることを意図した方法である。寫は、狭義の実に対応した治療概念で、補法を行ってもさらに実症状である熱が治まらない場合、その熱が鬱滞しているために身体の熱気の正常な循環が妨げられていると考え、その熱気を排除することによって身体の正常な気の循環を回復させることを意図した方法である。いずれも病的な精気の虚が対象であり、それが修復されればいろいろな病症を解消もしくは解消する力が与えられる。

補寫も、虚実に合わせて広義と狭義を区別する。

1. 広義の補寫

補寫の真の意図を、補も寫も身体の病的な精気の虚を補うことである、と考えるのが広義の補寫である。根本的な精気の虚の修復がなされれば、そこに狭義の虚と実を修正する気の力が蘇る。つまり、どのような治療行為も、どこかで精気の虚の修復に繋がっていると見なす。積聚治療で背部兪穴に治療するのは、背部の異常に対してではなく病的な精気の虚に対して行う意図が第一なのである。

以上のことから、ここでの治療行為で寫に相当するものはなく、補法のみであるといえる。例えば脈診にしたがって取穴し脈を整えようとする行為も、経絡を介して精気の虚に影響を与えるものである。どのような治療行為も精気の虚の修復に関係しないものはないが、それを意図して行えば種々の病状を消失させる力は一層大きい。

2．狭義の補寫

それでも患体の現す虚実現象が十分に修復されないとき、その虚実現象を対象として治療を加えることが必要になる。これは狭義の補寫といえる。

狭義の補寫は、手法において補法と寫法に分けることができるが、この2者は同列の関係にあるのではなく、まず補法を行いさらに必要であれば寫法を行うという手順を守る。しかし、補法をしてなお熱が残り寫法が必要と判断した場合の寫法であっても、その結果が精気の虚の修復にならなければ意味をなさない。まず補法からという原則に当てはまらない病症は外傷であるが、軽い外傷を受けた直後はその部位が鬱血するものなのでまず寫法でよく、その処置にはそれに対応した方法を用いる。それは外傷を受けてからまだ精気の虚に影響を及ぼすほどの時間が経過していない、という判断である。時間が長く経過したり強度の打撲などのように重症の外傷の場合は、応急の処置はともかく精気の虚を修復させ十分な補法がまず必要である。

3．具体的な補寫技術

まず、従来いわれている補寫技術を挙げておこう。

これらはすべて同時に用いるということではなく、それぞれ際立った状況に対応して使い分けることが必要である。

(1) 呼吸の補寫

呼吸の補寫とは、患者が息を吐く時に鍼を刺入し吸気で抜鍼すると補になり、息を吸うときに鍼を入れ呼気で抜鍼すると寫になるとする。これは指圧の時に押すのに合わせて「息を吐いて下さい」というのに共通するもので、指圧は補法を基本としていることがわかる。

後で述べるように意識を使って鍼をする場合は、あまり呼吸の補寫を考えなくてよい。しかし補法を強く意図する場合は、患者が息を吐いたときに鍼を送り込むことを心がけるとよいだろう。

(2) 迎随の補寫

迎随の補寫は、経絡の気の流れに方向性があるという前提で考えられている。経気や絡気の流れが一定の方向性を持っているとすれば成り立つことであるが、これを絶体的なものとして断定することは難しく、積聚治療では鍼の直刺を推奨している。ダイオードなどを使ってその都度経気の流れの方向がわかるのであれば、迎随ということも意味を持ってくる。

(3) 提按開闔（ていあんかいこう）の補寫

提按開闔の補寫というのは、経にそって前揉撚したり抜鍼後の後揉撚をするかしないか、また刺鍼前後にツボを閉じる（闔）か閉じない（開）かによって補寫を区別するものである。積聚治療では、鍼をした後は鍼痕を閉じることを原則としている。また、いつも補法を意図するため、軽い前揉撚と後揉撚は常に必要である。

(4) 弾爪（だんそう）の補寫

弾爪の補寫は、ツボを揉んでから爪で弾き指先で圧して気を集め、鍼を刺入してからは鍼柄を軽く指で弾くことによって補法となることを指す。後で述べるように、刺法に意識を用いるのであれば特に必要性を認めない。

(5) 出内（しゅつだい）の補寫

出内の補寫は、鍼の刺入時の速刺速抜（寫）と徐刺徐抜（補）をいうが、積聚治療ではこれによって補寫を区別することはしない。

(6) 鍼の大小、温寒の補寫

鍼の大小では、太い鍼が寫的で細い鍼は補的であり、温めた鍼は補的で冷たい鍼は寫的であることをいうが、大鍼や灸頭鍼は別にして、毫鍼を使っている範囲ではこの区別は特に必要ない。

(7) 揺動の補寫

これは杉山流にいう振戦術のことで、補法では押手で固定した鍼に刺手で微震動を起こし気を集めるというもので、寫法では鍼口を開くようにするも

のである。積聚治療では、振戦術ではなく雀啄法を特に補法として重要な鍼法と考えている。雀啄法を重んじるのは、刺激とは動作を繰り返すことに本質があるとみるからである。繰り返しのない動作では身体に慣れが生じ、徐々に意味をなさなくなると考える。

(8) 寒熱の補寫

身体が冷えているときの留置鍼は補であり、熱がある場合に数多く浅い鍼を皮膚面に行って鍼痕を閉じないのは散鍼といって、これを寫とする。後で触れるが、接触鍼も同様に数多く浅い鍼であるが、鍼痕を閉じることを原則とするため、補法の鍼である。

(9) 灸の補寫

灸は熱を加えるという意味において、原則的に補法である。従来もいわれているが、灸の補寫は、例えば透熱灸と知熱灸を比べた場合、知熱灸の方が寫的な作用をする。これは強い火力は身体に熱を与える作用が強く、弱い火力は身体の気を引きだす力が強いと考えられるもので、凝っているところに透熱灸でなく知熱灸などをするのは理にかなっている。

いずれにしても灸の本質は火加減で、どれほどの火力と程度であれば気の偏りや滞りが修正されて患者が病体から解放され、自立できるかにかかっている。

(10) 鍼灸の補寫

これは、鍼は寫的で灸は補的であるといわれていることを指すが、治療手段としてみればそのような印象を受けるものの、鍼を寫的とするのは実際的でなくあまり意味のない区別である。たとえ出血をみる鍼にしても、そのことで精気の虚が補われ身体にとって補となるように図るものである。だから外科などで行う手術が意味を持つと考えられるケースとは、それが身体に補的力を回復させると判断できる場合に限ることになる。

【3】治療の目標：指標（インジケータ）

治療すなわち補寫技術は、治療家それぞれの技量も使う道具も違い、さらに身体に対する観点も大きく異なることから、絶対的に何が正しい技術かを

特定することはできない。

　重要なことは治療の結果、実際に身体にとって補となったかどうか、あるいは寫法をしても補の結果になったかどうかの判断をどこでするかにある。１本の鍼の刺入にしても、どこにするかからはじまり、どれくらい深く刺入するか、何分間刺入を続けるか、どのような手技をすればいいのか、等の事柄が実際の問題となってくる。

　これまで述べてきたことから、治療は病的な精気の虚を補修するために行うものとしているから、治療によって四診で判断できるレベルの虚実現象がいい方向に変化したとすれば、それはとりもなおさず病的な精気の虚の修正になっていると判断するのである。そのように考えると、四診で判断できる虚実現象は、治療の経過や結果を読み取る指標にもなることがわかる。つまり治療とは、それらの指標にしたがって鍼や灸を施すことであり、結果として精気の虚が補われるよう計ること、とすることができる。

　以下に、そのような指標となる虚実現象を判断するための主な内容や部位を挙げてみよう。

１. 望診、聞診、問診
１）主　訴

　一般的な観点では主訴を指標とするのはおかしいことではあるが、深く考えればこれは最大の指標である。一般的に主訴は治療の目的と考えられているが、これは治療の目的が患者の訴えを取り除くこととしているからである。しかしこれまでにも触れたように、ここでいう治療の目的はそれといささか異なる。つまり、治療とは精気の虚を補うことを眼目にしているもので、身体の示すあらゆる現象は精気の虚の現れととらえているからである。だから治療をして主訴が消えればいいというものでもないし、主訴が消えなければ困るというものでもない。例えば血圧が高くて肩が凝るというケースを考えると、肩に鍼をしたり揉むなどをして肩凝りが取れても、血圧が下がることに簡単には直接結びつかないから、主訴が消えればいいというものでもない。むしろ簡単にこの主訴が消えてしまうと血圧が高いということがわからなく

なる恐れがあり、かえって食生活などをなおざりにする危険性が含まれているとも考えられる。

あるいは風邪を引いて発熱をみる場合、風邪を引くのはそれまでの生活の仕方に何か無理があるからであり、風邪は少し休んで欲しいという身体のメッセージと考えれば、むしろ熱が自然に下がるまで静かに横になって休む時間を取る方が賢明である。それなのに解熱剤などで無理に熱を下げ、すぐ仕事にかかるなどはよくないのである。風邪による発熱などは、熱という主訴が簡単に消えない方がいいという例である。

2）その他の症状

病の初期はともかく、身体の異常が主訴のみであることはほとんどないといってよく、詳しく病態を観察すれば身体のあちこちに何らかの異常がみつかるものである。

16歳の女性、Nさんの来院時の身体が訴える症状は次のようなものであった。

身体の下部の方から挙げれば、足が冷える、夏でも電気毛布を使う、月経周期が不順で月経痛が強い、便秘である、食欲がない、よく腹痛を起こす、鳩尾から胸にかけてしょっちゅう痛む、顔が青白い、蓄膿症である、夜口を開けて寝ている、昼間よく口が乾く、頭痛がする。全身的な症状は、体重が増えない、気力がない、学校が面白くないである。

来院時の主訴は月経が遅れるであったが、「今感じていることを全部いってごらん」といって聞き出したのが以上の内容である。主訴とは、患者の主としてつらいと感じたり問題があるとしている内容である。しかし、身体の訴えには主訴の他に副訴とでもいえるものがあり、基本的には身体の異常の出方の強弱に過ぎないといえる。だから治療をして他の部分に影響を与えないで主訴だけを除くということはほとんど不可能に近く、主訴という限定の仕方は、患者のいい方からすればそうであっても、身体の側からみればただ際立った症状であるに過ぎない。患者を常に総体的に診るという姿勢をとれば、おのずから視点が違ってくるものである。

2. 切　診
1）脈　診

　どんな脈診をするのであれ、脈に現れているものは身体の情報であり指標となるものである。

　鍼などをして脈が平になることは、精気の虚が補われた方向性を示しているが、それによって主訴などの指標が消失するのであれば、その脈診によって行った脈の調整は十分効果的である。

　積聚治療では脈も指標の１つと位置づけているので、その調整にあまり十分な時間をかけることはしない。ただ脈の調整が難しい症状については、精気の虚の程度がそれなりに強いと判断することができる。

　これらの内容については、章を改める。

2）腹　診

　これも章を改めて触れる内容であるが、腹診で診るものには積聚に重点を置いた指標とその他のものがある。

3）左右診

　左右診は身体の気の左右の偏りを主としてみるものだが、これも精気の虚が背景にある症状とみる。当然腹診や脈診にも左右があるが、ここではそれ以外の指標を取り上げる。だから左右の気の偏りが改善されれば、それだけ精気の虚が修復されたことになる。この左右の気の偏りを現すものは、痛みをはじめとしたすべての身体の違和感であるが、痛み以外に、腫れや浮腫あるいは皮膚や筋肉の虚損や硬結、あるいは体重感（だるさ）などがある。

　特に痛みはほとんどが圧痛であるが、ひどくなれば自覚痛のこともある。次に挙げるものは伏臥位で指標としてよく使われるものであるが、もちろんこれ以外に各自が病人の状態に応じて独自のものを採用してよい。ただ指標は数が多ければよいというものではなく、病状によって選択することも大切である。

　実際の触診の仕方は、７章の病態把握と治療（２）の項に譲る。

(1) 項背腰部診

　ここでよく使うものは、志室、脊柱の両側、椎間、肩井、烏口突起、頸椎の両側、項部などである。

　①志室、時には肓門のこともある。これは背部第1の指標として挙げるもので、非常に重要で必ず確認するものである。どの部位にも全身を投影したものが含まれているが、特に志室は腰部にあっても腰部だけではなく全身の状態をよく現している。筆者の経験では、志室にまったく反応のない患者は来院患者の約10％である。反応がないということはよい場合もあるが単によいというものではなく、太っていたりして反応が現れにくい体質であったり、志室には反応が出ない体質であることも考えられ、他の情報とよく比較して判断しなければいけない。その重要性を、身体の最も深いところの気をみるもの、腎気をみるところ、後天の気をみる部位であるなどと表現できる。ここでは、自発痛、圧痛、凝りを観察する。

　②脊柱の両側とは脊際よりも内側で、椎骨そのものの外縁である。

　ここには穴名がまったくないが、骨部ということから重要なところである。病態の観察には、椎骨を右から左へ、あるいは逆方向に強く圧すようにする。さらには椎間（督脈のツボ）や椎骨そのものの上方からの圧迫反応（圧痛など）も指標になる。

　③肩井は肩凝りの程度と一致しているが、時には天髎をみる。ここでは凝り感がもっぱらであるが、時には圧痛や自発痛もみられる。

　④烏口突起は解剖学的には身体の前面にあるが、指標として使う場合は、伏臥位の状態で肩の上から手を前面に伸ばして確認したほうがわかりやすい。ここは、胸郭より上部の症状と非常に連関していて、咳をはじめ上実病症には必ず確認すべき指標である。

　肩関節の後面あるいは肩甲骨の外縁や大小の円筋にもよく反応が出る。また、胸鎖乳突筋の前縁の天容（一説に天窓）も重要な指標である。

　これらの反応は、主に圧痛である。

⑤頸椎の両側はこれも穴名の全くないところだが、頭部と体幹間の隘路（ネック）であるから、圧痛や凝りの反応がよく出る。ほとんどの患者に反応の

みられるところが、第2頸椎の外側の横突起近辺である。それから下方の肩のあたりに圧痛が広がることもあり、時には督脈上の椎間や椎骨上に強い反応が出ることもある。いずれも強い上実の現れで、上部の訴えがなくても確認すべき部位である。外傷性では、むち打ち症の時が顕著である。

(2) 四肢診

ここでは膝周囲と前腕部を挙げる。

①膝の周囲では、内側の陰陵泉、膝関、曲泉、そして大腿骨内側上顆（ここでは仮に上曲泉と称する）、後側の委中、委陽である。膝周囲で重要なのは上曲泉と委陽である。ここでは主として圧痛をみるが、時には自発痛もみられる。上曲泉は大腿骨内側上顆であるから、1点というより内側上顆に沿った半円を描く範囲を指している。ここに痛みがあれば、大内転筋が軽く腫脹して凝ってくるからすぐ異常はわかる。

次に委陽であるが、これは伏臥位でみる。ここも上曲泉と同様に反応のよく現れるところであるが、必ずしも同調するとは限らない。

その他の陰陵泉、膝関、曲泉、委中はそれほど反応が一般的でない部位で、それだけに反応がみられれば強い冷えを考慮しなければならない。

いずれの反応も、膝が悪いという点もさることながら、身体の冷えを示しているとみる視点が重要で、精気の虚が下部から膝まで昇ってきているとみる。

②前腕部では、孔最や腕橈骨筋あるいはその周囲、それに内関を挙げる。

前腕部の内関はよく圧痛の反応が出るが、ほとんどが左側であることも興味深い。またこの内関の反応は、なかなか取れにくいのも特徴的である。

孔最や腕橈骨筋の圧痛や凝りの反応は取れやすいもので、脈の調整段階でよく消失する。

3. 発　汗

汗についてはまた項を改めて触れるが、治療をしているときは汗が出ることに注意しなければならない。汗といっても皮膚が軽く湿るような状態も含むもので、治療による効果を示している。これは治療によって気が充実して

きたとみるもので、重要な指標である。そのため、特に腹部や背部の治療では治療前にまず汗をよく拭い、鍼をして肌が湿ってくれば必ずタオルで拭い余分な放熱を防ぐ必要がある。

〔3〕治療手段

　ここでは、これまでの気の概念の視点から治療手段の意味を考える。

　鍼灸師は鍼などを扱って治療をすることになんら抵抗がないが、治療とは実際のところ、治療の意図をもって患者に近づくすべての行為を指しているわけで、鍼や灸を扱うことだけが治療でないのは当然である。そこで治療という行為を分類する方法の1つとして、ここでは治療者と患者との距離、という点からみてみることにする。その理由は、治療行為とは必ずしも患者に触れるものとは限らないからである。

　おそらく最も偉大な治療行為とは、なんら道具を用いないで言葉で人を癒すことである。その治療家の持つ言葉の響き、音声の高さ、音声の強さ、話の間の取り方、そして話の内容、それらが複雑に微妙に患者の心に響き、肉体にまでも影響を与えるものである。その最たる治療家は古くは釈迦や弘法大師でありキリストやその他の聖人であったし、最近では心理学者やカウンセラーなどにもみられる。これらの治療家の口から発せられるものは気力であり、相手を強く思う意識である。その人に接することによって心身の悩みが癒されるのであるから、これらは大変に力のある治療行為といえる。このように考えれば、1997年に87歳で亡くなったノーベル平和賞受賞者のマザー・テレサなどもすぐれた臨床家といえる。あるいは遠隔治療のできる能力のある人などもこの部類に入るだろう。

　そして次には気功によるものが挙げられる。特に外気功を巧みに操作できる気功師は、優れた治療家といえる。ただ気を患者に送り込むという行為だけでは、言葉だけよりも弱い力である。しかしこれらの治療行為は、患者に直接手を触れないということで共通している。そういう意味では、太極拳や体操などの自動運動を指導することも広い意味で治療の概念に入る。

気功の次に控えるのは、整体であり按摩でありマッサージ、指圧、最近ではリハビリテーションということになる。この段階から患者の肌に直接触れる治療行為になるが、整体やリハビリテーションは外的な力で患者を運動させる、按摩などは体表を按撫する、指圧は体表から身体の深部へ力を及ぼすという治療行為である。

　この次あたりに薬による治療行為が位置するに違いない。薬は、薬剤あるいは薬草という物質を与え、皮膚や粘膜から吸収させあるいは血中に直接影響を与える行為であるからである。

　さてこのような治療の見方から鍼治療を考えると、身体の中へ鍼を刺入しない方法がより高度な治療方法ということになる。例えば鍉鍼や円鍼、小児鍼は体内に全く刺入しない鍼であるから、鍼の中ではすぐれた治療手段であるといえるし、それを巧みに扱える臨床家は優れた臨床家といえる。代表的な鍼として古来、毫鍼、太鍼、鋒鍼や鈹鍼があるが、これらを比較すると、患者との距離の遠近からみた治療手段としては、出血をみるという点で鋒鍼や鈹鍼がもっともランクが下がることになる。このような理論から毫鍼の使用方法に関していえば、できるだけ鍼を刺入しない治療方法を使いこなす方がより高度な鍼技術であるということになる。

　臨床家は以上の内容をすべて備えられれば最高であるが、どれか1つの手段や道具に卓越していろいろな用途に対応できる力量を備えるのも価値がある。古来鍼としては『霊枢』にある九鍼が有名であるが、いろいろな道具を用途に合わせて使い分けるのも1つの技術であるから、実際の臨床には今述べた治療手段を巧みに使いこなすのも治療家の技量ということである。

【1】鍼

1．基本の鍼

　鍼の種類はいろいろあるが、積聚治療では毫鍼を基本の鍼としている。また毫鍼の中でも銀鍼であり、太さは3番（直径0.2mm）、長さは寸3（40mm）のもので、鍼尖は「のげ型（注20）」を理想としている。銀鍼もその硬さはいろいろで、一般にはいわゆる腰の強いものが喜ばれるが、あまり腰の強い

ものは刺入が簡単すぎて皮膚の状態が読めず、問題である。また銀材のものはステンレス鍼のような硬材より抵抗感があり、気を充実させるのにより適している。

　太さや長さについても、3番より太いものや寸3より短いものはあまりにも刺入が簡単なため、基本の鍼としては使わないことにしている。また反対に、3番より細いものや寸6のように寸3より長いものは、普段の取り扱いに過度に神経を使うため、特殊な場合を除いて使わない。鍼尖の形でのげ型にこだわるのは、松葉型やすり下ろし型よりも刺入時に皮膚の抵抗感があることにより、それだけ皮膚の状況を読みやすいということになる。

　以上の項目ではどれもあまり簡単に鍼が皮膚に入らないようにという配慮が背景にあるが、そのうちもっとも重要な項目は鍼尖の形状で、のげ型にこだわっている。

　鍼治療とは、鍼の刺入深度に比例して効果が上がるものではなく、また刺入速度に比例するものでもない。むしろいかに鍼尖に気を充実させるかに、鍼による影響の度合いはかかっているといえる。だからステンレス鍼のように簡単に皮膚を切る鍼は、これからいろいろと書くように厳密にいえば積聚治療の基本的な治療にはむしろ適していないと考えている。

2．鍼の意義

　鍼でなぜ身体の異常を治せるのか。
　鍼はなぜ効くのか。
　これらの問いにはいろいろな答え方があるが、全日本鍼灸学会等で毎年のように現代西洋医学的あるいは科学的な観点からもかなり追究されている。
　しかし、例えば発熱の時は鍼灸をしてはいけないなどといわれているから、科学的な立場からはまだ究極の答えは見出されていないということである。その理由は、それらが分析的な方法で現象を把握し、答えを出そうとしているからと思われる。例えば鍼の効能については、積聚治療では鍼をすると身体に変化が起きるという「事実」をその分析的な理由よりも大変に重要視している。鍼をすれば身体に変化が起きるということは、どのような鍼であれ、

鍼を経験した人であれば誰でもが認めることだから、その事実を基にするという立場で考えることは非常に意味あることである。だから、身体に変化が起きるように鍼を操作することが治療であると考え、あるツボや部位を刺激すれば身体に変化が起きるはずだという姿勢で治療をすることは原則的に極力避けるようにしている。

そしてその変化の理由を考えるのに、いつも「気」ということを念頭に置くようにして、身体が温まるとか、凝りがとれるとか、痛みがなくなるなどの身体に起きるすべての現象は気が動いたからだ、と説明する。

気の概念を持って身体を診るとは、このようなことを指しているのである。これは気が見えたかどうかではなく、そのような変化そのものを気の動きと理解する。このように考えれば身体に起きた変化の理由づけは非常に単純で、いつも「気が動いたから」という言葉に尽きるわけである。

つまり、鍼には身体の気を動かす力がある、といえるのである。鍼の力が身体の気を動かし、気の状態を整え、その結果として身体の冷えが取り除かれたり解消して病気は回復する方向に向かうということである。

もう1つ、気が動いたかどうかを理解する視点がある。それは鍼の治療を受けて、身体が芯から温まるという感触があるかないかである。鍼治療で身体が温まるということは、裏を返せば病の状態は身体が冷えているということである。また、鍼には身体を温める力があることである。言い方を変えれば、鍼を使う治療では身体が温まるようにしなければいけないということでもある。鍼をして身体が温まれば、身体の気の働きがプラスの方向に動いたということを示していると理解する。

発熱は身体の芯が冷えていると解釈するが、例えば夏の暑い夜にクーラーをつけっぱなしで寝てしまって、翌日熱を出すことがある。これも解熱を考える前に、身体を温めて冷えを取り除くように計れば治まることであり、その方が本来の治療である。

このように考えれば、どんな身体の状態でも鍼をする対象となりうるということがいえるであろう。

【2】灸
1. 基本の灸
(1) 種　類

　灸の種類もいろいろあるが、基本となるのは直接灸の一種である透熱灸である。この透熱灸は日本の灸ともいえるもので、日本人の発案した優れた方法の1つである。

　透熱灸にも糸状灸から米粒大やそれ以上の灸までいろいろの大きさがあり、艾炷の硬さも捻り方でいろいろと工夫できる。硬く艾を捻ったものは火の透りがよく、その場合は熱いというより痛いという感触がある。非常に熱くて我慢ができないと患者が訴える場合は、施灸部の周りを指で挟んで軽く押圧をかけると熱さがゆるむ。

　糸状灸は乳幼児や子供あるいは敏感な体質の患者が対象で、成人の患者一般には胡麻粒大か半米粒大あるいは米粒大を使う。ちなみに胡麻粒大と半米粒大とはほぼ同じ大きさである。

(2) 艾の質

　透熱灸に使う艾は、一番良質のものが適している。

　これは火の透りが柔らかく、患者に与える苦痛が少ないからである。例えば魚の目に施灸をするなど、ときどき強い火を必要とすることがあるが、その場合は粗い艾を焼灼灸として使うとよい。

(3) 灸の壮数

　1カ所に灸を何壮するかも、身体に大きな影響を与える項目である。壮数の原則は、まず1壮してみて、その反応によって必要ならさらに壮数を加える、という方法をとる。必要ならば、30壮、50壮ときには100壮以上もすることがある。

(4) 火加減

　以上の条件を加減すれば火加減はかなり自在であるが、米粒大で特に強い火力を必要とする場合には艾の質を粗くする、施灸時に重ね灸をするなどの方法がある。重ね灸とは、先の艾の火が消えないうちに次の艾炷を乗せ、点火しないで残り火を利用する方法である。

(5) 灸のツボ

　また、灸をするツボの数も問題になる。灸はこの後で述べるように鍼をした後にするのを原則としているから、特に強い発熱のような場合には督脈に４カ所もすることがあるものの、普段は１〜２カ所程度に抑える。施灸部位は、主として督脈、井穴、時に手足の要穴、そして任脈等のツボである。

２．灸の意義

　臨床家の中には灸治療を専門とする方もいるが、一般には鍼だけあるいは鍼と灸を併用するという方法をとっているはずである。積聚治療もそうで、鍼を主として灸を従としている。これは鍼治療で不十分な点を灸で補うという面があり、病状によって必要であれば灸をするという方針である。

　治療の目的は患者の気を動かし、精気の虚を補い、温めてその訴えを軽くするということであるから、鍼の治療で十分に気が動いたならばそれで十分ということになる。鍼治療で気の動きが不十分なのは、精気の虚である身体の冷えがかなり強いからと考えられる。鍼治療は患者の持っている気の力を引きだしたり呼び起こして身体を温めるところにあるから、もしそれが不十分な場合は、外から熱を与えなければ気が十分に巡らないと考えるわけである。そのため、鍼をして身体の気が動きやすくなった後に灸をするのが効果的で、時には患者の負担にならない程度で、灸をした後にさらに鍼を少しすると、気の巡りを高める上で効果があるといえるだろう。

　患者の負担にならない程度とは、１つは瞑眩のことであり、１つはベッドに拘束する時間の長さに関係することである。瞑眩は治療後の一種の反作用のように解釈されているもので通常２〜３日で解消するが、しかしできればない方が患者にとって負担が少ない。また、何回も日を変えて施灸を重ねると熱量が多くなり、身体に熱がこもることが経験され、これは俗に灸当りというが、湿疹、吹き出物、時には発熱等の症状をみる。この場合は、灸を一時止める必要がある。また、老いた患者を長い時間うつ伏せなどにして、一定の状態で長時間身体を拘束するのは、かえって身体の負担が増すので好ましいことではない。

２．疾病観の基礎

　その他、灸には、鍼をした状態を持続させるという意味もあると考えられる。鍼効果の持続性は施術の仕方や病状によってかなり違うもので、施術の仕方はともかく、病状が戻りやすいと判断した場合、灸を使うのも意味のあることである。
　鍼と灸の仕方については、最終章で述べる。

【3】その他の治療手段

　ここで、鍼や灸以外の治療手段の意義について簡単に触れておく。
　薬や手術はともかくとして、ヒトに行う治療手段、治療方法は数えきれないほどある。あんまやマッサージ、整体のように徒手で行うものから、電気や赤外線など器具を使うものまでいろいろである。また、気功や太極拳のように身体に触れない方法もある。鍼灸でもそうであるが、それに加えて、同じ治療内容でも治療家の腕によってその効果はさまざまである。
　このようないろいろな治療手段でも、効果があるということは患者の気が動いたからであると理解することができる。ただし、身体の芯の冷えに対してどれほど影響があったかどうかで、その効果の持続性が違うと考えられる。
　赤外線などが典型であるが、外部から熱を与えただけでは身体の芯に影響を与えるほどの本当の気の力とはならない、という点に身体の不思議がある。この点に注意すれば、いろいろな治療手段の善し悪しや治療家の技量を判断することができるのである。

【4】意　識
1．意識の意義

　ヒトのすることには意識がいつも関係するが、意識の背景には必ず無意識という概念がある。しかし、特に治療行為というものを考えた時、その行為は望むと望まないに関わらず必ず意識を伴うもので、まったく無意識的な治療行為はほとんどあり得ない。
　ヒトが人に会うとき、そこには自ずからすでに意識が働いているのである。仮に意識を使わない有効な治療行為が鍼灸の世界で成り立つのであれば、将

来は全く機械化された治療行為が広まることが予測されるが、現在の検査中心の医療事情でさえもかなりの拒絶反応が一般にみられることを考えると、特に東洋医学の世界では人の意識を無視した治療行為はやはり本筋から離れているものだといわざるを得ない。

そのため積聚治療では、逆に意識を治療行為に積極的に取り込むことを勧める。これは単に観念的なことからではなく、意識を取り込んだ治療行為は患者に与える影響も大きく、患者の満足度も高いことが経験されているからである。意識を応用した治療は刺激も軽く、身体はよく温まり、治療時間も短い。その上に治療効果の持続性も長いのである。また意識を用いることにより、これまで述べてきた太極の3相図に基づくツボ、経絡、蔵府、臓腑の関係が、単に観念的なことでなく実際の臨床に生かされることになる。

意識こそ、これらの3相図を現実のものにする鍵である。

2．意識の送り方

一般に意識を送るということは、何か特殊な力がないとできないように思われがちである。また意識を送るということ自体、どのようにすることか実感が湧かないともいわれる。しかしその入門は至って簡単で、誰にでもすぐできることである。

次にその簡単な意識の送り方から高度なものまでを順に述べる。

1）意識を鍼体の延長線上に置く

この意識を置くという表現は、具体的に何かを意識して気を送るとは理解せず、目で患者の体表や深部を見るがごとく視線を対象物に素直に置くという感覚である。

(1) 鍼尖の延長線上に視線を置く

これはあたかも長い鍼が皮膚の中を貫いて深く刺入していくかのように、あるいは身体の反対の皮膚にまで鍼尖が到達するかのように想像し、身体の深いところを見るかのように視線を置くのである（図21）。

これに慣れると、鍼はほとんど入っていないのに、治療を受ける側は深く

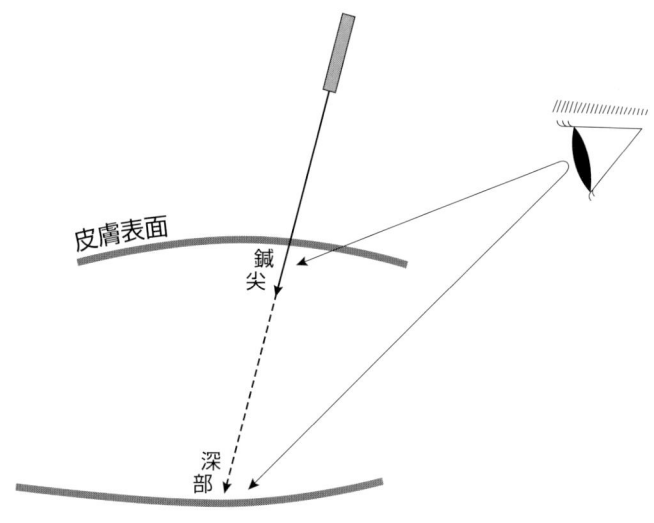

図21　鍼尖の延長線上の意識

鍼が入っているかのように感じるものである。
(2) 鍼を当てたところから同心円状にあるいは円錐状に波紋が広がるようなイメージを作り、その皮膚上や深いところに意識を置く

　あたかも静かな池に石を1つ投げ入れた状況を想像してもよい（図22）。あるいは潜水艦が発するソナー（超音波）が水中を伝わっていく様子を想像するのもよい。つまり1カ所の鍼が、ツボという点ではなく、かなりの範囲に面としてあるいは深さを伴った塊として影響を及ぼしていると考えるもので、その力が強くなるほどツボの数は少なくてすむということになる。

2）意識を患部に置く

　さらに慣れてくれば、鍼をする部位から離れたところに意識を置くことができる。
　離れたところとはあらかじめ指標としているところであるが、患者の状態によって、例えば手首が痛むのであれば手首を指標とするというように、術者が重要と思われるところを適宜指標とする。

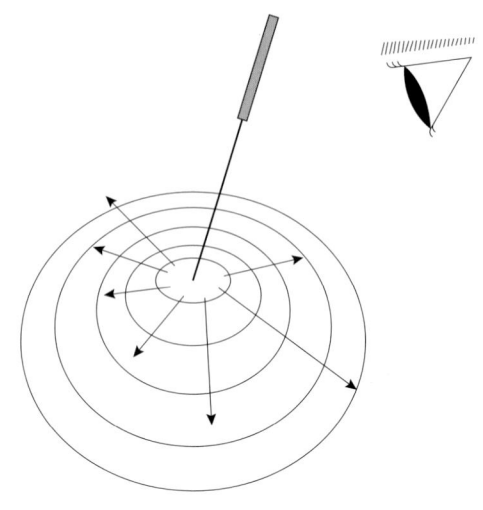

図22　同心円状の意識

(1) 鍼を当てているところと指標の間を目で結ぶ
　目で結ぶとは視線を送るということであるが、施術部位と指標の間で何回も視線を往復させてもよい。
　これには次のような方法がある。
　　①経絡の走行を想定し、視線を送る（図23）。
　　　この経絡は1本でも複数本でもよい。
　　②神経や筋組織を目で追って結ぶ（図24）。
　　　これも複数の神経や筋組織を想定してよい。
　　③骨格を想定する（図25）。
　　　骨格に意識を置くのは精気などのもっとも深い気を操作するのに適しており、できるだけ全身の骨格に意識を置けるように訓練する。
　これらの視線を送る効果を強めるには、できるだけ経絡図や解剖学的なチャートが精確であることが望まれる。そのため、日頃そのような図版を見慣れておくことが大切であるが、患者の体位はいろいろであるから、その状態のままで経絡や組織の様子を透視できるように訓練する。

2．疾病観の基礎　　　　　　　　　　　　　　　　67

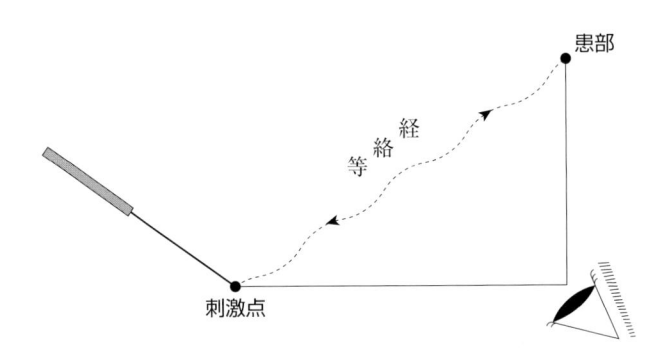

図23　経絡の走行上に意識を置く

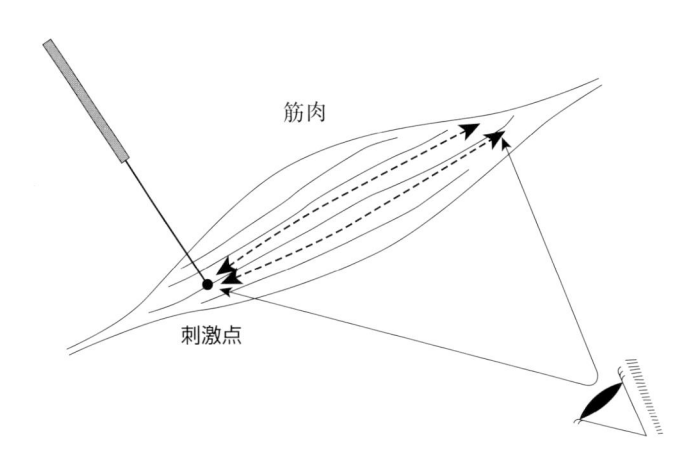

図24　筋肉などに意識を置く

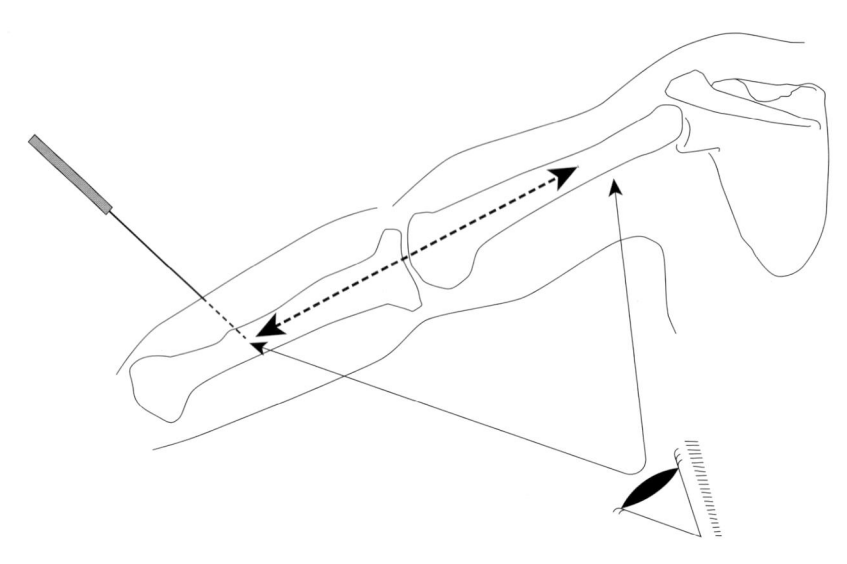

図25　骨格に意識を置く

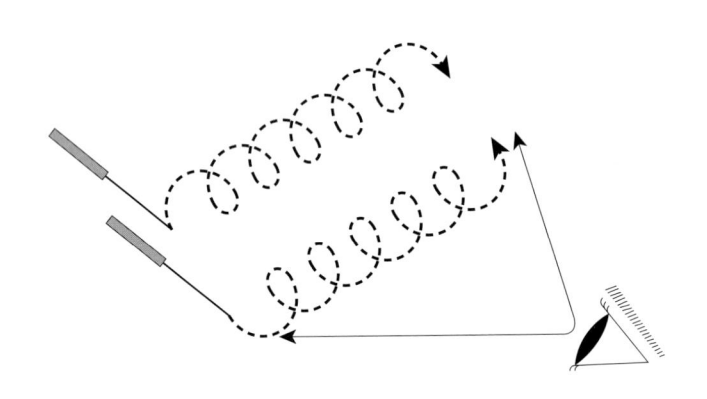

図26　螺旋状に意識を置く

2．疾病観の基礎

　また指標を時々手で触れて圧迫し、そこの痛みや凝り（硬結）の状態の変化を確認することも大切である。指標に手を触れること自体がその部位に意識を置くことを意味するが、「痛みの強さはどう？」などとそこの状況を患者に問うことで患者の意識をそこに向けることができ、より一層意識の影響を強くすることができる。

(2) この操作をさらに有効にするためには、意識の置き方は単純に直線状でなく、例えば螺旋状にするなどと工夫する

　これには右回りか左回りかあるいは上向性か下向性かなどの区別があり、身体に及ぼす影響が微妙に異なる（図26）。このような区別には何か補瀉の要素が含まれるように感じられるが、患者の状態は単純でないために、右回りや上向性が補的であるなどと決めつけられない。1人1人の患者に対応して、どちらの方が補的に作用しているかをその都度判断する必要がある。

(3) さらに慣れてくれば、鍼を構える押手と刺手を通じて、患者の身体を巡った意識を術者の身体に流し、また患者の身体に戻すということを繰り返すこともできる

　例えば、円を描いて患者の身体を巡って来た意識を、刺手から術者の肩を通して押手に送り、押手から再び患者の身体を巡らせるなどとすることがで

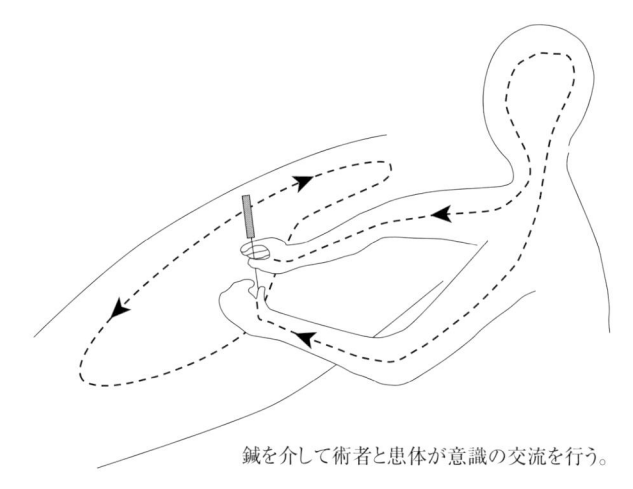

鍼を介して術者と患体が意識の交流を行う。

図27　術者と患者の意識の交流

きる（図27）。これはかなり高度な技術で、術者の方にも気力の充実が求められ、さらに力を抜くという感覚を知らなければならない。
(4) 以上の操作を複合的に使うこともできる

3）術者の力を抜く

　意識を置くということは視線を置くことだ、といっても最初のうちは非常に力みが出るもので、大変に疲れを覚えるに違いない。しかし、何事も新しい動作や姿勢に慣れるまでは非常に疲れるもので、それを越えて次の境地に達するまでは少し苦しいものである。
　意識を置くことに慣れてきたら、次に身体の力を抜くということを覚える。
　力を抜くには、まず息を吐く。できれば腹式呼吸を心がけて、身体の緊張を取り除く。そのときの腕の感触に注意し、意識を自分の肩から指先にかけて送れるように訓練する。これは自分の身体の中を何かが（気が）通るようなイメージをしていくもので、起点を頭に置いたり肩先に置いたりしてそこから身体の構造を目で追っていくような操作をすることである。最初は左右いずれかの側しかできないものであるが、慣れるにしたがって両側同時にイメージできるようになるものである。それに慣れてくると、力を全身から抜いた時には肩の方から指先にかけて何かジンジンとした、あるいはミミズが走るような、あるいは軽い痺れ感を覚えるような、あるいは手が温かくなるような印象を持つに違いない。そのような感触は非常に大事なもので、これができるようになると意識の影響は倍加する。
　意識を患部に置くことができれば、鍼を刺入していなくても少し敏感な患者であれば何らかの変化を身体に覚えるもので、温まってきたとか、何かが走るとか、電気が走るなどの特有の表現をするものである。もちろんこのような感覚が全部の患者に現れるものではないが、指標の変化がみられれば、それをもって意識の影響が患者に及んでいると判断してよい。

4）患部に触れる

　意識を患部に置くときにさらに重要なことは、鍼をしている途中で術者の

手で触れることのできる部位については、その部位の状態が十分に好転するまで10〜20秒ごとに何度か触れて、その変化を追って確認するということである。先に述べたように、術者が手で患部を触れることにより患者も自分の意識をそこに移すことになり、それが術者の意識と相まって治療効果は倍加するものである。特に灸をする場合は、この方法がぜひとも必要である。灸の時は術者の手が患体から離れているので、意識を置くには患部に触れることしかできないからである。

【5】気　力

　ここでいう気力とは術者側の発するものを指し、非常にいろいろな要素からなる。例えば治療室の採光、音、色彩、什器の配置、間取りなどの雰囲気からはじまり、白衣か作務衣かなどの衣装の形や色の違い、言葉遣いや治療室内での動作や治療時の態度など、患者に与える要素は数えきれないほどである。その中でも直接治療行為に関係するのが治療時に治療家が発する熱気ともいえる力で、どれだけこの力を集中し持続できるかは意識を置く力にかなり影響する。

　そこで積聚治療を一層効果的に行うために、次の2点を実行することを勧める。

(1) 気　功

　臨床家は、簡単な気功を日頃行うことを勧める。

　気功を行う姿勢には、立位式、坐式、臥式の3種類がある。立位式とは立位で行う姿勢、坐式は椅子などに腰掛けて行う姿勢、そして臥式は、横に寝た姿勢あるいは仰臥位で行う姿勢をいうが、いずれも気功をするときの基本姿勢あるいは準備姿勢のことである。

　その中でも、ホームで電車を待っている時など外で手軽にできる立位式を知っていれば応用がきく。臨床家としては、立位式（中国語では站式という）のなかでよく知られている静功の一種である「站椿功」を会得すれば十分であるが、街中などでするにはこの静功の準備段階である立位式だけを行えばよい。站椿とは「棒（椿）のように立（站）つ」の意味と理解できるが、そ

うすることによって下肢が非常に鍛えられ、身体の重心が下がり、その結果として精気が養われ、身体から気力が湧き出るものと考えられる。

站樁功については成書を参考にしてもらうとして（注21）、ここでは立位式の要領を書くに留める。

◇立位式（図28、図29）

①両足は肩と同じ幅に開く。足先は前に向けて揃える（あるいはハの字に足先を向かい合わせる）。

②足首の関節を片方ずつ回旋させてゆるめ、両膝をやや屈し、また寛骨をやや前に突き出す（尻を引く）。

③腰をゆるめ、背を伸ばし、首は真直ぐにし、あごをやや引き、頭部の位置を正しくする。

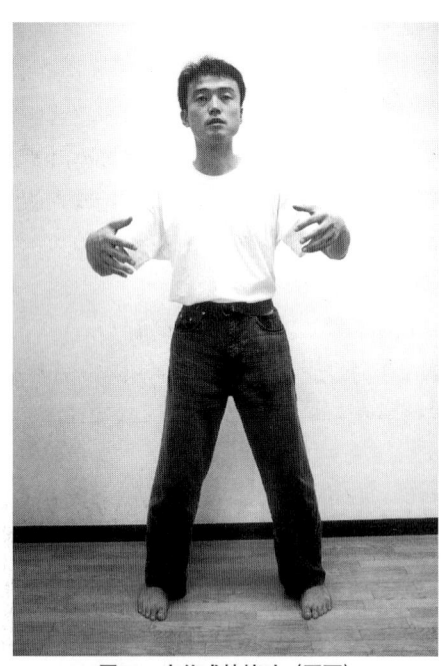

図28　立位式站樁功（正面）

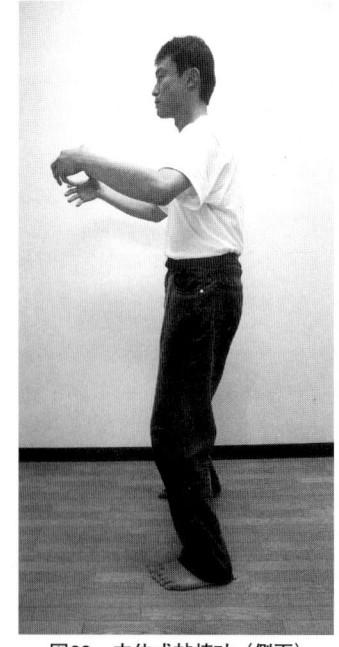

図29　立位式站樁功（側面）

④百会、会陰、足心の３点が一直線になるようにする。
　⑤身体の力を抜き気を巡らし、肩は力を抜いて下げ、肘や手は自然に下がるままにし、手掌の中心を内側に向け、左右の大腿を近づけ、口は閉じ歯を合わせ舌は上顎につける。
　⑥呼吸法としては、腹式呼吸をする。
　以上をおおむね５分から10分程度行えれば、これでもかなり身体は鍛えられ、温まってくるものである。
　これは站椿功の手の動作を省いたもので、これだけでも日を重ねて行えば身体の気力はかなり充実する。折りを見て、自分の部屋などで站椿功を正式に行えばさらによい。

(2) 鍼の圧し入れ方

　これは鍼管を使わない鍼刺入の操作のことであるが、撚鍼法と違い、鍼の刺入時に鍼を捻らず圧迫し続ける方法である。詳細は最終章に書いたが、練習には委中を使って行うとよい。委中は患者の体位が安定し組織の緊張度も適度である点で、他の部位よりも適している。また、粗暴な鍼をすれば患者にすぐわかる点も練習に適している所以である。寸３－３番の銀鍼で委中に少なくとも30秒以内、高度な技術になれば皮膚の状況にもよるが平均15秒以内の刺入を無痛でできるようになるもので、そこまで行けばかなり気力が出ていると考えてよい。
　この技法に十分に慣れれば、患体の状況によっては瞬時に鍼が刺入することを経験する。以上の２点を年単位の間、日頃続けていれば、気は自ずから徐々に練られてくるものである。

【６】治療時の呼吸

　治療家が患者に治療を施しているときの呼吸に注意してみると、無意識のうちにも呼吸が浅くなったり停止していることが多い。特に鍼を操作しているときは、このような状態のことが多い。
　これは治療に限らず、意識を強く集中している行為では常にみられる現象で、例えば自動車を高速で運転している場合などにもみられることである。

このように浅い呼吸を長く続けると、当然臨床家は疲れやすくなる。治療行為をより有効にするためには、治療時の緊張はできるだけゆるめなければならない。それにはぜひ腹式呼吸を会得して、気功でいう小周天法を行うとよい（図30）。

腹式呼吸は、できれば禅や武術の世界で使われている方法で、呼気の時に腹部をゆるめ吸気時に腹部を締める方法がよい。

小周天は、吸気とともに舌を上顎に付け、自分の意識を鼻から任脈に沿って下にさげて会陰に流し、呼気の時に会陰から背面の督脈を上向させて百会に送り、最後に口から吐く過程をいう。これを徐々に速くできるように、数秒で1周天できるように訓練する。特に女性には腹式呼吸は難しく、日頃かなり練習する必要があるようである。

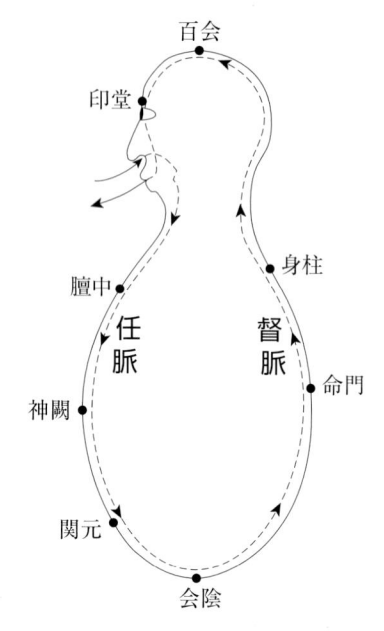

図30　小周天の図

3．人体観の基礎

　土地が変わればいろいろな病があるようだが、かなり共通した病気があるのは人体の不思議なことの1つだ。
　例えば風邪という病気はどこにでもあるし、蕁麻疹という病気もどこにでもある。しかし、それに対処する方法は土地それぞれで、特に現代西洋医学では、外科で採用されている治療法は別にして、時代を越えて何にでも応用が利く絶対的な治療法というものはまだないようである。一見完璧な治療法のようにみえても、例えば結核に対するものがそうであるが、時代を経るとその有効性が怪しくなってくる。
　片やインドのアユルベーダのように、時代を越えて延々と続いている治療法もある。アユルベーダも一時期すたれかけていたものが復興され、現代ではアメリカなどの世界にもかなり普及しつつある。古代中国医学も、文献から判断してそのような内容を持っているはずである。その流れを汲む日本の東洋医学も、何か時代を越えた、個々の疾病に惑わされない一定の視点を持った医学であるはずである。
　このように医学の世界は大きく2つに分けてみることができるが、それぞれが異なる世界観を持っていて、それに応じて人体に対する見方や考え方も違うということが根底にあり、自ずと異なる治療法が編み出されるようになっているとみたほうが理に適っているようである。
　ところで日本で東洋医学を専攻する臨床家は、やっかいなことに現在一般化している現代西洋医学の知識を常識として身につけた上で、東洋医学的な知識を学ばなければならない。両者の知識を身につけているという意味では

東洋医学を修めたものの方が幅広く患者に対処できるはずであるが、現実はなかなかそうではない。

その原因は教育の問題や医学制度の問題など種々あるものの、究極は東洋医学と現代西洋医学を判然と区別できる基本的な概念に欠けるからではないかと考えている。さらにいえば、現代の東洋医学を専攻する臨床家には、東洋的な視点で人体や疾病をみるということが難しくなっているのではないかということである。東洋医学的な視点とは何か、そのような視点で人体や疾病をみることにどのような利点があるか、東洋医学的な環境に最も近くにいる日本人はこの点をよく考えなければいけないときにきている。

さてこの章では、人体をその両者の立場で見て、その接点と違いをはっきりさせることを意図して書いてある。一見荒唐無稽な話のように思えるかもしれないが、先入観を捨てて内容を検討されれば納得される点が見出せるはずである。

同じ人体に異なる概念をぶつけた場合の接点はどこにあるか、東洋医学を専攻するものの課題である。

〔1〕人体の構造

【1】組　織

現代西洋医学では、人体を理解するのに、一定の方向に分化した細胞の種類から人体の組織を上皮組織、支持組織、筋組織そして神経組織の4組織に大きく分け、さらにそれらを消化器系などの系統に分類する（図31）。

これは非常にわかりやすく現在では誰もが納得するが、これは異なった4つの方向に分化した細胞があるという前提である。

しかし元をただせば受精した1つの方向性しかない細胞が4つの方向に分化したものであり、便宜的に異なる4つの方向性をとっているに過ぎない。

東洋的な立場からみれば、この最初の1つの方向性が非常に重要であって、4つの組織やそれらからさらに派生した運動器系などの8つの系統は1つの細胞が単に分化しただけであって、その結果異なった細胞にみえるに過ぎな

3．人体観の基礎

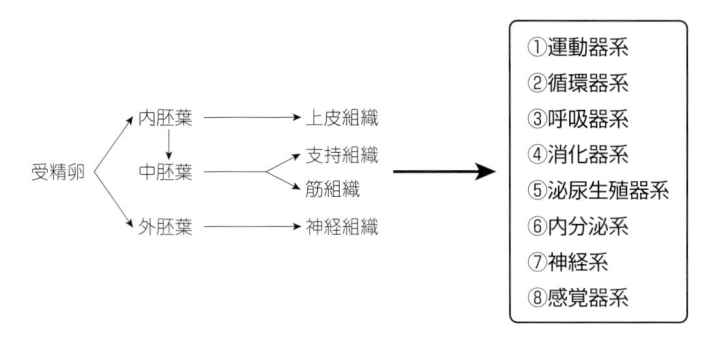

```
                  ┌→ 内胚葉 ──→ 上皮組織        ┌ ①運動器系
                  │      ↓                      │ ②循環器系
                  │                             │ ③呼吸器系
受精卵 ──────┼→ 中胚葉 ──→ 支持組織    ──→│ ④消化器系
                  │           ↘ 筋組織          │ ⑤泌尿生殖器系
                  │                             │ ⑥内分泌系
                  └→ 外胚葉 ──→ 神経組織        │ ⑦神経系
                                                └ ⑧感覚器系
```

図31　人体の構造

いということになる。

　鍼をしたときに坐骨神経に沿って響きがあるように、その刺激による影響はこれらの系統にしたがって及ぶかのように思えるが、そのような現象も確かにあるものの、背中の兪穴に鍼をしていたら手指の先に何かを感じたなど全く予測のつかない現象もあったり、あるいはまったく系統的には関係のない部位に意図して影響を及ぼすこともできる。

　そのようなことは、人体の働きが電気器具の配線のように単に構造的なものに寄っているのではないことを示していると考えられ、系統にしたがって刺激の影響が及ぶかにみえるのは、むしろその内の１つの現象に過ぎないとすら思える。

　つまり、人体が60兆余の細胞から成り立っているというのは人体という大きな存在を維持するための人知を越えたものの叡知であって、結局は細胞１つと実質的には違わないと考えたほうがいろいろとつじつまが合うのである。例えば１つの細胞だけでは、１回の傷害は即、死ぬことを意味しているが、複数の細胞からなれば傷害を一部に食い止められ、また修復も可能である。あるいは１つの細胞だけでは、ただ生きることしかできないものが、たくさんの細胞に分かれることによって、食事を摂ったり、呼吸をしたり、動作をしたりなどいろいろな作業を分担することができる。また、１つの細胞では大きさも限られてくるが、複数の細胞で構成すればかなり大きな固体を作成

することができ、それだけいろいろな作業に適応するようになる。

　ヒトの生命についてはそのはじまりの理由もわからず、終わりの理由もわからない。いつの間にか自分が存在し、たかだか100年そこそこを生きて、寝ている間に自分は形を失う。どうもヒトは形だけの存在でないことを、あるいは存在は形だけでないことをもっと認識することが重要である。

　またこれまでにも触れたように精気や意識のことを考えれば、人体を単に構造的な面だけで把握するのは不十分で、多面的な視点が必要になってくる。そこに蔵府や経絡などという東洋的な視点の特徴があるように思われる。すなわち蔵府や経絡などは、単に構造的な面だけで把握できない要素を秘めているということである。

【2】蔵　府

　さて、身体の重要な臓器である蔵府は、東洋医学のものと現代西洋医学のものでは組織そのものの見方が異なるのであるから、その概念も大きく違う。

　一般に、東洋医学のものは「蔵府」、現代西洋医学のものは「臓腑」と日本語では区別しているが、最近ではその区別もかなり目にしなくなってきた。英語では、例えば「Kidney（腎蔵）」と「kidney（腎臓）」のように区別している。

　しかしその概念の違いを簡単に説明するのは難しい。それは蔵府が陰陽観

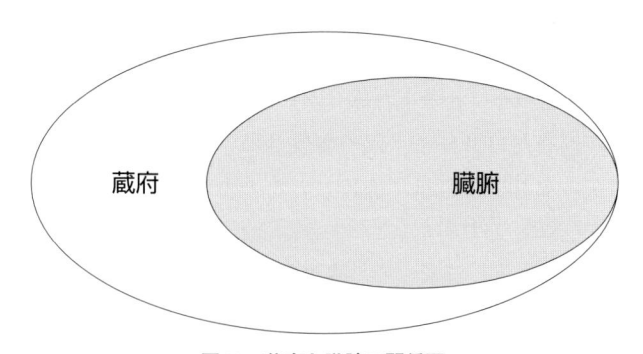

図32　蔵府と臓腑の関係図

を背景にしている言葉だからである。つまり蔵府は、先に虚実のところでも触れたが、身体の陰陽観の1面を少し具体的に表現しようとした言葉に過ぎないからである。

そのように考えると、解剖学的な臓腑は実体そのものであるから陰陽の概念に包含されるものであり、蔵府が陰陽観に基づくのであれば蔵府の方が臓腑より大きな概念ということになる。

それを図にすれば図32のようになる。

そこで以下の文章では、「蔵府」と「臓腑」の文字の使い分けに注意して読んでもらいたい。先に虚実のところで精気を太極とする見方に触れたが、ここでもそれを応用してみよう。

例えば、太極に相当するものを身体そのものとしてみる。身体を太極とし、蔵を陰、府を陽とすれば、身体の陰陽的な現れが蔵府であるという見方ができる。そうなれば身体をみていること自体が蔵府をみていることであり、蔵や府をみることが身体をみていることになる。

さらに蔵府を太極として、臓腑を陰陽としてみる関係も成り立つ。そのような観点を基にして、蔵府と臓腑の違いについて触れよう。

1. 臓　腑

現代西洋医学でいう臓腑は、独立した一定の組織に付けられた名称である。

このことは臓腑にとどまらず、大は身体全体の表現から小はDNAの中の微細な構造物に至るまで、身体のあらゆる組織について、それらに名称を付けざるをえない必然性が出てくる。

臓腑に代表されるそれら名称群は、たとえ顕微鏡を使うほどに小さなものであるにしても対象は必ず目にみえるものであり、またそれらは身体を構成している物である点に共通性があり、現代人には非常にわかりやすく把握しやすい。

2. 蔵　府

それに対して東洋医学は、気のあり方の一面を蔵府という視点でとらえる

もので、蔵府は独立した固定的な組織についてつけられた名称ではなく、組織の状態や関連性を基調に置いた表現である。

だから蔵府は、例えば肝臓や胆嚢など単独の臓器の状況を示すのはもちろん、肝的な状態や肝に関連する状況をすべて含んだものである。

この点を太極の3相図で表わせば次のようになる。

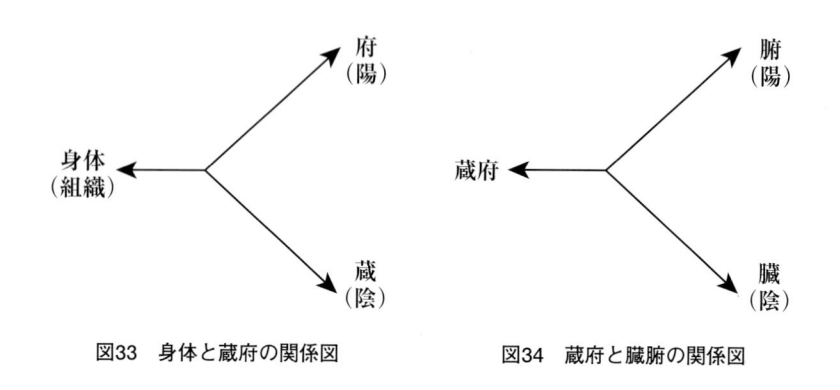

図33　身体と蔵府の関係図　　　図34　蔵府と臓腑の関係図

この図の見方は次のようになる。

身体を府と蔵という観点でみることができる（図33）。

府は陽的な気の働きであるが、同時に蔵をみるものであり、身体をみているものでもある。同様のことが蔵についてもいえ、蔵をみればそれは府に通じ、全身をみることに通じるのである。また、蔵府と臓腑の関係では、蔵府を太極とすれば、腑が陽的な気の働きであり臓が陰的な気の働きである（図34）。だから胃や大腸などの腑の働きをみることは、膵臓や肺臓の働きをみることでもあり、蔵府の働きをみていることでもある。

以上のことをさらに細かくいえば次のようになる。

(1) 蔵は陰の気の一表現であり、府は陽の気の一表現である

肝や心という蔵は陰の気の一状況であり、胆や小腸という府は陽の気の一状況である。これらを具体的に理解するには、五蔵の色体表に書かれているも

のが対応する（表4）。例えば、肝（蔵）は肝気の現れを示すもので、眼、筋肉、爪、神経、涙と判断することもあり、色、蒼色、酸味、怒り、角音とすることもあり、肝経脈や胆経脈等の気の動きとすることもある。

心、脾、肺、腎など以下同様に理解するが、これら一連の蔵の状況表現は各蔵の目にみえないシステムがあるため、と理解することもできる。

(2) 蔵にしても府にしても、1蔵や1府で独立して働くものではない

これは五行的な見方に如実に表れているが、例えば肝（木）という状況に対して、他の4蔵が相生や相剋という関係をもって肝の背景にあることを意味している。五行は太極の5相図であることを思い出してほしい。

(3) 1蔵1府それぞれに、陰陽の気が働いている

すべてのものを太極とすれば、それには必ず陰陽の2相があるとするから、例えば肝にも陰肝と陽肝があることになる。肝気を目にみれば、白目や青い目という陰的なものもあり、充血した目という陽的なものもある。『難経』64難には、剛柔という表現で1つの五行に陰陽があることをいっている。

(4) 蔵府は身体の気の密度を示すもので、陰陽に代わる代名詞でもある

蔵を皮毛、血脈、肌肉、筋、骨と表現するが、これらは現代西洋医学に対応する意味にとることがあるものの、気の密度による深さを示す代名詞でもある。言い方を変えて、皮毛を密度1、血脈を密度2、……、骨を密度5と表現しても同じである。

つまり、皮毛あるいは皮膚は骨などと比較すれば陽的であって浅いところの気、の意味であり、気の密度が陰的な骨などより相対的に低いということである。

以上をまとめる意味で、肝臓障害を一例として東洋医学的な判断を試みてみよう。

肝障害としては、白目が黄色くなる、こむら（腓）が攣（つ）りやすくなる、坐骨神経痛が生じやすい、精神的にいらいら感が募りやすい、肝経に異常を来しやすいなどがみられる。これらは(1)の内容に相当する。

腹診をしてみれば、右季肋部下縁を圧して苦しいだけでなく、臍を圧して痛む、鳩尾が痛む、時には胸骨が痛む、左大巨辺りが痛むなどがみられるこ

とがある。時には手掌が赤くなるなどの反応もある。これらは（2）の内容である。

（3）については、例えば経絡などについても単に肝経がおかしいと単純にはいえず、足部の肝経の異常と頭部の肝経の異常とでは状況が違っているものである。またそれらは陰経、陽経を問わず、他のいろいろな経絡などにも反応がみられる。

また、寸口の脈診をしても、肝経だけが虚したり実したりするものではなく、他の陰経脈や陽経脈にも異常が出るが、これらも（2）（3）の内容である。

（4）について見れば、例えば肝障害が他の臓器の障害に比べてどの程度重症かどうかはいえない。障害によって組織の密度がどの程度変化しているかが目安となるもので、例えば鍼の刺入が簡単で豆腐に刺しているかのようであれば組織の緊張度は低く、十分な気の密度を10とすれば、深部でも気の密度は1～2の程度にまで下がっていることになる。もちろん逆の状態も観察される。

以上のように現代西洋医学的な病名を基に考察してみれば、その東洋医学的視点は非常に多岐にわたることがわかる。

3．府

蔵府の関係は文字の上では陰陽の関係として理解できるが、なかなか実感

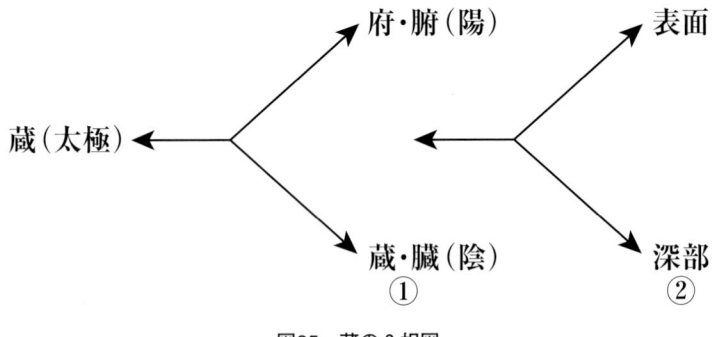

図35　蔵の3相図

が伴わない。さらに上に述べたように、蔵はある程度把握できるとしても、それに比べて府の概念はさらに把握しにくい。

そこで、ここでも太極を使った3相の図を考えてみる。

ここでの太極は蔵（広義）であり、陰陽を蔵府とする。

例えば太極の肝を太極肝とし、陽を胆嚢、陰を肝臓とすれば、胆嚢は府でありながら陰蔵である肝という概念に包まれる。あるいは肝経と胆経の関係も、陰蔵の肝に含まれる（図35①）。太極である広義の蔵は身体そのものでもあり組織そのものでもあるから、太極蔵の表面は陽であって府であるし、その深部は陰であり狭義の蔵である（図35②）。

次に太極肺と大腸・肺臓の関係をみてみよう。

解剖学的に肺臓と大腸がどうして陰陽として対応しているかはよく話題になるが、これは、同様に心である小腸と心臓の関係を並べて対比してみるとわかりやすい。

これらはどちらも陰気である臓が身体の陽位である上部（上方）にあり、陽気である腑が身体の陰位である下部（下方）にある点が共通している。また肺臓と大腸には気管と肛門という口があり、心臓と小腸にはそれらがない。そのため、肺臓を拡大した概念の蔵である肺は外気に接しているといえ、同様に心臓を拡大した蔵の心は液あるいは血液に満たされているといえる。つまり大腸は心より肺との関係に親和性があり、小腸はその逆の関係において落ち着くということである。まとめて言えば、太極肺は狭義の肺、肺臓、大腸にかかわるすべての内容に関係し、太極心は、狭義の心、心臓、小腸にかかわるすべての内容に関係する。またそれぞれは「蔵府」の項で触れたように、他のすべての蔵府と関係する。

このように、府という言葉にはいつも蔵を視野に入れてよいという含みがあり、身体の表面（陽面）としてよいということでもある。

4. 心包と三焦

これは実体を匂わせつつ実体がないとされるもので、東洋医学史上、最高傑作といえる言葉かもしれない。

```
          蔵府(太極) ←──────┬──────→ 三焦(陽)
                            │
                            └──────→ 心包(陰)
```

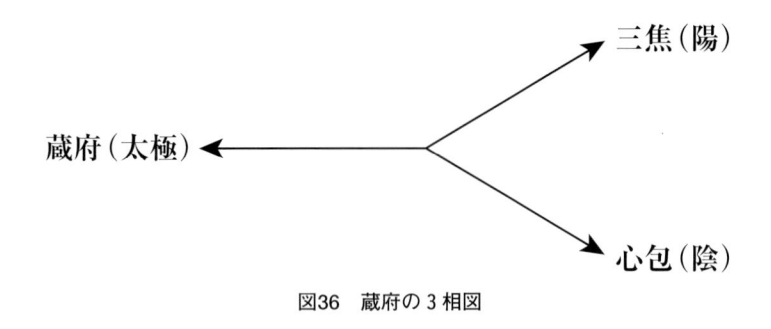

図36　蔵府の3相図

　総合的にいえることは、心包を心嚢などと強いて当てはめる説はあるものの、三焦についてはそれすら見当たらないことで、結局は単体としての実体をこの2つに認めることは難しい。
　そこでこれにも太極の3相図を当てはめてみる（図36）。
　このように考えれば、蔵府のいずれも三焦の面を持ち、心包の面を持つことになる。
　三焦は後天の気の代名詞でもあり消化吸収の働きを表現するものであるが、どの蔵府も究極は後天の気の生成と働きに関与するものであり、この関係が成り立つ。
　心包は命門と同義とされ生命に関係する働きを示すもので、これも蔵府の働きを背景に持つものである。
　以上のことから、心包や三焦という考えがなくても実際上はあまり支障がないことになるし、逆にこの2者を十分に使いこなすだけでも蔵府をコントロールすることができることになる。経穴で陽池や大陵が非常に有効なのは、このような背景があるからといえる。

5．脳と髄

　脳髄は奇恒の府という概念で胆（胆嚢）や女子包（子宮）などと一緒にされて、これまで蔵府に比べて軽く扱われる傾向にあった。しかし、『素問』の「五蔵生成篇10」には「すべての髄は脳に属す」という言葉があり、脳は

3．人体観の基礎

古来から中枢中の中枢であったことがわかる。髄は骨の中の組織をいうが、とりわけ脊髄が重要である。また、『素問』の「解精微論81」には「脳は陰也」とあり、脳は最も身体の上部の陽位にありながら陰の働きを持つといっている。このことから、脳が蔵であることがわかる。

　脊柱の中の髄も腹部に対して陽面に位置する背部正中にあり、もっとも陽的なところに位置する。髄は脳に属するのであるから、脊髄は背部にあって最も陰的な働きを持つと解釈できる。

　これらのことから、脳はすべての蔵府と臓腑を含む概念であると解釈できる。

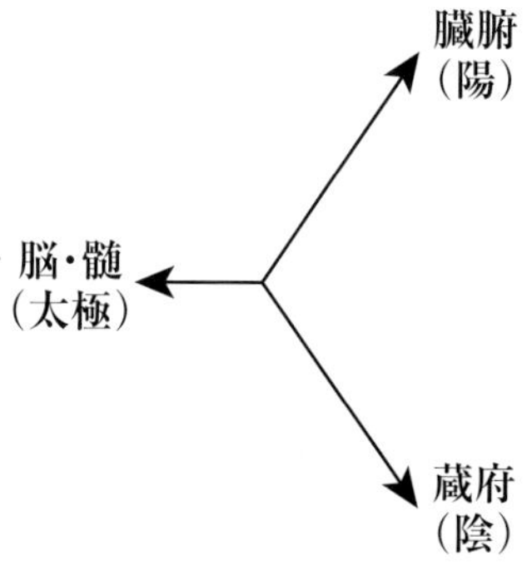

　また脳には「こころ」の意味があり、意識に通じる精神的な作用をまとめている場所であることも窺える。脳は神経学や心理学にとって重要な研究対象であるが、ここでは臨床上の位置づけに重点を置いている。

　図37は、脳髄に意識を置くことは蔵府や臓腑に繋がることを示し、その逆も成り立つことを示している。

図37　脳・髄の3相図

【3】経　絡

　身体に鍼をすると神経系と違った響きを経験したり、それによって痛みがなくなる、などの現象から、東洋医学を理解する者の間で、経絡の存在は疑いのないものとなっているといってよい。

　だから一般に我々は経絡があるという前提で臨床をしているわけだが、でははたしてどのようにそれが実際的にあるのかとなると、なかなか端的にはっきりと答えることは難しい。

　まず経絡が現代の解剖学的な意味において実在するものかどうかという点においては、現代の解剖学をもってしても未だに未解明なものが、2000年

以上も前に血管系や神経系などと同様に実在性が認識されていたとは考えにくいことである。このようなことから、経絡を実在性の面から追究しようとするとどこか無理が生じるようである。

これについては、先に触れた臓腑と蔵府の関係に似た認識の仕方をするのが解決の糸口を与えるものと考えている。これまで述べてきた気の概念を踏まえて、広義として経絡は気の循環系であるとすることに焦点を合わせれば、いろいろな現象を繋ぎあわせることができるようなのである。

参考までに、経絡はどのようにして発見されたかについて、中国の研究者のまとめたものを挙げておこう（注1）。

それは、次のように4点にまとめられている。

①経穴がまずあって、それらが連なって経脈となったとする説。
②気功によって描かれる行気の軌跡を経絡と考える説。
③経絡の実質は、感覚が伝達する線であるとする説。
④経絡の本質は、血管や神経のように目にみえるものであるとする説。

これからわかることは、経絡の存在はまだ説の域を出ないということである。感覚的な現象は認識されているから何かあることは事実であっても、組織的な実在性ははっきりしないといってよい。だから腎臓が悪くても腎経が悪いとは限らないとか、胃の手術で胃を全摘したのに胃経の脈はしっかりしている、などの現象に対して、経絡の実在性を前提とすると説明がつかなくなるのである。

そこでここでは、これまで述べてきた気の概念に基づいて経絡というものを位置づけてみることにする。

ところで教科書に記載されている経絡に関係する言葉は、次のようである（注2）。

(1) 経脈：十二経脈（正経）・奇経八脈・十二経別
(2) 絡脈：十五別絡（大絡）・絡脈・孫絡
(3) 十二臓腑
(4) 十二経筋

(5) 十二皮部

　そしてこれらは密接に連関し、身体を網の目のように覆っていると教えられている。しかし、一般に臨床家は正経を使って治療するというし、あるいは奇経を使う、あるいは経別を、経筋を使っているという。これらの経絡の使い分けは症状によるものが主であって絶対的な区分はなく、多分に臨床家の経験則が背景にあるか、臨床家の得意とする法則を主としているのが実際と思われる。このような視点は、「この病気は神経が侵されて発症している」とか、「血管に問題がある」とか、「リンパである」などと系統別に症状を見分けて診断し、治療をする現代西洋医学的な視点と、かなり共通した認識方法であるように思われる。

　しかし神経や血管に比べて、経絡には経路の厳密な区別はなく、またそれらは深さで測れるものでもなく、あるいは皮膚上の位置の違いを示す各経路独自のポイントがあるものでもない。仮にポイントの違いがあるとすれば、それは阿是穴的なもので、一般には、特定の症状に対して、正経がいいとか奇経がいいとか判断して、どの経絡にも共通している経穴を使用するのである。そして不思議なことにこのような発想での治療が功を奏するのである。その理由として、各ツボそれぞれに特定の症状に対する固有の特性があるとする見方があるものの、筆者はそれよりも「これは有効である」とする術者の意識が優先する、と考えているのである。

　そこでこれを示すものを、また太極の３相図に表してみよう。

　図38は組織・蔵府・経絡の関係の密なることを示すもので、経絡の現象は蔵府の現象であり、組織そのものの現象であることを示している。この場合の蔵府は、陰的な気のものであるとしているから、実体のあるものととらえてもよい。そうすれば、経絡は実体のない、働きだけのものと位置づけることができる。

　例えば手太陰経を肺経、肺とし、時に肺臓に関連づけて判断することが意味づけられ、さらにそれが、単に肺経の経絡上の現象でなく他の経絡にもまたがり、また肺や脾などの蔵府にも関係し、全身に行きわたる現象であるこ

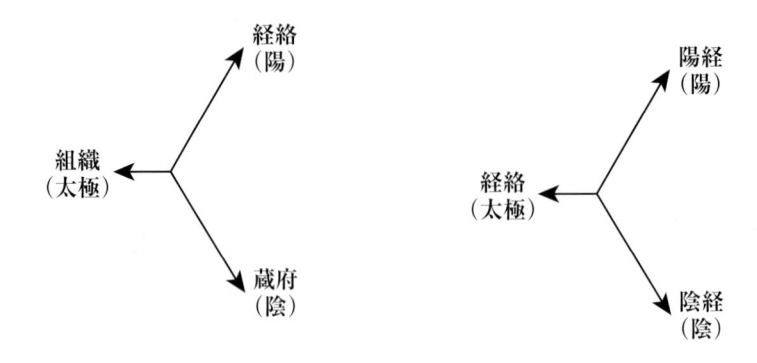

図38　組織の3相図

図39　経絡の3相図

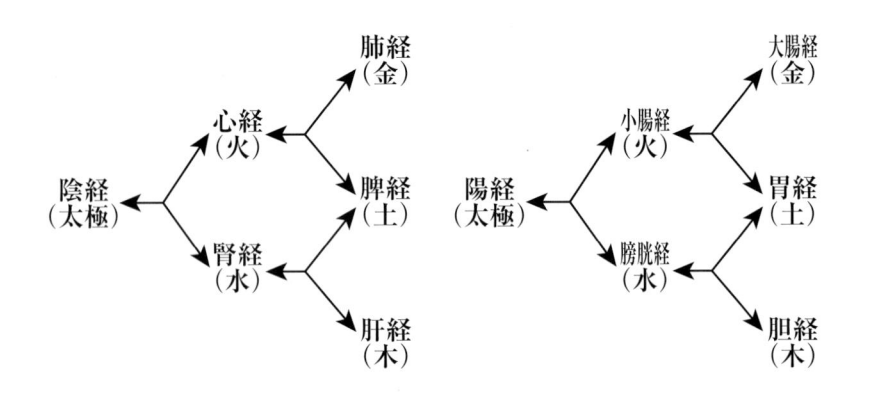

図40　陰経の5相図

図41　陽経の5相図

とも示されている。

　図39からは、経絡には陽経と陰経があるが、陰経は陽経を含み陽経は陰経を含んでいるといえる。

図40は、陰経を陰陽に大きく分ければ、腎経が陰の経、心経が陽の経となるが、その陰経は肝経と脾経を含み、陽経は肺経と脾経を含む、ということである。つまり脾経は、陰と陽の意味が重なっている。
　図41は、同様のことが陽経についてもいえることを示している。
　胃経は陰陽両儀を含んだ経であり、脾経と共に応用の広い経である。ここで経と表現されているものは、正経、奇経をはじめとする孫脈や経筋、経別などをすべて含んでいる。
　結局はどの経を使っても他の経に連繋している様子を示しているが、その連繋は術者が意識を置くことによって可能になり、広がるものなのである。だから、絡穴などだけで経脈は連絡している、といった考えにとらわれず、もっと広範囲に認識の輪を広げることが求められる。
　例えば、陰陽経は関係があるとしてみる。陰経、陽経は相応ずるとすれば、手太陰肺経を刺激すれば手陽明大腸経にも影響が及んでいるとみるべきである。また手足の同経は相応ずるとすれば、手太陰肺経を刺激することで足太陰脾経にも影響が及んでいるとすべきである。
　結局、手太陰肺経→手陽明大腸経→足陽明胃経→足太陰脾経→……という気の流れである流注は、これに留まらず、かなり自由なものであるとした方が実際的である。また巨刺を考えれば、身体の左右は経絡を越えて相応じているとすることもできる。
　さらに病症の例をいくつか挙げて、以上のことを確認してみよう。
　毫鍼を浅く使用すると、次のような現象に出会う。
　いろいろな「頭痛」という病状に対しては、崑崙を使用して治めることが可能である。この場合の頭痛は、膀胱経に限らず、胆経のものでも、督脈のものでも、あるいは頭部全体のものにでも応用できる。これは遠道刺ということになるが、鍼の扱い方に工夫があれば、必ずしも経穴が経絡に対応していなくても治療することが可能であることを意味している。
　また、下腿右側の三陰交に圧痛があるなどの場合に、左の三陰交に鍼をすると右の反応が消失する。さらにまったく経絡から外れていて経穴名のない阿是穴でも、その反対側の対称点に鍼をすることでその反応は消える。対称

点でなくても、反対側であれば反応が消失することもよく経験する。

　先の例はいわゆる巨刺であるが、巨刺は確かに同経に対して行うものであっても、その左右関係を経絡の走行を以て理由づけるのは難しいし、後の例のように、経脈から離れたところで起こる現象に対しても一般には巨刺と称している。これまではただ巨刺という現象があるとして使われてきただけで、何ら理由づけがなく、臨床上の効能だけで利用されてきたように思われる。

　同様のことは繆刺においてもいえるもので、反対側の絡を鋒鍼をもって刺すこの方法の臨床上の効用も、従来からの理論では、系統づけて説明するのは困難と思われる。

　あるいは交会穴というものもある。督脈の大椎や膀胱経の睛明では7経絡が交会することになっているが、これなどはどのように理解すればいいであろうか。

　臨床上は非常に便利で有効な穴であっても、単一の線状の経絡という概念だけで説明づけることに対しては、何か無理がある印象は否めない。つまり、経絡を行く気の流れは、神経系・血管系・リンパ系や骨格系・筋肉系・ミオトーム・デルマトームなどの組織を横断し縦断するのである。

　確かに経絡現象といわれるものはあるが、それはあたかも雷鳴、稲妻と落雷、それに避雷針の関係に似た現象であるように思われる。

【4】経　穴

　最後に経穴について考えてみる。

1．経穴の意義

　まず教科書などで取り上げられる経穴の一覧を表7に挙げる。

　経穴とは経脈や絡脈上の反応点あるいは過敏点とされているが、合谷穴や足三里などのような固有の名称がないところにも身体の異常は現れる。ということは、固有の名称がないところでも経絡と同じように身体の何らかの状態を反映しており、経穴とはその点状の部分を指して表現したものとすることができる。だから経穴も経絡と同様に、現代西洋医学でいう解剖学的な証明はほとんど困難と思われる。

3．人体観の基礎

表7　経穴一覧表

- 四総穴：足三里、委中、列缺、合谷（『鍼灸聚英』）
- 四海穴：瘂門、大椎、人迎（気海）
  　　　　大杼、上巨虚、下巨虚（血海）
  　　　　百会、風府（髄海）
  　　　　気衝、足三里（水穀海）　（『霊枢』海論）
- 五行穴、五要穴：（表10参照）
- 六府の合穴（下合穴）：陽陵泉、下巨虚、足三里、上巨虚、委中、委陽、
  　　　　　　　　　　　　　　　　　　　　　　（『霊枢』本輸篇）
- 八総穴：後谿・申脈、臨泣・外関、公孫・内関、列缺・照海
  　　　　　　　　　　　　　　　　　　　　　　（『鍼灸聚英』）
- 八会穴：膻中、膈兪、章門、中脘、太淵、陽陵泉、大杼、懸鐘
  　　　　　　　　　　　　　　　　　　　　　　（『難経』45難）
- 募穴：中府・膻中（胸部）
  　　　巨闕・期門・日月・章門・京門（季肋部下縁）
  　　　中脘・天枢・石門・関元・中極（腹部任脈）
- 背部兪穴：略
- 十用穴、五用穴：合谷、後谿、足三里、殷門、陽陵泉
  　　　　　　　　曲池、風池、内関、崑崙、環跳
- 盛絡穴：風池、天柱、人迎、天牖、天窓、扶突（『霊枢』本輸篇）
- 十五絡穴：列缺、偏歴、豊隆、公孫、通里、支正、飛陽、大鐘、内関、
  　　　　　外関、光明、蠡溝、大包、鳩尾、長強
- 太極療法基本穴：身柱、脾兪、腎兪、次髎（背腰部）
  　（沢田流）　　中脘（腹部）
  　　　　　　　　曲池、左陽池（上肢）
  　　　　　　　　足三里、太谿（下肢）
- 交会穴：略

　このように、経穴を身体の反応点と理解すれば、経穴は体表上に無数にあることになり、その部位は決まっていないことになる。しかしそのうちでも、常に反応のあるものと身体の状態に応じて反応が出やすいものとを区別できる。例えば小腸経の天宗穴や三焦経の消濼穴は生理的に常に圧痛があるところであるし、拍動を目安にして取穴するツボは、『十四経発揮』を基準とすれば、胃経の人迎穴をはじめとして約45穴もある。

最近のWHOの制定（1999年現在）による経穴名は361穴であるが、奇穴の名称も含めると一説では1000を越える（注3）。さらに私方穴として、下志室などのように、臨床家各自が、それぞれの経験から得意とする反応点で従来名称の付けられていないものに独自に名称を付けたものがある。
　ところで経穴といえば経絡上の点という意味合いが強いが、ツボという表現を使えば経絡の印象がかなり薄れる。しかし逆に、ツボと表現するところにも必ず経絡が関係しているとすれば、経絡の意味はかなり拡大する。
　経穴はこのように身体の状態を示す反応点であるが、また治療点でもある。だから鍼や灸をするところは、すべてツボであり経穴となる。
　しかし、身体の異常の現れがツボであったとしても、すべての反応点が鍼や灸の治療点ではないことも明らかであるし、全部の反応点に鍼や灸をすればよいというものでもない。
　さらに重要な点は、鍼の種類、刺入の深さ、刺入の速さ、刺入状態の時間の長さ、意識の置き方、あるいは灸といった経穴に対する治療の仕方（刺激の仕方）がそのときどきの経穴の意義をかなり左右する。
　これらのことを踏まえて、ここでも太極の3相図を描いてみる。

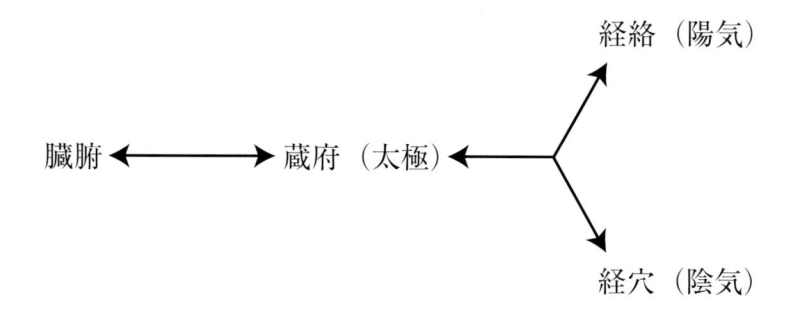

臓腑 ←→ 蔵府（太極）← 経絡（陽気）／経穴（陰気）

図42　蔵府の3相図

この図42は、臓腑・蔵府・経絡・経穴の4つの概念の表裏一体性を示しているとみることができる。つまり経穴は、経絡や蔵府、臓腑と一体性を持ち、ある経穴を治療の対象とすることは、単にその症状に対してその経穴を使うと判断するだけでは不十分で、その経穴への作用がそれに関する経絡や蔵府、臓腑に関連してその症状に影響が及ぶ、ということを常に理解することが必要であることを教えている。

　経穴は確かに病的な反応をよく示す部位であり、また刺激に対して経絡現象を起こしやすい部位ではあるが、身体には経絡図に描かれているような狭い意味の経絡現象を越えた、何か別の有機的機能があるように思われる。

2．ツボの特性

　以上のようにツボの普遍性を中心に考えた場合、最近話題になっている経穴の特性つまり穴性についても理解の仕方が違ってくる。穴性を必要とする立場では、漢方の処方には薬草の薬性を知らなければならないことになぞらえて、症状を調整するには使用する穴性を知らなければならないということになる。しかし、この立場では、症状と経穴が対応した関係にあり、その関係は固定的である。

　これまで日本語では、経穴の主治症という表現を使っていた。しかしこれまでここで述べてきたような気の発想に基づく論法でいけば、経穴の位置の絶対性はなく、特定の症状に特定の経穴を対応させるものではないから、経穴にその性質を特定するという必要性はなくなってくる。

　例えば背部の脾兪穴について、これは土の性質の経穴とすることもできるが、その作用は単にそれに留まらず、刺激の仕方によっても異なるし、心兪を使ってから脾兪を使う、あるいは肝兪の後に脾兪を使うという使用序列の違いでも違ってくるものである。

　ここでいう積聚治療では、基本治療とする内容に身体の調整力を十二分に持たせようとしているため、いくつかのツボについてだけ、その補助的な作用を期待するに留めている。補助的な作用とは、例えば気を下げる性質とか、身体を温める性質などを示すものであるが、それらについては臨床の章（第

9章)で触れることにする。

3．まとめ

以上のことをまとめると次のようになる。
(1) いわゆる経絡は、実体として存在するかどうかは未知であるが、現象としては存在する
(2) 経絡と経穴は不可分の関係にある
　経穴だけを認めて、経絡を認めない、ということは矛盾する。また経絡だけを認めて、経穴を認めない、ということも同様に矛盾する。
(3) 経穴、経絡は、常に一定の場所に存在するものではない
　これらは特殊な現象として、必要なときに反応する身体の有機性である。
(4) 経絡、経穴の反応現象を気の動きとする
　特に外からの刺激に反応しやすいポイントおよび身体の内からの異常の表出しているポイントが経穴であり、反応しやすいラインが経絡である。
(5) 反応するとは、気が動くことをいう
　反応は一般的に、解剖学的な組織と異なる領域に出るものではないが、幻肢痛などを考えれば、たとえそれが脳生理学の対象であるにしても、解剖学的にあるいは生理学的に解明できる範囲を越えた現象を含んでいる。
(6) 特異な反応点である経穴もあるが、そうでないものもある
　経穴でないところでも特異な反応を起こすことができる。
(7) 経穴の反応は、特定の経絡に及ぶこともあれば及ばないこともある
　患部に属する経絡は、患部の表面からの判断では不正確である。
(8) 特殊な経穴には特性があるものの、その反応は刺激の仕方に左右される
(9) 刺激する行為で術者の意識が影響しないものはない

〔2〕人体の生理機能

　これまで述べてきたように、ここでは人体そのものを気ととらえるのであるから、人体の作用あるいは生理機能は気の作用である。ここでは人体の機

能を気の作用という観点でまとめ、その作用を気力や熱気という言葉で表現する。

【1】冷　熱

気の働きは温熱作用が基本である。

これは、人間は生きている間は温かい、生命とは温かいことであるという単純な現象を踏まえてのことであるが、気の働きが強いときに身体が温まるのは確かである。

運動をする、食事をする、話をする、歌を唄うなどの動作や、気功やヨーガをすれば身体が温まることは誰でも知っている。身体が適度に温かいときは精神的にも安定するし、対人関係も穏やかである。

正確な体温（中枢温）を測定するには、食道や膀胱に直接温度センサーを挿入して、食道温や膀胱温を測定する。一般には腋窩（36.0～37.0℃）、口腔（36.5～37.5℃）、直腸（37.0～38.0℃）を使うが、最近では鼓膜が視床下部と直結していることから、赤外線センサーによって鼓膜温を測定する方法がある。ヒトは39.0℃以上の体温を高熱とし、約41℃を超すと昏睡状態、約42℃を超えると死ぬとされるが、35.9℃以下の体温は、低体温に属する。

一定時間安静を保った後に安息の状態で測った基礎体温は、36～37℃程度である。基礎体温は、現在では女性ホルモンによる体温の変化をみる場合によく測定されている。規則正しく排卵のある女性の基礎体温は、月経がはじまった日から排卵日までの低温期を境に、その後次の月経まで、体温は0.3℃～0.5℃上昇する。

また、体温の低下によって色々な生体障害が起こる。酒を飲んで長時間寒冷に曝されたりすると、まず熱の放散を抑えるために末梢細動脈が収縮し、震えなどの発熱反応がはじまる。体温が30℃以下に低下すると、発熱反応も起こらなくなり、加速度的に体温は低下していく。一般に体温が32～33℃以下になると精神活動は低下して傾眠傾向となり、25℃近くになると心室細動となり、種々の神経反射も消失をきたして応答はなくなり、いわゆる「仮死」状態になる。体温が20℃を切ると心停止となり脳波も消失する。

【2】気　体

ヒトは、気体を摂取したり排泄して生きている。

1．身体が摂取する気体
①吸気

　気を吸う行為は身体の働きで一番重要な作用であり、これが途絶えると人は数分と生きておれない。

　吸気は、口、鼻、皮膚から摂取が可能である。基本的には鼻を通じて気管、肺へと流れる空気であるが、時には鼻が詰まり口から空気を吸入することもある。気道が狭くなると空気の吸入が困難になるが、時にいびきや喘鳴などの音を発する。これらは鼻腔や気道粘膜などが肥厚して気道が狭くなっているもので、鼻腔や気道に熱がこもっているために起こる。

　喘息などで吸気がしにくいのは、腹部が冷えて膨満しているため横隔膜が拡張しにくいことから起きるものである。最近では空気の質も一様ではなく、自動車の排気ガス、廃棄物の悪臭などがあり、新築家屋などから発生する空気中の化学物質が問題視されてシックハウス症候群などといわれる病症もある。

　また、皮膚も目にみえない力を吸収するもので、「身が引き締まる」などの形容はそれを表わしている。

　特殊な吸気としては、しゃっくり（吃逆）がある。これは現代西洋医学的には、特に横隔膜の突発的、不随意的な間代性痙攣による急速な吸気と声門閉塞が起こり、特有な音を発生するものと説明される。見方を変えれば、これは身体の気力が弱いために空気を十分に吸い込むことができないもので、吸い込んだ空気が気道の上部で止められるために出る異常音である。吃逆を止めるには、十分に息を吸い込んで10秒ほど息を止めることを繰り返すとよい。これは、息を止めることで気力が補われるためと考えられる。また別法として、圧舌子あるいは割りばしの先に綿を巻いたもので口蓋垂を圧迫するとよい。

2. 身体が排泄する気体

①呼気

　これは口や鼻から息を排気することであるが、呼気は胸や腹部から搾り出されるようなもので、吸気を促す重要な行為である。

　排気そのものは、正常であればもっぱら鼻からであるが、鼻腔が狭くなれば口からの呼気となる。口からの呼気では、口腔粘膜からの体熱、水分の排出量が多くなり、口や喉が異常に乾く。歌を歌ったり言葉を発するときは呼気であるが、余り長く歌ったり、話をすると、やはり熱と水分の排気量が多く口が乾く。笛を吹くなどは口からの呼気であるが、名人になれば鼻から息を吸い込みながら口から息を出すことができるという。口が乾いたときに水などを飲むのは、熱の排出を抑え、乾燥した粘膜を潤すためである。

　呼気で異常なものは、くしゃみと咳である。いずれも身体の冷えを排出しようとする反応であるが、くしゃみは鼻で行うもので気道の浅いところ、咳は気管以下の深いところからのものという違いがある。また喘息などで呼気がしにくいのは、胸郭がゆるんで膨張し、そのために横隔膜の収縮が十分にできないためである。

②ガス

　ガスといわれる気体は、口から出ればげっぷ（噯気）であるが、肛門からでれば屁といい、いずれも基本的には異常現象である。げっぷや屁は有臭のこともあるが、鼻からの排気は常に無臭である。

　ガスには、飲食したものから発生するものと身体から発生するものがある。飲食したものから出るガスは、食餌の発酵現象によるもので往々にして有臭であるが、これは身体の消化吸収力の低下や食物のカスが歯に残っているなどのためで、いずれも口臭で判断できる。身体から出るガスとは消化器系の粘膜から発生するもので、これは組織のゆるみを示している。ガスが出ないで腸内に溜まったものは、往々にしてグル音として感じられる。あるいは腹部が張ってくる現象がみられる。歳をとるとガスが溜まりやすく出やすくなるのはこの理由からで、単に肛門括約筋がゆるいということだけではない。

　時に、急いで飲食するときに同時に空気も飲み込むことがある。典型的な

のは乳児の乳呑であるが、乳を呑んだ後に背中をなでてげっぷを出させるのは、飲み込んだ空気を出すためである。
③熱気
　人体は体表から熱気を出していて、人に近づくと温かい。反対に身体から熱が出ていない人に近づくと、こちらの体温が吸い取られるように感じられる。このことは心理的な面にもいえるもので、精神的に陰性の人からは出る熱気が弱く、その部屋の雰囲気が落ち込む。
④体臭
　体臭は皮膚から出る一種のガスであるが、腋臭や口臭はもとより、フェロモンをはじめとして全身から出る体臭がある。体臭は民族的な匂いでもあるが、まったく体臭がなければ身体の気力はかなり落ちていることになる。また、その体臭が異常かどうかの区別は慎重にする必要がある。
　身体から異常な体臭としてガスが出ることは身体の気力がゆるみ、組織の肌理がゆるくなっていることを示しているもので、歳をとればある程度生理的にみられるものの、一般的には病の状況を知ることになる。その極端な例が死臭であるが、それに近い体臭を知ることで病人の死期を知ることがある。
⑤感覚
　五感の1つである触覚の内、痒みは生理的にはまったくない。痒みは身体の熱を意味し、体表面の熱気の鬱滞とみなす。また痺れも、生理的にはまったくない。痺れは身体の気の循環が不良なことを示すもので、身体の冷えを示している。くすぐったさは、成人では脇や足底で生理的に感じられるものだが、それ以外の個所では異常である。これも身体の表面に熱が鬱滞していることを示し、それが自覚されるようになれば痒みとなる。子供は一般に気力が強く充実しているためにくすぐったさを感じる面積が広く、腹部などをくすぐったがる子供もかなり多い。
　痛みは身体のどこでも強圧すれば発生するもので、人体の危機防御反応として必要である。そのため、強く押しても痛みを感じなければ異常性がある。過去には、先天的に疼痛を感じない症例が報告されている（注4）。自覚痛や他覚痛は、身体の冷えが強い場合と逆に熱が強い場合のいずれでも生じる。

ただし熱が高じた痛みは、その部位や全身に熱感がある。生理的にわずかな圧でも痛みを感じるところがあるが、それは肩甲骨背面下方の天宗、上腕の消濼、鼠径部などである。

気温の変化を感じないなどの温度感覚のないもの、あるいは熱い湯に手を入れても感じないとか冷たい氷を触っても感じないなどのように熱感・冷感や触覚がないのも、気力が失せているもので、異常である。熱感・冷感はいずれも程度が強くなれば人体に傷害を与えるものであるため、疼痛という鋭い感覚に変えて、危機防御反応として働くものである。

⑥覇気（魄気）

これは目にみえない気力であるが、全身から出るものとか眼力などと表現されるものであり、時には迫力と表現される。また、気がゆるむという形容があるように、全身からあるいは皮膚から気が抜ける現象を経験することもある。

【3】 液　体

1. 身体が摂取する液体

①水分

これはアルコール、コーヒーやお茶のようにいろいろな形で飲料水として口から摂るものがほとんどであるが、その他にスープや御飯に含まれる水分があり、鼻から吸入する空気が湿っていれば若干の水気が吸入される。これらの水分は、いずれも粘膜から吸収される。また、液性の気は皮膚からも吸収される。軟膏や塗布薬が効果を示すのは、そのためである。もし水分が必要量摂取されないと、身体は熱を帯びて乾燥し、気を巡らすことが不可能になる。反対に水分が必要量を超えて過剰に摂取されると、身体は重くなり全身がだるくなる。

②油（脂、膏）

これも、口を通じて粘膜から吸収されるものと皮膚から吸収されるものとがある。口からのものはほとんどが食餌に含まれるものであり、時には服用の薬として吸収される。皮膚からのものは、薬として吸収されるものである。

2. 身体の中を循環する液体

　身体の中を巡っている液状のものを、血液、リンパ液、組織液などと称する。また、循環しないものでは、関節や目の硝子体を満たす液、粘液、皮脂などがある。いずれもこれらは身体の中で生成されるもので、正常であれば外から補う必要がない。産生する力が弱いとかどこかから漏れているなどで必要量より少なかったり、産生量が多いとか滞っていることで必要量を超えたりしたものは異常であり、その質が変わって滞るものももちろん異常である。また、これらは循環しているものであるから、女性の月経は別として身体から直接排出されるようなことがあれば、原則としてこれも異常である。これらの異常は、身体が冷えると産出する力や循環する力が低下するということで、その結果、鬱熱が生じて質が変わったりすることになる。現代西洋医学はこれらを直接採取して情報を集めるが、それらは気の状況の一面を示すもので参考になる。

3. 身体から排泄される液体

①尿

　ヒトは1日に、回数にして5～6回、量にして1500～2000ccの排尿をしているが、その質である色、匂い、味なども、身体の状況を読むときに重要な要素となる。

　尿の働きは、基本的には身体の熱を調節することにある。尿は液体であるから身体の熱をよく吸収する。そのため、排尿は熱を排泄することであり、もし排尿が不十分で尿が膀胱にたくさん溜まると、熱が膀胱に必要以上に吸収され身体は冷える。1日に何回も排尿のためにトイレに行くのは、排尿することで、冷えやすい身体がそれ以上冷えるのを防ぐ意味がある。尿が出ない乏尿は身体に尿を生成する気力が弱いことを示し、崩尿になれば熱が多量に失われ、身体の冷えは極に達する。尿の色が濃い、匂いが強い、味が強い、何か浮いたものが見える、色が2層に分かれるなどはいずれも熱があるしるしである。もちろん医学検査での尿蛋白値などの高い検査値も、身体に熱がこもっていることを示している。

古来飲尿する療法が世界のあちこちにあるというが、尿は熱気そのものであるため、これは十分に意味のあることである。

②汗（注5）

元来、汗には、無感蒸泄といわれる、自覚がなく普通には目に見えない汗と、玉の汗などと表現する目に見える汗とがある。

無感蒸泄はもちろんのこと、汗も身体の熱気を調節するものである。だから暑いときに汗が出ないのは汗を出す気力がないためで異常といえるし、何かをすればすぐ汗が必要以上にとめどもなく流れるというのも汗を止める力がないことを示し、これも異常である。また、自汗のように何もしなくても汗が出るのは、汗を止める気力が弱いことを示していて、さらによくない症状である。それが夜間にみられるものは盗汗（寝汗）であるが、これも気力の低下する時間に汗をみるもので異常である。老人でよく汗をかく人をみるが、これは年齢から来る気力のなさを示すもので仕方のない現象である。

治療中に患者の身体が湿ってくるのは、治療によって気力が充実してきていることを示しており、よいことである。これも汗と称している。ただ、汗は蒸発して肌を冷やすので、治療中に出たものはまめに拭い取るようにする。

③月経

これは、女性特有の定期的な生理的出血である。

その内容は血液の他に、剥離した子宮内膜組織や未受精卵が含まれる。最近では小学校高学年層からはじまり、50歳代まで、時には60歳ぐらいまで続く。血液の赤色は熱を示すもので、たとえそれが月経であっても、血液の排泄は身体の熱気の消耗を示している。しかし女性の身体は妊娠という役目があるために元来冷えないように工夫されていると解釈でき、月経のような出血を見ても異常が生じない。むしろ女性の身体は、この出血で気の均衡を保っているといえるが、ほとんどの場合、月経時の身体の気は虚する傾向にあり、みえないところで身体は冷えている。月経時に風邪を引きやすいのはそのためである。

また、身体が冷えないための工夫としては、女性の髪の毛が豊かであることにも現れている。だから洗髪は身体を冷やすことに直結するもので、特に

月経時に頭を洗うことはかなり身体に影響する。同様に月経時の入浴は勧められない。現代日本では毎日のように風呂に入り身体を洗う習慣が定着しつつあるが、女性は身体の特徴をよくわきまえて、月経の時には風呂を使わずシャワーにするとか、洗髪をしない工夫をこらす必要がある。

予定期以外の出血や血液を含まない液状の排泄物は、帯下といい異常である。そのような不必要な排泄はそれを止める力が身体にないことを示し、身体の冷えを計る指標になる。

④性液

性液は男女とも性交時に分泌される液であるが、男性のものは精子を含み、女性のものは性交を滑らかに行わせるための粘膜分泌を指す。性液は生殖の力を秘めるものであるから、気力の充実度は最も高い。そのため、性液を排出する気力もけた外れに強いものが要求され、それだけに性行為による気の消耗性は非常に強い。排出される性液の量は性交時の気の充実度に比例するが、それだけ気が消耗することでもあるから、年齢や気力に応じた行為が必要である。最近では精子量の減少、精子の活動性の低下、不定期な排卵、卵子の受精力の低下などが重要な問題となりつつある。

⑤唾液

唾液は口腔内に分泌される粘液であるが、無意識に口から漏れるものはよだれ（涎）という。いずれも口腔内を湿らせ、食物の消化に必要なものである。身体の上部（上焦部）に熱があれば唾液は枯渇し、口や唇が乾く、あるいは喉が渇くなどの症状が出る。

⑥痰

痰は風邪症状の1つといわれるほど風邪と密接であるが、清痰と濁痰を区別する。清痰は透明性で濁痰は黄色であるが、それに加えて切れやすい、切れにくいの区別がある。

痰は元来粘液であり、熱によってその水分が減り粘性を帯びていると解釈する。清痰で切れにくいものは、その中でも冷えの強いもの、濁痰で切れやすいものは冷えが弱く熱の強いものである。そのため、風邪が治まるのにしたがって痰は濁ってくるものである。また、痰の量も意味を持ち、量が少な

いほど冷えが弱いのは当然である。時には痰に血が混じるといったことがあるが、これは強い熱を示すもので、それだけ冷えが強く不良である。
⑦その他
　以上の他に身体から出る排泄液はいずれも異常なもので、涙、鼻水、耳だれ、軟便、下痢、滲出液などである。

　これらは身体が冷えて気の巡りが滞ったり溢れたりした結果であり、量が多いほど、また色がつくほど気の消耗度は強い。軟便や下痢は共に身体から水分を必要以上に多く排泄するもので、特に下痢の激しい場合は、水分の補給が必要である。滲出液は外傷のときなどにみられるもので、傷の修復のための気力であり、普段はみられない。

【4】固形物
1. 摂取するもの
①食べ物
　口から摂る固形物はまず歯で咀嚼されるが、その力は身体の気力を示す。咀嚼されたものは、身体の中で熱状の気力によってすべて液状に変化して循環する。この固形物が適量であれば、それを液状に変化させる気力（消化力）は適度であるが、多量であれば、その消化は身体に負担を強いることになる。同じことが固形物の質についてもいえる。一般に動物性のものや冷物は、消化に強い気力を必要とする。消化に気力を要するということは身体の熱が奪われることであり、気力の消耗に繋がる。

2. 排泄するもの
①大便
　大便の排泄の意味は、身体から余分な熱を捨てることであって、単純に食べたものを排泄するだけの行為としない。だから食べた量に比例したものが排泄されるとは限らない。

　大便が固形であることは、身体の熱によって腸の内容物が乾燥している状態を示すから、その乾燥度によって身体の熱の在り方がわかる。つまり、便

秘状態は腸の内容物から熱が一層吸収され乾燥していることであるから、身体の熱は少なくなり、身体は冷える傾向となる。反対に下痢状になることは、身体の熱が少ないか偏っている（身体が冷えている）ために水分が身体に吸収されず、腸の内容物が乾燥していない状況を示す。

便の色も身体の熱の状況を示している。便の色が抜けて灰色に近いものは身体の冷えを示し、逆に黒に近くなるほど身体の熱が強くこもっていることを表している。便の臭いも身体の熱を示し、その強いものは熱がこもっていることを示している。熱が身体にこもるということは、身体の熱を調節する力が低下していることであり、これも身体の芯に冷えがあると理解する。

また便の質も状態によって違い、軽いものと重いものがある。重くて水に沈むものは気の充実度が高いが、動物性の食事をして便が重いものは食餌の消化力と吸収力が弱いと判断してよい。大便は適当な黄色、太いもの、切れないものが理想的である。

【5】動　作
1．静止した状態
①睡眠

睡眠については後天的病因の不内外因の労働の項にまとめたが、睡眠は人のあらゆる活動の出発点であり、睡眠の不足を補う他の方法はまったくない。肉体的であれ精神的であれ、すべて人の健康についての問題は、睡眠がとれているかどうかが大前提になる。睡眠時は身体の活動は最低限に抑えられていて、気力の消耗や発散は非常に少ない。裏を返せば、このことは睡眠時は気力を充実させる時間ということがいえ、睡眠ほど気力すなわち精気を充実させるのに重要な要素はないといえる。

睡眠が薬の助けなしで十分にとれるようであれば治療の効果は上がり、薬を飲まないとよく眠れないようであれば、治療はまず睡眠がとれるように計られなければならない。薬を使用した睡眠は強制的に脳が眠らされている状態であり、全身の睡眠となっていない点が自然のものと違う。そのため、睡眠薬を使った眠りは、目覚めに十分な爽快感が味わえない。

②静姿勢

静止した姿勢にはいろいろあり、臥位、立位、坐位に分けてみることができる。

坐位には、正座、胡座、その他がある。

臥位では、伏臥位、仰臥位、横臥位がある。伏臥位は身体の陰面が地面に接する方向で、身体が冷えやすい。具体的には、腹部や胸部を圧迫することになり、呼吸が苦しくなる。そのため、仰臥位が臥位としては理にかなっているが、これも長時間動かない状態では身体に負担となる。つまり、寝相は悪い方が身体にとって良好である。

立位では、直立不動で朝礼を長い時間受ける、坐位では、茶会や日本的な稽古事などで長い時間正座する、座敷で胡座をかく、新幹線や飛行機の座席に長時間座り続ける、読書をするといったことなどが日常的にみられる。椅子での坐位では、足を組む姿勢もかなりみられる。いずれも短時間であれば問題はないが、一定の時間を超えると身体には負担になる。それは、気の巡りが損なわれるからであるが、立位を続ければ気の上下関係の巡りが滞る、坐位であれば下肢の気の巡りが滞ると考えられる。最近話題になるエコノミークラス・シンドロームは、下肢の気の巡りが滞る典型である（注6）。

2．動いている状態

これを区分すれば、下肢の動作、上肢の動作、頚部の動作、全身の動作などとなる。また眼球の動き、顔の表情、口の動き、呼吸や排便の動きなどがある。

どの動作も気を巡らすのに欠かせないものであるが、その中でも下肢は大地に接するものであって、精気を高めるのに非常に適している部位である。また、どの動作も静止状態を長く続けることは気の消耗に繋がるが、例外はこれも下肢で、站椿功にそれがみられる。さらに動作は、全体的に緩慢なほうが気を充実させる力があり、スピードのある動作は気の消耗性が激しい。太極拳などの緩慢な動作は、気を充実させるのに適している。

4. 病　因

　患者が何か身体の問題をもって治療院にみえたとき、その主訴の原因である病因を探るのは治療家の役目であるし、その患者の主訴の病因をはっきりさせることは、どうして自分が病気になったか、その理由がはっきりしない患者の心理的な負担を非常に軽減させる効果もある。このことは、治療において患者の協力を得ることにもなり、術者と患者双方の不安感が軽くなり、治療効果にも大きく影響する。

　次のようなことは、日頃の臨床の場でよく経験することである。

　M・Yさんは1925年生まれの男性。これまでの仕事はテレビ・コマーシャルのビデオ撮影に関係し、一日中、陽の当たらないスタジオが仕事場であった。筆者とM・Yさんとは、10年も前に左腰痛と左下肢の痺れ感で来院されて以来の付き合いであるが、ここ1カ月ほど前から、今までほとんど治っていたかにみえた左腰部と下肢の痛みと痺れが急に強くなり、夜も眠れないという。

　そこで集中的に週3回の治療をしたが、かえって痛みは徐々に強くなって歩行に支障が出はじめ、最近では夜間でも痛むほどになってきた。どうも治療の結果と症状が符合しないので日常の生活を改めて詳しく問いただしたところ、風呂の使い方に問題があることがわかった。日頃患者には治療を受けた日の風呂は禁止としているが、彼は治療を受けた最初の日の翌日からであれば身体にいい、との信念で、毎日欠かさず風呂を使っていたのである。さっそく風呂について改めて注意をし、こちらがよしとするまで風呂を厳禁した。

　その結果はこちらの予測通りで、痛みは消失した。さらに付け加えるなら

ば、彼は12～13歳頃まで魚に頭があるのを知らなかったというほどの恵まれた（?）環境に育ち、ほとんど陽の当たらないところでの仕事を長年やってきた。つまり、この患者の骨は元来虚弱であったと思われる。M・Yさんの病因は幼少の頃からはじまり、現在の生活習慣、年齢などが絡み合ったものということができよう。

　このように治療行為は、患者の訴える病状つまり病症を対象に施すものであっても、その病因を知らないでただやみくもに行うようではその効果も思うとおりに行かない。すなわち病症を表に現れた陽的な面とするならば、さしずめ病因は陰的な要素を秘めた部分で、病症の背景にある非常に重要な内容と言わざるを得ない。病因はまず内的条件として生体内にあり、また外的条件として環境にあることは論を待たないが、それぞれの条件の内容とそれらの関係をどうみるかによって、いろいろな見解に分かれる。

　いろいろな見解に分かれる理由の1つは、病因が生体に疾病状況をもたらすものに違いないとはいえ、疾病というものをどのようにとらえるかによって、その判断の仕方にも違いが出てくるからである。

　現代西洋医学では、もろもろの検査で判断できる、目にみえる存在が病因でなければならない。それに対して東洋医学では、病人や病に対する気の見方を中心にすえるから、必ずしも目にみえるものが病因であるとは限らない。ここでまず、東西医学の病因観に差がみられることがわかる。しかし東洋医学的な観点を背景にするとしても、筆者の考えでは対象とする病態の診方は治療手段によっても異なると理解する。例えば薬物を使用する場合の病因観と鍼灸を用いる場合とでは、その視点を変えたほうが当然対処しやすい。これは、薬物は草根木皮という薬草や鉱物という物資であるから、病態をある程度規定しなければ処方ができない、物質の種類や量を特定できないという治療手段上の制約があるからである。それに対して気の動きを逐一対象にしている鍼灸は、1カ所の施術ごとに身体は変わるという前提であるから、このような制約はむしろ治療行為を制約するもので、病態の規定は最小限に止めるほうが対処しやすい。つまり、病因観の違う理由の2つ目として、疾病に対する治療手段の違いによることがあるといえそうである。

ところで、病因を追究するとは病気の原因を追究することであるから、病気をどのように把握するかによって病因の位置づけは異なってくる。東洋的な疾病観は常に気の損耗や偏りを背景に置いているもので、これが疾病観の原点である。このような気の状態に対して気の虚あるいは気の実という表現が用いられるが、なかんずく気の虚（これは精気の虚と置き換えることができる）ということは、東洋医学的疾病観の基幹的な位置を占めるものである。そしてこの虚の状態を別の身近な言葉で表現すれば、私は冷えという概念が相応しいと考えているのである。

ヒトが生命体であるしるしは、温かいということである。

すなわち36.5℃ほどの熱を帯びているということであり、正常な状態であれば部分的にも全体的にも冷えというものを覚えないものである。見方を変えれば、熱の状態が正常でなくなったものは、そこに活動の低下がみられ、身体は部分的にしろ全体的にしろ冷えを伴うと理解するのは不自然でない。病因を追及するということは、どのような病因が身体の気の活動力を低下させているか、身体に精気の虚をもたらすか、身体に冷えをもたらすか、さらに広くいえば身体にどのような陰虚の状態をもたらしているかを調べることなのである。

病因論で有名なのは、陳無択（南宋、1131～1189、本名：陳言）の著した『三因極一病源方論』であるが、その内容は簡にして要を得ているので、そこで使われている分類と説明を借用して、病因をまとめてみる。

この病因観は治療手段として方剤を前提としているものであるが、鍼灸治療を基にした視点でその内容を解釈してみよう。

それによると病因は、内因、外因そして不内外因の三因となっている。もともとこの三因の観方は『金匱要略』に由来するもので、『脈経』では「関前一分ハ人命ノ主ナリ、左ヲ人迎トシ、右ヲ気口トスル。蓋シ、人迎デ以テ外因ヲウカガイ、気口ハ内因ヲウカガイ、其ノ人迎ト気口ガ応ジナイモノハ、皆、不内外因ナリ」として脈診に応用しているものである。

しかし積聚治療の視点はまたこれと異なるため、「人迎デ以テ外因ヲウカガ」う等のように、病因を即身体の特定部位の反応として対応させることを

せず、病因観そのものを東洋医学的な観点から検討することにする。また、この三因観では先天的な要素を挙げていないが、ヒトは個体としての特徴を生まれながらにしてすでに持っていて、それを抜きにして疾病を論ずることはできないのであるから、これに先天的な病因を加えよう。

現代西洋医学の病理学では、このような先天的な要素は内因の一部である素因として論じられているが、この内因の概念は東洋的なものと異なるので、ここでは内因の一部としないで先天的要素としての素因、としてとりあげることにする。また遺伝性も、ここに加えることにしよう。

〔1〕先天的病因

【1】素　因

病理学では、素因を内因の一部として定義している。すなわち素因とは、一般的素因あるいは生理的素因であり、個々のヒトに現れるものでなく、一定の制約の下に総括した一群の人々に共通の病因となる条件を指している。

それらは年齢素因、性素因、人種素因、組織素因、臓器素因である。また病理学上、先天性素因という言葉も使用するが、これは遺伝性のはっきりする素因と胎生期あるいは出生時に生じた種々の傷害を含んでいる。これらを東洋医学的な考え方でまとめてみよう。

1. 年齢素因

若いヒトと歳をとったヒトでは、罹りやすい病気の種類が違うであろうことは容易に想像できる。現代医学ではそれを病名で区別するが、東洋医学的にはそのようにはしない。

たとえとして鍼に対する感受性をみてみると、年齢が下がるほどつまり乳児や小児の方が一般的に鍼に対する感受性は強く、10歳頃までは鍼を刺入することはほとんど必要なく、というより鍼はほとんど入っていかないということを経験する。このようなことは関西地区で特に盛んな小児鍼という鍼法があることからも理解できるが、これは若年の時代は気の充実度が非常に高

く、わずかな刺激にもよく反応するからと理解できる。

　さて歳が長じると身体全体の気の充実度、密度も低下して鍼は刺入しやすくなり、また身体は鍼の刺入を求める状態になる。同様のことは灸についてもいえることで、一般に若いヒトは灸を大変に熱がるが、これは灸熱を必要としないことを表わし、それに対して年寄りは我慢強くかえって灸を好む傾向ですらあるということは、気の活動が低下しつつあって身体が熱を要求しているとみることができる。

　このようなことは、年齢に応じて生理的な感受性が異なることを示すもので自然な身体の反応であり、気の充実性の年齢的な変化という点から身体をみても、年齢素因と言えるものが確かにある。小児のときには気が充実しているのであるから、原則的には病気にかからないはずなのに実際には病気になるのは、親から受けた気の力がもともと弱いからということがまず挙げられる。これは生来何らかの問題があることを示しているもので、現代西洋医学的には、例えば乳児期には滲出性素質、痙攣性素質、リンパ体質などがみられる、といった表現となる。それ以外に考えられることは、小児の時には気の充実度が高いとはいっても絶対量が少ないのであるから、気の消耗度が激しい生活や環境に置かれると病気になりやすい。例えば食べ過ぎ、食あたり、偏食、過保護などがよくみられ、病名としては百日咳、ジフテリア、麻疹、疫痢、猩紅熱などの伝染病や骨髄炎、くる病、消化不良が挙げられている。

　歳をとれば気の充実度は全体的に低くなり、それだけ身体は硬くなって外傷を受けやすく、さらには命にかかわる組織の不安定性が顕著になる。病名としては、動脈硬化症、脳出血、心筋梗塞、癌などが挙げられている。

　これらのことは、気の盛衰に年齢的な特徴があるということを示している。

2．性素因

　次に、男女の違いがどのような面に現れているかみてみよう。

　やはり鍼や灸に対する感受性から判断してみると、概して男性は鍼灸に対して感受性が強く、女性はあまり抵抗を示さない傾向にある。これは鍼灸に

対する好き嫌いのことではなく、実際に施術をしてみて感じる患者の肌理の状態をいうもので、一般に男性については、特に若いヒトにいえるように、あまり深い鍼の刺入を必要としないし、また身体は深い刺入を好まない傾向にあり、灸熱に耐える力も弱いようである。このような体質は、体表の陽面の気の密度が高いことを示していると理解できる。

女性についてはこの逆のことが言え、肌理は鍼を受け入れやすくまた鍼の刺入を好む傾向にあり、灸に対してはすぐ慣れやすく抵抗感が少ない。一般的に男性に比べて、陽面の気の密度は低いとみることができる。

このようなことは男女の性的な違いを端的に示すもので、例えば女性のほうが冷体で冷え症になりやすく、それを背景とした貧血（時に萎黄病といわれる）や冷え症の亢進した上実性の疾患、例えばバセドウ病などになりやすい、などの形で現れる。男性については、体表面の気の密度が高いということで熱がこもりやすく実する傾向にあるとみられ、それは同時に体内表皮である粘膜系統の感受性が強いことにも現れて、胃潰瘍、胃癌、肺癌、食道癌が比較的多いことにつながる。また当然のことながら、女性の妊娠、分娩、産褥時の疾患、乳房の疾患などや男性の前立腺肥大など、男女を特徴づける生殖器にかかわる疾患は性素因である。

老年期になると一般に男性は行動力が鈍って陰的になり、反対に女性は行動性を増し陽的になるとみられているが、鍼灸の感受性に関してはあまり性差はみられない。

3．組織素因・臓器素因

先にも気の話で述べたように、ヒトの組織、臓器は「気の密度」の観点からみることができるが、現代西洋医学がいう心臓とか血管など、特定の部位を指すものは、気の概念でも狭い意味の特定の内容と理解する。

現代西洋医学的にはこれらの素因とは、ある組織あるいは臓器の一定の疾患に対する罹患性に難易度や軽重があることをいうが、よく知られている例では結核症が肺臓、肝臓、腎臓、リンパ腺を好んで侵し、横紋筋は侵されにくい、というようなことなどがある。

これを東洋医学的にはどのように判断するか。

まず言葉の問題として、例えば肺臓と東洋医学でいう肺のように、内臓と蔵は概念が違うが、その内容がよく混同される。

蔵表現は生命の根源を意味する深い気の在り方を示しているもので、五蔵である肺・心・肝・脾・腎の表現は、この順に気の密度の高さを表す代名詞としてとらえている。これは3章の蔵府のところで触れているので詳しくはそちらを参照していただきたいが、東洋医学でいう肺という言葉は、まず非常に表面的であるとしたり上層の気蔵であるということを示しているもので、その意味は陽的である。その意味を推し広げたものが、皮膚表面の状態であったり粘膜であったり呼吸器系であったりで、陽的な意味の応用できるところはすべて当てはまる。その一部として肺臓をあげることもあるが、逆に肺臓の疾患が肺気の問題であるとは限らず、その背景は患者それぞれによって異なっている。

肺気は最も気の密度が低くその変動は激しく虚しやすい、また補いやすいものである。その反対の蔵が腎で、腎気は気の密度が高いため、なかなか消耗しないが、いったん消耗すると回復が困難である。「蔵」という表現は、そのような意味を込めて「臓器」という言葉と区別される。また組織的にみれば、気の密度の低いほうから、皮毛・血脈・筋・肌肉・骨と表現され、蔵と同じ考え方を当てはめてよい。

このようにみると、現代西洋医学的な意味での組織・臓器素因というものは考えにくく、また東洋医学的にはあまり病態把握上意味を持たない素因ということになる。

4．人種素因

この素因は、生活様式、住居や食物内容、社会的環境あるいは衛生状態、気象状況などで左右される要素が大きく、どこまで人種固有のものか微妙な問題を含んでいる。というより、現代のように交通手段の発達から人的交流が世界的になってくると、人種という概念も徐々に薄められてきていよう。

例えば、異民族の中に長年移り住んでそこの生活様式に慣れ親しむと、2

代、3代後にどれだけ元の民族性が体質に残っているか疑問である。日本人は欧米人に比べて胃癌が多いといわれているが、移民した日本人ではどうであろうか。

　これを東洋医学的にみれば、例えば欧米のヒトは鍼に対して非常に感受性が強く、簡単にいえば非常に痛がり、それに対して東洋のヒトは耐える力があるように感じられることから、人種的に気の密度に差があるかのように思える。しかし、これはかなり漠然とした印象で、生活習慣の内容などを抜きにして、長い目でみてそこに気の密度の違いといえるほどの素因というものがあるかどうか疑問である。

　ただ、特に現代では、都会と農漁村などのような生活習慣の違いが、ヒトの身体をそれぞれ特徴あるものにしていることは否めない。都会人は一般に肉体的な労働が少なく過敏な体質になっているが、農漁村では肉体的な労働が多く、治療面でも強い刺激を求める傾向が強いようである。

【2】先天の気

　東洋思想の背景には常に気があるとするが、その気は先天の気と後天の気に分けて考えられている。先天の気とは、ヒトが生まれながらにして有しているすべての要素を指すが、具体的には、これらは血液型や血友病などのように遺伝的な法則性のはっきりしている遺伝的要素はもちろん、体格、体質、顔だち、性格などの、親兄弟との相似性などに現れている遺伝的要素の強い家族性遺伝といわれるものをいう。また、母体の中にいる時の妊娠中毒症や出生時に受けた難産による胎児ショック、出血、脳頭蓋骨内の外傷などからくるもろもろの影響を含んでいる（注1）。

　これらはまた後天的な気の授受を制約する条件ともなり、人間は生後の環境による影響が大とはいうものの、その環境に左右される基礎的な要素は先天的な気の中にすでにあるともいえる。

　このような点を基に考えると、先天の気はかなり強い要因となるもので、ヒトそれぞれの家系的、家族的要素を十分考慮して現在を判断すべきということになる。先に述べた一般的素因も、広義に解釈すれば東洋医学的には先

天の気あるいは先天的要素としてまとめることができるものである。

以上の要因は、これから触れる後天的な三因の元となるもので、病因を考えるときには常にまず考慮すべき内容である。カルテをとるときに家族歴を質問するのは、単にどのような病気に罹りやすいかという観点のみでなく、主訴やその他の症状の持つ気の偏りの強さの背景を探るという意味合いが強い。

〔2〕後天的病因

【1】内　因

内因は内傷あるいは内邪ともいうが、喜・怒・憂・思・悲・恐・驚の七情のことであり、現代西洋医学のそれと大きく異なる。

すなわち内因は、心（こころ）の動きあるいは精神的作用の一切を指しているが、古来これらの精神的作用は蔵府、特に蔵の作用と関連付けて判断されてきた。まず一通りそれらの意味をあげ、どのような気の状態のものであるか記してみよう。

悲・憂の感情は、共に気が非常に消耗した状態である。悲は心がひきちぎられ嘆き悲しむものであり、憂は思い悩みわずらうものであり、鬱症状のものである。親しい人の死に会ったときの気持ちは悲であり、自分の行為の結果がうまくいかないのではないかと、先回りして心配することは憂の感情である。

喜の感情は、気が非常にゆるんだ状態であるが、これが強くなると喜びというより躁状態、恍惚状態あるいは放心状態である。長い受験勉強の結果、合格したような場合に経験する気持ちである。

怒の感情は、気が昇っている状態である。これは怒ることであり、些細なことに腹を立てて人に当たり散らすような精神状態である。

思の感情は、気が固まって動きにくい状態である。これは思いめぐらすことであり、願い望むことであり、恋しく思うことであり、哀れみ悲しむことであるから、悲・憂が自分自身に対する感情であるのに対して、相手に気持

ちを寄せる思いをいうものである。

　恐・驚の感情では、恐は気が非常に沈んだ状態で、驚は気の乱れた状態である。気の沈んだ状態とは、気が冷えて活動性のない状態である。恐はおそれることであり、怖がる、慎む・畏まる、気遣う・心配する感情である。また驚はおどろくであり、びっくりする、あわておそれる、動揺する、みだれる、跳び上がるなどの精神状態である。

　以上を「喜」、「思」と「恐驚」の3種類に大きく分けることができる。他の悲・憂は思の陰的な面、怒はその陽的な面と理解して、いずれも思の現れ方の違いとすることもできる。

　驚については、次のような臨床例がある。

　1924年生まれのＳ・Ｙさん（女）は、よく膀胱炎になる。今までの臨床記録を調べてみると、1992年には5月と11月、1994年には3、4、5、7、9、12月、1995年には1、5、8、9月に膀胱炎様の訴えをしている。

　最初の頃は西洋医のところで治療を受けていたが、症状に慣れてからは自分でそれとわかるようになり、鍼灸治療だけで治まることを知るようになった。1995年9月の膀胱炎の訴えの時、これまで頻繁に同様の症状が起きていることに私は不信を持ち、どのような状況であったか質問し、その状況を仔細に聞くことができた。そのときの様子は次のようであった。

　その日、友達とある方を訪問する予定になっていて、Ｓさん宅でその友達と落ち合おうと時間を打ち合わせてあったが、その友達は遅れてはいけないと予定より30分早くＳさん宅に来られた。Ｓさんはまだ30分あるとの算段で出かける準備を何もしていなかったため非常に慌て、外出着に替えたりしてから最後にトイレに入ったところ、下腹部は張っているにもかかわらず尿は1滴も出ないという事態に陥った。このときＳさんはとっさに、また膀胱炎になったと恐怖感を覚えたという。しかし時間がせっぱ詰まっていたため、尿意を我慢してそのまま出かけたが、いかにも下腹が痛んできた。訪問先にたまたまあった鎮痛薬をもらって少し痛みを抑えたが、家に帰るまでの3時間というものは死ぬほどの思いであったという。帰宅してから少し排尿があ

り、その後徐々に楽にはなったものの、3日後の来院時には、いまだに下腹部が不安定だということであった。

　当人は「また膀胱炎になった」と訴えたのであったが、私はこの話を聞いて、これは真性の膀胱炎ではないと判断し、Sさんには「単に心理的な緊張状態が膀胱炎様の症状を示しただけである」と話し、その実1回の治療で何事もなかったかのように事は治まったのである。そこで、振り返って今まで膀胱炎になったときはどういう状況であったか、と大雑把であるが思い出させると、いずれも大なり小なり今回のような緊張する場面が前にあるということであった。

　このような状況でも、閉尿後時間が経てば炎症性に移行することは考えられるが、これは心理的な驚の働きがいかに身体に影響するかを示す一例である。このケースで内因ということを頭におかないで患者に接していると、ただ膀胱炎という病名のみが治療の対象となって患者の治療ということを忘れ、その結果予防という点においても不十分になる可能性が大きいのである。

　このように、東洋医学でいう内因とは気の不安定な状態をもたらす心理的、精神的負担であるが、悲から恐・驚それぞれの段階でまたその程度はさまざまであり、単純に七情間の強弱を比較することはできない。最近使われる精神的ストレスという言葉は内因を端的に表しているが、しかしこれを七情の内のどれかと決めつけるのは非常に困難で、1つの情に該当するということは少なく、大変に複合的な内容である。

　これらの気の相互の関係を図示すれば概ね図43のようであり、気の昇降性と収斂発散性との微妙な組み合わせということができる。例えば、夫婦間や嫁姑の間に起きる精神的な葛藤、職場での人間関係あるいは仕事内容から生じる精神的ストレスなどがあるが、これらは簡単に逃げることができない環境に身を置いているために起こることであり、長い年月を経て七情の内容が複雑に絡み合って蓄積した心理状態であると想像できる。その結果、精神的、心理的な歪みは、長い時間的経過の内に肉体までも蝕むことになる。

　しかしそれらに限らず、現代はストレッサーの種類は大変多く、都会を歩

図43 七情の関係図

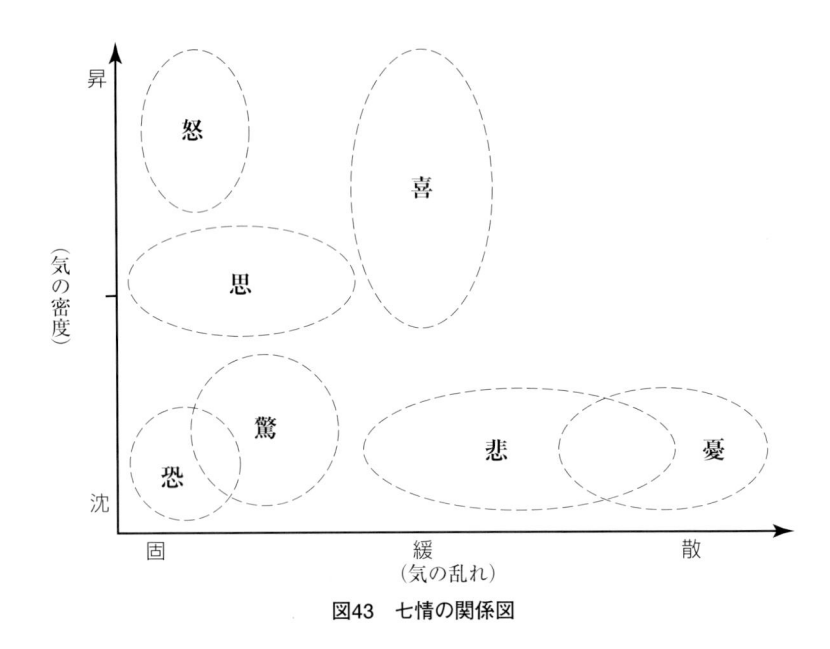

くだけでもかなりの緊張を強いられるので、山道をぶらぶら歩くのとはまったく違った環境に身を置いていることになる。

さらにはこの七情を、悲・憂と肺、喜と心、怒と肝、思と脾、恐・驚と腎のように東洋医学的には五蔵に当てはめて判断することがなされているが、五蔵というものをどのようにみるかによってその意味づけは異なり、単純なものではない。ましてや、現代西洋医学的な臓器とこの七情を結び付けて割り切れるような単純なことではない。

上に述べたケースでは、「驚の心理状態で侵された身体の状態に対して腎が侵された」と称する。たまたま膀胱炎様の症状であったためにいかにも腎という言葉が当てはまっているようであるものの、実は腎臓や膀胱が影響を受けたというより、非常に身体の深い部分に影響が及んだものと判断すべきことで、そのような内容を腎という言葉に込めていると理解すべきである。

この本で紹介している身体の見方や治療法では、五蔵の状態を主として腹部で判断し、背部に施術するとしているが、この例の驚という感情による身

体の歪みは腹部や背部の腎の領域に必ず現われるとはいえず、もしそのように五蔵と七情が単純に対応するのであれば腹診や脈診などは必要ないことになる。つまり、心理あるいは精神状態を単純に五蔵を当てはめて、体表上の部位として固定的に割り付けることはできないのである。

ところで内因である七情はどうして生じるのか、ということも大きな問題である。1つの根拠として先天的な要素が考えられ、そのために七情の内の特定のものについて、感じやすい性格になっていると思われる。上のケースでは、Ｓさんの物事に驚きやすい性格がかなり関係しているとみれば、それはいわば先天的な要素が起因となっているとみることができる。

別の見方は七情に五行を配当し、さらに五行に季節を割り振ることから、七情の旺気する時があるとするものである。この場合の「旺気する」とは、その気の作用が強くなるということで、怒は春に旺じる、喜は夏に旺じる、思は土用に旺じる、悲・憂は秋に旺じる、恐・驚は冬に旺じるとするものである。いわば年内周期に感情の起伏が応じる傾向があるとするものであるが、これは春夏秋冬における気の充実度を考え併せると、ある程度うなずけるがかなり大雑把である。

このように、時間経過で気の粗密をみてみると、同様のことが日内周期としてもみられ、例えば低血圧症や貧血症の人は午前中は気が塞がるとか、風邪などで熱が出ると夕方に高くなる傾向にあるなどがそれである。最近よく聞く女性の月経前症候群（PMS）では月内周期がみられることになるし、あるいは一生における年齢周期としてもうかがえることである。

しかし、これらにしても、素因が背景にあるから生じる現象とすることもできる。また、この後に触れる不内外因によって内因が惹起されることもある。不内外因の1つに食事の問題があるが、食事が与えられなくて精神的に過剰にイライラすることがあるとすれば、不内外因によって内因が生じたということができるのである。

【2】外　因

次に外因を検討してみよう。

陳無択は、外因を寒・暑・燥・湿・風・熱の六淫としてまとめ、そのうち暑熱は１気であり、燥湿のもとは同じなので、四季に応じて寒・暑（熱）・（燥）湿・風の四淫であるとしている。

　これをみてもわかるように、外因とは気象環境を指しているが、気象の意味するところは結局、気圧、気温（温度）そして湿気の３気であり、いずれもある一定期間人体に影響を及ぼし続ける要素を持ったものである。六淫をこの３気でまとめれば、気圧は風として認識され、気温は寒、熱暑であり、湿気は燥・湿に関係する。これら３気は現実には単独で存在することはまったくなく、常に密接な関係を互いに保ち、１気の異常は即他の２気に影響をもたらすものであることは自明であるが、ここでは１つ１つを取り上げ、気の観点からその内容をみてみることにする。

　外因という言葉はときに外邪といわれるが、厳密にいえば外因がそのヒトの疾病の原因となったとき、はじめてその外因の気は外邪といわれるのである。

　話は少しそれるが、邪気という「気の絶対的な存在」があるという見方もある。これはこの外因とは別の次元の話となるため、ここでは触れない。

1. 気　圧

　気圧は地球上の大気の重さ、圧力のことであり、その正常気圧を１気圧すなわち1013hPa（ヘクトパスカル）として表現し、ヒトはそれに耐えうるようにできている。自然のなかで気圧の変化を感じる環境とは、次のようなときである。

(1) 気象状況が変わったとき
(2) 高山に登ったり、エレベータで急速に高層に昇ったり降りたりしたとき
(3) 深い海などに潜ったり、またそこから浮上したとき

（１）現在は気象病として把握されている。

　気象病における気圧とは、天気図で見る高気圧や低気圧を指しているが、最近の生気象学の研究の結果では、気圧が単独で身体に影響することは把握

されていない。

　気象病が身体に変調をもたらす原因はこれまでいろいろ検討されていて、ミヤスマタという毒気とか、酸化性のアランと称する物質など、あたかも東洋医学で言う外邪が原因とも思われる説をはじめとして（注2）、前線が通過するとき、低気圧の影響などが考察されてきた。ただはっきりしていることは、前線が通過したり、広い地域にわたって気象状況が変化するようなときには病人が多く出ることで、その理由としては、ヒスタミンやヒスタミン様の物質（アセチルコリン等）に対するアレルギーやストレス説が挙げられている。しかし、これでも十分に説明がつくものではなく、最近では朝、陽が出てから日没までの日々の一定の大気の変化に順応してそれを習慣的に感じ取っている身体が、急激な気象状況の変化によって生体のリズムを乱され応じきれないのではないか、という面が注目されているが、それにしてもこれは気圧だけが影響することではない。

（2）高い山に登ることは、気圧の低下をもたらす。

　最近では、ハンググライダーやパラグライダーで高いところに昇ることも経験できるが、気圧は、対流圏の中部付近までは高度100mにつき約12hPaの割合で低下するから、高度3000m級の日本アルプスでは約653hPaということになる。これまで観察された陸上の最低気圧は沖永良部島で907hPa（1977.9.7）であるが、これはおよそ830mの高さの気圧に相当する。

　気圧の低下によってもたらされる身体への影響は、第1に酸素分圧である。地上の気温が15℃で100mにつき0.65℃の気温減率のとき、地上の気圧を1013hPaとすれば、酸素の分圧の割合は全気圧の20.95％で、この比率は高層まで変わらないとされている。つまり高度が増すにしたがって気圧の低下と共に酸素分圧も減少するもので、この割合でみると地上での酸素分圧は212.2hPaとなり、3776mの富士山頂では気圧は約560hPa、酸素分圧は117.3hPaであるから、およそ平地の半分に近い酸素分圧である。酸素分圧の低下は呼吸中枢を刺激し、呼吸性適応の原動力になるが、高度が3.5km以上になると酸素欠乏が激しくなり、呼吸性適応力は低下する。

　同時に第2の影響として、炭酸ガスの分圧も低下する。これは酸アルカリ

平衡に影響し、身体はアルカローシスに偏り、呼吸中枢を興奮させるなどの影響が出る。

　第3の影響は、空気密度の減少により冷却率が減少することである。

　冷却率とは身体が冷える割合ということであるが、同じ風速を想定した場合、風速から想定されるより、かなり冷却の割合は少ないということである（注4）。

（3）深い海などに潜ったり、そこから浮上したときは、かなりの高圧や減圧を経験する。最近はダイビングが盛んになってきて、水中の圧力の影響が身近になってきた（注3）。

　海に潜ったときには、水圧はおよそ10mで1気圧増加するが、この圧力の影響は主に次の3つに分けられる。

　①気体の容積が圧力に反比例して物理的に変化することの影響で、その障害を圧外傷という。これは圧力の変化に伴って気体の容積が物理的に変化することによって生じる障害をいうが、肺や中耳、副鼻腔等の気体を含んだ体腔（含気体腔）内外の圧力が不均等になることによる。

　主な障害は、肺、副鼻腔、内外中耳に出現する。肺の圧外傷では、気体が皮下に進入して皮下気腫等をきたし、血管内に気体が進入すれば重篤な空気塞栓症を引き起こし、耳の圧外傷は聴力低下の原因となる。

　②生体の中に環境の不活性ガスが溶け込む量が、まわりの圧力に比例して大きくなることから生じる障害で、減圧症と呼ばれる。

　海中の高圧下では、生体内に溶け込む不活性ガスの量が、通常の大気中で溶け込む量よりも大きく、この状態から浮上して大気圧環境の中に戻ると、通常の1気圧中で溶け込んでいるよりも多い不活性ガスが身体の中に存在することになり、これが気泡化して減圧症という障害を起こす。

　③生体の細胞に直接圧力が影響を及ぼしている可能性。これは高圧神経症候群というもので、深度200m前後以深から脳波に変化を認め、吐き気、眠気、不眠、めまい、ふらつき、ふるえ等の異常を訴える。

　以上のような気圧の低下や上昇が人体に及ぼす影響を東洋医学的にみれば、

人体に及ぼす気の影響が弱くなればその分人体の気の密度が減少し、それが強くなればそれだけ人体の気の密度が高くなる、ということになる。特に気圧が低下することは、人体の気が非常に不安定な状態となることであるから、外気の影響を受けやすい状態であるといえる。このとき外気の状態は「風」であり、身体の気が柔軟性を欠いた不安定な状態にあれば、いわゆる風邪を引く結果となる。

1995年9月16日から17日にかけて日本列島を襲った台風12号は、中心気圧947hPaの目を持つ強烈なものであった。幸いに日本を直撃することはなかったものの、人体にはかなりの影響があった。

すなわちその間非常に身体がだるくなったり眠かったと訴える患者が多く、午前中は仕事が手に付かなかった人もかなりいたようであるが、これも一種の風邪症状であった。ただいくら強い風が吹いても誰もがこのような症状になるものではなく、発症とは風の影響で異常が生じるような条件をそのヒトが備えているかどうかにかかっていることなのである。

2．外気温（温度）

ヒトは生命体であるから、常に温かく熱を帯びている。

しかし熱の分布は体の部位によっても異なり（直腸内は口内温や腋窩温より高い。また肝臓、脳、腎臓、活動筋では約38℃）、個人差（約2.5℃差）、年齢差（老人は低い）もある。

これに対して外気温も一定でなく不均衡であり、それによって風が生じ、上昇気流や下降気流が生じる。また1日の内でも、体温は時間によって異なり（日内動揺）、また1年の単位でみれば季節によっても異なる（年内動揺）。日内動揺は1℃以内で、午後3～5時に最も高く、午前0～2時に最も低い人が多いといわれ、年内動揺は5～9月に高く、11～4月に低くなる。さらに女性には、毎月1℃弱の基礎体温の変動がある。

このように仔細に体温の状態を調べれば、正常な時でもそのばらつきがかなりあるものの、ヒトは許容範囲内である一定の体温を維持している。

人体から熱が出ていく形式には5つある。それらは①放射、②対流、③蒸

発、④呼吸、⑤排泄物である。

　①環境温度が皮膚温より低いと放射によって体熱は外へと奪われ、それが皮膚温より高いと身体は熱を吸収する。このときの熱とは赤外線であり、波長 $5 \sim 40\mu$ の光である。

　②対流とは風があるときには寒さをよけいに感じる等の現象で、空気の対流が体熱をさらに奪う結果となっている。

　③人体は肺と皮膚を通して、無意識のうちに毎時平均25～35calの熱を放出しているとされる。これを熱の蒸発という。

　④さらに呼気により炭酸ガスや水蒸気を放出するとともに、吸気時に吸い込んだ空気を温めることでさらに熱を消耗している。

　⑤また、日常の大便、小便は熱や水分を含み、それによって体熱は外に出ていく。

　これらの熱の動きはすなわち気の動きそのものであるが、このような体内の熱気を一定に保つために、人間は外気温が高ければ体内の熱気を発散して熱気のこもるのを防ぎ、逆に低ければ衣類などを用いてその発散を抑えるということをしている。身体の基本的な力である陰の気が弱ってその調節がうまくいかないときは熱気がこもりすぎて発熱し、それが高じると熱射病や日射病（重度の熱中症）になり、その逆に熱気の働きが低下した場合には寒けを覚え、ひどい場合は凍傷になったり凍死したりする。

　熱を気の密度の観点からみれば、温かい空気は冷たい空気より密度が低いので、温かい気象状況の方が気の密度が低い分だけ身体の組織はゆるむと考えられる。このような外気温の変動に対して違和感を持たずに順応できるということは、基本的には内因の影響が少なく、身体に特別の気の変動や消耗がないことを意味するのであって、ヒトの身体は外気温の影響を一方的に受けるものではない。

　最近は人工的な環境としての冷房が問題視されているが、冬の暖房は外気温との差が10℃から20℃ぐらいあっても異常をきたさないのに、冷房の場合は5℃以上の差が外気温との間にあると、頭痛、めまい、神経痛、月経不順、風邪、下痢、原因不明の発熱などの病状がみられる。これらは、人工的な一

定方向の風を伴った強力な冷気に身体の一定の部位が長時間さらされたり、冷気を吸入する状況から生じる。その結果身体の熱は強制的に奪われることになり、少しでも身体の気のゆるみがあれば、その影響を受けやすくなることから起こる、とみることができる。

また、気圧でも触れた潜水行為では、水温が非常に影響する。水の熱伝導度は空気の26倍、比熱は同じく1000倍にもなるので、水中では体熱が奪われやすく、震えるなどの低体温症になりやすい。

3．湿　度

湿度は大気中に含まれている水蒸気の量に関係することであるが、見方を変えれば大気の乾燥度でもあり、これも体感温度を決める重要な要素である。つまり、蒸し暑いとか乾燥しているという「感じ」であり、生活上の快不快に関係する。

水蒸気の量と温度は密接な関係にあり、温度の高い空気ほど水蒸気を多く含むことができるが、多いといっても限度がある。ある温度で一定量の空気塊が含むことのできる水蒸気の量は4％を超えることはない。また、水蒸気の密度は乾燥空気の密度よりも小さいから、同じ温度では湿った空気の方が乾燥したものより軽く上昇しやすい。

ところでこの湿気は液性の気であるから汗とよく交わり、汗の出方に大きく影響する。汗は熱気を含んでいるので、その発散の状態が体内の熱気の状態を左右する。湿度が50％以下で汗が十分出るような大気の状態は一般的に問題ないが、ヒトによっては乾燥しすぎの状態が体内の気の消耗度を強くし、かえって熱気が表面に出てきて不快である。湿度が70％以上では汗の出方がかなり抑えられるため、体内の熱気の発散が阻害される。これは体内に熱気が鬱滞することであるが、その熱が湿性の熱であるため温度変化を受けやすい。外気温が低下した場合は冷えが強く、痛みも増して特に苦しい。

湿った空気は乾燥した空気より気の密度が低いから、梅雨時にリウマチなどの患者が痛みを訴えるのは、空気が冷えて組織の柔軟性を欠いている上に、低密度の外気のために組織の締まりが悪くなっていることがその背景にある、

と説明づけられる。

　最近の日本人の生活様式には風呂が欠かせないが、これも湿度という点から考えると上に述べたことと同じことがいえ、特に関節などの痛みがある場合は入浴の後では症状はかえって強く、益なしなのである。いずれにしても来院した患者に「今日の天気はどうですか」と質問することは大切で、それによって外気の状態をどのように感じ取っているかがわかり、患者の身体の気の充実度が計れるというものである。

【3】不内外因

　陳無択によれば、不内外因とは内因でも外因でもないものの意味で、「飲食饑飽、気を傷るもの、神の度量の尽きたもの、筋力が極度に疲労したもの、陰陽が違逆したもの、虎狼毒虫に噛まれたもの、金瘡（刀傷など）や足が折れたりしたもの、流行病や圧溺（おしつぶされたり、溺れたり）などの常理に反するもの」などである。つまり、飲食の摂り過ぎあるいは逆に絶食のもの、精神的に問題のあるもの、労働が過ぎたもの、房事が過ぎたもの、動物に噛まれたり毒虫に刺されたりしたもの、刃物で傷つけたもの、伝染病や事故によるものなどであるが、要は内因である心理的な葛藤と外因である大気の影響を除いたものすべてということになる。見方を変えれば、これらは私たち自身の日頃の行動内容と私たちを取り巻く環境条件すべてを指している。

　環境条件とは、外因として挙げられているもの以外を挙げれば、太陽光線、色彩、騒音、音波、振動、加速度などが考えられる。以下、陳無択の挙げる項目に添って述べる。

1．飲食饑飽

　『三因方』でいっている飲食とは、気の摂取の過不足、つまり飲食の量についてであるが、飲食にまつわることではそれ以外にも、味の内容や動物性、植物性あるいは鉱物性という飲食の質の問題が含まれる。

　基本的には食欲としてまとめられる。

　食欲の意味は、まず空腹を満たすこと（量的食欲充足）であり、珍しいも

表 8　食欲を左右する要素

---

1. 食べ物
   色、形、匂い、味、温かさ、量、大きさ、食品の種類、品数、配膳の具合（食器の配置）
2. 食事時間等
   仕事前、仕事中、仕事後、娯楽の時、休みの時、就寝前、起床後等
3. 食事環境
   (1) 人数
       1人、2人、3人、多数
       同性、男女
       大人のみ、大人と子供、子供のみ等
   (2) 部屋
       部屋の広さ、天井の高さ、窓の広さ、机の広さ、イスの状態、机やカーテン・壁の色合い等
   (3) 照明
       太陽光、人工光、明るさ、強さ、色合い等
   (4) 室内、室外の音
       音楽、BGM、騒音等
   (5) 室内の温度、湿度、風通し
   (6) 土地
       自分の家、近くの街、旅行先、外国等
       高地、森林の中、平地、海の傍、海の上等
   (7) 気象
       晴れ、曇り、雨、嵐、雷、雪等

の（未知のもの）に対する欲望を満たすもの（質的食欲充足）である。これらはいずれも、口からの気の摂取ということになる。食べ物の量の過不足は、当然のことながら身体の活動内容と相対的な関係にあり、どれぐらいが多いとか少ないとかを決めつけることはできない。ただ言えることは、口から摂るものは身体の力の元になるとはいえ、その消化にはそれ相当の熱気が必要、

ということである。そのため、身体は消化にかなりの体力を使うと考えれば、必要量以上の食べ物の摂取はかえって身体にとって負担となる。食べた量に応じて、食べたものすべてが身体の力となるものではない。

　ここで食欲を左右する要素を表8に挙げておく。

　また、食事量は、先に触れた内因との関係が非常に深く、肥満、羸痩や夜食症から極端な状況では過食症（多食症）や拒食症などという状況に陥ることがある。

　次に食物の質つまり栄養についてみてみよう。

　食べ物の連鎖系は、気体である空気と液体である地下や地中水から栄養分を取り込んだ植物を動物が取り込み、また動物の排泄物や死骸が土に還り水に溶けて植物の栄養になるというものである。植物系の食品は特に季節という時間との関わりが大きく、いわゆる旬のものとそうでないものとの違いが指摘される。

　ヒトの身体も季節によって緊張度が異なるもので、季節感の薄い都会人では、身体の脂肪層の季節的な変化があまりないといわれる。本来、寒いときは身体の気が締まり暖かくなると気がゆるみ肌理が開くと考えてよく、そのような身体の状況に応じて旬のものを摂れば身体にとって最も抵抗がない。さらに飲食に関する鉱物性のものは、化学薬品として食品の味、色、匂い、防腐、粘度、溶解防止などに利用されているが、これらはまた古代の植物が長年の間に地中で鉱物化して石油や石炭となったものである。

　これらを気の密度の点からいえば、鉱物性のものが一番高く、植物性のものが一番低いということになる。また陰陽観からいえば、概して鉱物性のものは最も陰性で、次に植物性のもの、そして動物性のものが最も陽性的である。それぞれの類の中の食品間でもまた陰陽の違いがみられるが、あまり極端に陰性か陽性かに偏った食品は身体に違和感を覚えさせるものであり、習慣的に摂るのは不適当である。

　このようなことから、人間が摂取するもの、については、当然植物性のものが身体にとって一番抵抗が少なく、鉱物性のもの例えばインスタント食品に類するものが最も身体と同化しにくい、つまり消化に多大の気力を要する

もので、それでいて、気力の少ない栄養価の低い食品ということがいえる。しかし最近では、化学薬品が発達したために人工的な食物の改良が著しく、米の品種改良をはじめ、植物の促成栽培や魚類の養殖、養鶏・養豚などの発達、また流通技術の変化が著しい。そのため、食品に含まれるたんぱく質やビタミン類などの量が変わってきて、1994年（平成6年）11月に科学技術庁資源調査会は、『四訂日本食品標準成分表』を全面的に改訂することに着手すると発表している。この成分表は1982年（昭和57年）にまとめられたもので、1621種類の食品について、カロリー、たんぱく質やカルシウムなど18種の成分値を示したものである。さらに『成分表』は2000年に再び全面的に改訂され、11月22日『五訂版』として科学技術庁長官に報告された。これには1882種類の品目を採り上げている。コシヒカリ、ササニシキなどはたんぱく質が低下、養殖魚については、マダイとヒラメでは天然魚と比べて脂質や鉄分が2倍から3倍多い、ホウレンソウは、本来の冬物に比べて夏物はビタミンB2が多いがビタミンCは少ない、トマトでは新品種ほどビタミンCが少ない傾向にある、ウンシュウミカンは最近のハウス栽培物の方が、露地物に比べてビタミン類が少ないこと等は前回報告されているが、今回新たに輸入サバの脂質が国産の倍以上であること等がはっきりしたという。これらはいずれも食品類の気力の低下を表しているということができ、これらはいずれも気力の少ない食品類ということができ、最近ますますそのような食品が増えていることを示している。臨床上筆者が最も重要視している食品は、柑橘類と寿司等の酢の物である。これらは成分云々よりも身体を冷やす性質が特に強いもので、痛みのある患者には厳禁である。歴史的には、人類は生のものを摂ることからはじまり、加熱する料理を覚え、最近では企業食になってきたといえる。

　ただ食養法はいろいろ説があり、日本人では桜沢如一（1893～1966）や石塚左玄（1851～1909）が唱えた玄米中心の食生活（マクロビオティックといわれる）と西勝造（1884～1959）創始の西式生食療法が有名である。玄米中心の食生活には、自分が住んでいる近くのものを摂るという身土不二論やその食物のもつ栄養素をすべて取り入れるとする一物全体論、それに陰陽調和

論を掲げている。生食療法では、生野菜にはまだ解明されていない効能が多いとしながらも、代表的なところでは食物繊維による腸内の浄化、水分による血液の浄化、有機蓚酸による内臓、気管の治癒、その他生きた栄養素や酵素を大量に摂取することでの身体の活性化などの作用があるとする。ところで料理は作る人の気持ちで味が違うというほど人には影響が大きいもので、単に説の善し悪しでは決められない面があり、各自が追究すべき内容をたくさん含んでいる。古来、これら飲食の質は、感覚の項で述べたように、五味として認識され、身体を形成するものであった。

2. 労働（仕事）

これには『三因方』の「気を傷るもの、神の度量の尽きたもの」と「筋力が極度に疲労したもの」を含む。病因としての労働の問題は、とどのつまり、ストレスのことで、内因に帰着する。ストレスの内容は、家庭上か職場か、精神的か身体的か、あるいは対人間的な仕事内容か職場環境によるものかなどの視点から判断することができる。

『素問』『霊枢』には五労の概念があり（注5）、長く視ると血を損傷する（すなわち心を損う）、長く寝ていると気を損傷する（すなわち肺を損う）、長く坐っていると肉を損傷する（すなわち脾を損う）、長く立っていると骨を損傷する（すなわち腎を損う）、長く歩くと筋を損傷する（すなわち肝を損う）という言葉が記されていて、広く解釈すればいずれもこの病因に当てはまる。つまり、「筋力が極度に疲労する」とは身体的な労働に当てはまる表現であるが、五労の内容が五蔵に及ぶとしているのであるから、その影響は単に身体的な労働内容に止まらず、精神的なものも含まれている。

さて、労働にもやはり質と量の問題がある。

(1) 労働の質

労働の質についてよくいわれることは、農業などの第1次産業、生産業である第2次産業、さらにサービス業の第3次産業と移行するにしたがって、労働の質は精神的なものへと変わってきたということである。しかし、農業に従事する人が精神労働をしていないわけがなく、むしろこれは第三次産業

になるにしたがって身体的労働の率が減少すると解釈したほうがわかりやすい。そして文化が進むほど、つまり都市化が進むほど第3次産業に従事する人が増加する傾向にあり、つまり精神労働だけに携わる人が増えることになる。

　見方を変えれば、昔は対自然の労働が主であったものが、都市化が進むほど対人間の労働が主になりつつあるということで、労働の質あるいは精神的ストレスの内容の変化が窺える。しかし労働は他人から強要されるものではないから、労働の単純性あるいは仕事内容の複雑さなどにかかわらず、究極は自分の精神性に合ったものであるかどうかが重要な点で、単に身体的か精神的かだけで、その質の高低を云々することはできない。

　ところで、労働環境も労働の質を考える上で重要で、労働環境がストレッサーになることもよく耳にする。これらの内容は家庭においても同様である。以下にストレッサーとなりうる要素を挙げてみる。

①時間：通勤時間帯（昼間、夜間等）、勤務時間の長さ、勤務日数、残業
②場所：通勤手段、屋内労働か屋外労働か
③姿勢：仕事時の姿勢は坐位か、立位か、動きは激しいか否か
④空間：部屋の広さ、天井や壁の高さや面積、机や椅子などの配置の状態、通路や廊下などの空間の広さ
⑤構造：床の材質などによる歩行の安定性、階段の勾配、蹴上がり（1段の高さ）、椅子や机と身体との適合性
⑥色彩：壁や床、天井の色、照明の色、装飾、模様
⑦音：人の話し声、電話やBGM、外の自動車や作業の音、騒音
⑧採光：窓の大きさ・広さによる自然光、照明状態
⑨空調：外気取り入れの有無、空調状態、空調設備の位置
⑩その他：自動車使用か、OA機器の使用頻度、窓からの眺望、服装、履物など

(2) 労働量の問題

　労働量を計る指標はいろいろあるが、就業時間、就業時間帯（昼間か、夜間か）、残業の有無、休憩時間の長さなどが考えられる。これらは結局、単

位時間当たりの仕事内容や仕事の密度によっても評価が大きく変わるところである。経験的には仕事の継続時間の1単位は、その内容の密度にかかわらず2時間から3時間が適当であろう。労働省発表の労働時間の動向によると、1998年（平成10年）の日本の製造業生産労働者の年間総実労働時間は、1947時間（前年差36時間減）で、アメリカが1971時間（同14時間減）、イギリスが1925時間（同9時間減）、フランスが1672時間（同5時間減）、ドイツは1517時間（1997年）である（注6）。

さらに仕事を快適にこなすためには、帰宅してからの睡眠の状態も重要である。睡眠についても、その質と量を無視するわけにはいかない。

3．睡眠量

ストレスと循環器系の疾患との相関性を調べた報告によると、ストレスとライフスタイルとの関係においては、睡眠時間の不足がストレスを増加させていることがわかったという。

睡眠量とは睡眠時間数のことであるが、これは夜間睡眠とそれ以外の時間の睡眠とに分けてみることができる。しかし、普通は夜間睡眠を指して睡眠時間数を計っている。夜間の睡眠時間は一般に漠然と8時間が理想的となっているが、これは特に根拠があるわけではない。睡眠時間については、各人が自分の生活内容に応じて最も生活能率が上がる時間数を設定すればよいことで、「平均時間と比較して自分の睡眠が足らない」などと思うとやたら心理的な不安感が増し、その結果睡眠障害に陥るだけである。

睡眠の質とは熟睡度のことであり、覚醒時の爽快感の有無のことでもある。最近の生理学の研究によれば、睡眠中の脳波はレム睡眠（REM：Rapid Eye Movement：急速眼球運動）とノンレム睡眠の2種類のパターンを示しているとされ、ヒトの睡眠はノンレム睡眠から入り徐々に睡眠は深まってレム睡眠となり、ノンレム睡眠時には副交感神経が、レム睡眠では交感神経が働くとする。この名称は睡眠研究者の国際的な集まりであるAPSS（Association for the Psycho-Physiological Study of Sleep：睡眠精神生理学会、1961年創立）で統一された。このノンレム-レムの関係はほぼ90分単位で一晩に4〜

5回繰り返され、明け方の覚醒間近にレム睡眠がもっとも長く続く。

レム期には、その名称が示しているように眼球運動が激しく、閉じているまぶたの上から目の動きはよく観察される。また、いびきはノンレム期でかき、歯ぎしりは主としてノンレム期、時にレム期にみられる。脈拍数の増加はレム期、減少はノンレム期、血圧も動物はともかくヒトではレム期に高くなる。手の皮膚温も同様であり、また呼吸数も増加する。

いずれにしても、睡眠中といえどもヒトはかなり活動をしていることになるが、いわば静中の動であるこの活動は消耗性の動きでなく、身体の気力を賦活するための動きと理解することができる。つまり、陰陽観からみれば、陰の力を強くしようという身体の働きがあることがここに読み取れる。

4．睡眠の質（夢）

睡眠の質の問題として、夢をみることの是非がよくいわれる。すなわち、夢をみるようであれば睡眠は浅い、夢の内容が悪いものは身体のどこかが悪い、あるいはよい夢であれば身体に悪い影響がないなどである。『素問』と『霊枢』には夢の字が合計51回使われていて、「上盛んなれば飛ぶを夢みる」（注7）とか「下盛んなれば堕ちるを夢みる」（注8）、あるいは「肝気盛んなれば怒を夢みる」（注9）、「肺気盛んなれば恐懼、哭泣、飛揚を夢みる」（注10）などの表現があり、夢の内容を気の偏りもしくは蔵の異常と関係づけて判断し、夢によって身体の状態や異常部位がわかるとしている。

夢を無意識からのメッセージであるとしたのはフロイトであるが、この無意識という概念を起こしたのも彼である。彼によれば、無意識（潜在意識）とは要するに「（本能的な欲求や劣等な動物的欲求に対して、道徳観などから）自我が受け入れられないものとして抑圧し排除した心的内容」（注11）ということであるから、夢は「本能的な欲求や劣等な動物的欲求」の現れということになる。また、ユングは、フロイトの無意識に対して個人的無意識という概念を与え、さらに普遍的無意識（集団的無意識）があるとした。いずれも夢として顕現するが、普遍的無意識は古来からある神話や宗教のイメージとよく似たものを指していて、人類共通のものであるとみるのである。

生理学者によれば、睡眠がレム期とノンレム期に分かれているのに対応して夢の内容にも2種類が認められ、レム期の夢は夢想型、ノンレム期のそれは思考型ということである。また、夢の内容も視覚的なものに限らず、聴覚的なものをはじめとして、運動感覚的、嗅覚的、味覚的なものも認められている（注12）。このように夢の解釈は研究の視点によっていろいろであるが、共通しているのは、自分の生誕以前の歴史をも含めて、毎日の生活の内容を背景として生じるもので非常に現実的である、ということである。

　このことは夢が睡眠そのものをさらに活性化する要素であるとみることができ、夢は身体の気力を賦活することに貢献する重要な部分なのである。夢はその内容がどのようであれ、現実の生活をさらに意味づけるための必要な活動とみなすことができる。いずれにしても、病因としての労働や睡眠の問題は、気の上昇を強くもたらすものであり、それに応じて腰から下の部分や手先が冷える傾向になるものである。

5．房事（セックス）

　『三因方』の「陰陽が違逆したもの」という表現からは、過房すなわち房事過多が類推されるが、最近ではセックス過剰といったほうがわかりやすい。

　房とは昔は堂の後方に設けた部屋を意味していたが、居間や寝室の意味にも広く用いられるようになった。つまり、房事とは「房で行う事」の意味でセックスのことである。

　セックスには3つの面がある。
(1) 生殖作用であり、子孫を作ること
(2) 異性間（時には同性間）の精神的な融合を高めたりあるいは摩擦を解消することで、人生をより有意義にする手段であること
(3) 現代では余り自覚されないが、快楽を通じて長生きするためのもの

　古来中国では、房中術は神仙術の1つであるとされているが、神仙術すなわち長生きを求めるための術であった。煎じ詰めればセックス抜きの人生はなく、さりとてセックスで疲労困憊するようではいけないということであろう。

このセックスにも質と量があるとすれば、その質とは男女間の行為において、肉体的にも精神的にも十分な充足感のあることを最高とするもので、その量とはセックスの頻度あるいは1度のセックスの時間である。セックスにおいては、男女共に肉体的な気の消耗は激しいものであるが、それに替わる精神的な充足感があれば、その消耗を補って余りあるといえる。しかし、その度が過ぎると精神面の充足性は低下するので、それだけ肉体的な疲労感が残る。

江戸時代以降、よく言われたいわゆる腎虚とは、セックス過多による衰弱あるいは虚脱状態を指すが、それはこの精神的、肉体的な疲労感を指している。腎虚すなわちセックス過剰ということは、あらゆる疾病の元となりうるということである。

6. 咬傷、毒

これは「虎狼、毒虫に噛まれたもの」である。

咬傷は、現在の日本では犬をはじめとしてペットによるものが主であり、地方によってはまむしなどの毒蛇の害がみられる。毒虫の害は蜂、蚊や毛虫などの昆虫類によるものである。また、漆によるかぶれなど、植物性の毒も挙げることができる。

いずれもヒトが耐えられないほどの強力な細菌、毒物が身体を侵すことであり、個人差はあるものの、人間の気力の限界を示すものである。血清やワクチンは貴重な治療法であるが、傷口からできるだけ早く血液と共に毒物を出すことが重要であり、その毒気が少しでも残ればそれは不内外因となり、さらに別の病状をもたらす可能性が大である。

これに類する最近の問題として薬品、石けん類、洗剤などの化学性のものや金属によるアレルギーが挙げられる。地球にある77種の金属のうち、金属アレルギーを確実に引き起こすものは、Cr（クロム）、Co（コバルト）、Ni（ニッケル）、Hg（水銀）、Au（金）、Pd（パラジュウム）、Rh（ロジュウム）、Pt（プラチナ）の8種とされる。また、極くまれに身体に影響のあるものとしては、Al（アルミニウム）、Mn（マンガン）、Fe（鉄）、Cu（銅）、Zn

（亜鉛）、Cd（カドミウム）、Sn（錫）、Ir（イリジウム）、Pb（鉛）などがある。これらはネックレスなどの装身具、ヘアピンなどの美容小物、バックルなどの衣類附属品あるいは楽器、歯科金属などに用いられる金属製品、体温計、医薬品などの水銀含有品、水銀を用いて生成する皮革製品、染料、印刷インクなどが挙げられる。特に最近、若者をはじめとしてかなり一般に行われているピアスは問題である。

　近年の人間の抵抗力が低下していることはもちろんとしても、いずれもヒトの持つ気の耐性を上回る影響力を持っている物質であることには違いない。

7. 感染病

　感染病すなわち伝染病は、『三因方』の原文では「痓忤」という単語を使っている。痓は「やまい」の意、忤は「さからう、みだれる」の意で、痓忤は陰陽のみだれる病とし流行病とする。

　厚生省は1947年以来、「伝染病統計」を毎年刊行しているが、それによれば11法定伝染病の内、痘瘡は1975年以降、発しんチフスは1958年以降、ペストは1927年以降、それぞれ1992年現在まで届出がない。指定伝染病の2疾病のうち、急性灰白髄炎は1988年以降届出なし、1980年から対象となったラッサ熱は1987年に1人の届出のみで以後なし。届出伝染病12疾病のうち、狂犬病は1971年以降、黄熱及び回帰熱は1956年以降届出はない。感染症として重要なものは、さらに性病、住血吸虫病、結核、ハンセン病、エイズなどが挙げられる。最近では結核の流行する兆しがみられるとして、日本の厚生省は緊張しているようである。

　このような疾病の原因は菌もしくはウイルスであるが、いずれも強力な気力を持ったものであり、それらの影響を受けると、一般にはヒトの気力の方が抑えられ発病する結果となる。そのため、これらの疾患への対処はまず予防であり、菌やウイルスの繁殖を防ぐ環境の整備とそれらに触れないよう行動に注意することにつきるのである。

　しかし、これらの菌などに感染しても、必ずしも発病するとは限らない。インフルエンザを例にとれば、年によってそのウイルスの種類はいろいろで

あるものの、それに触れたヒトすべてが罹患するものではなく、周りに病人が出ても平気な人もいる。このことは、常に体調を整えて気力を充実させ、ウイルスなどの気力に負けない状態を保つことが、発病の防止につながることを示している。

8. 外傷、事故

金瘡（刀傷など）や足が折れたりしたもの、また圧溺（おしつぶされたり、溺れたり）などが『三因方』には例として挙げてあるが、現代では交通事故をはじめとして無数の症例が考えられる。

最近の顕著な例では、1995年1月17日発生の阪神大震災の折に報告されたクラッシュ症候群が目を引く。この症候群は、交通事故や労災事故で手足を挟まれた人が、救出後、腎不全や心不全になる全身障害で、壊れた筋肉から出るカリウムなどが原因とされる。症状としては、外見では患部が硬く腫れ上がるだけだが、血尿ではないのに尿が茶色に変わって量も減り、意識が混濁する。現代西洋医学的には人工透析を必要とし、また壊れた筋肉を切除するため、運動や感覚障害が残る恐れもある。東洋医学的には、尿が高濃度の褐色であることは多量の熱気の消耗であると理解し、生命の維持が難しくなる状態を窺わせるものである。

このような状態でなくても、外傷は強力な外気力であることに違いはなく、そのため、ヒトの持つ気力は、それによって賦活されるというよりむしろ抑圧される場合が多い。近年の外科手術の影響は、病巣を取り除く意義と身体を切ったりその一部を切り取ったりする手術そのものの負の影響とが表裏をなし、特に術後の手術創のもたらす影響も単にその部位が痛むとか癒着などの問題だけでなくて全身的な影響が考えられ、憂慮すべきものである。

なかなか思うように治療の効果が出ないとき、過去に強い打撲を背骨や頭部に受けていたことがわかり、その処置をすることで状況が好転することはよく経験する。これは外傷による組織の損傷の修復のために膨大な気力の消耗を強いられた結果、別の病気になっていたと考えられるのである。

表9　三病因の関係一覧

		先天的	内因	外因	不内外因	死	症　例
A	1	●→				○	（流産、伝染病死）
	2	●→	○				（精神障害）
	3	●→		○			（生まれつき風邪を引きやすい）
	4	●→			○		（骨を折りやすい）
B	1		●				（精神的ショック）
	2		●→	○			（ストレスで疲れ風邪を引く）
	3		●→		○		（ストレスで過食）
	4		●→			○	（失恋死、借金苦での死）
C	1			●			（寒波、熱波）
	2		○	←●			（湿地帯で精神的に病む）
	3			●→	○		（冷えて下痢する）
	4			●→		○	（強烈な寒波、熱波での死）
D	1				●		（食べ過ぎ、過労）
	2		○		←●		（外傷でのショック）
	3			○	←●		（怪我が元で冷えやすい）
	4				●→	○	（伝染病死）

【4】まとめ

以上の病因の相互関係をここでまとめておこう（表9、図44）。

A

(1) 先天的要因から発病することがある（先天因→発病→死）

　ある種の遺伝的要素の強いものは、生後間もなくの発病や流産や死産等で終わる。

(2) 内因の背景に先天的要因があって、発病することがある（先天因→内因→発病）

　生後発熱し、精神的に不安定になる等である。

(3) 外因の背景に先天的要因があって、発病することがある（先天因→外因→発病）

　小さいときから風邪を引きやすい等であるが、これらはいずれも病因として先天的要因というものがはっきり認識できるものを指している。

(4) 不内外因の背景に先天的要因があって、発病することがある（先天因→

不内外因→発病）
　これは、小さいときから下痢をしやすい等にみられる。
B
(1) 内因のみで発病することがある（内因→発病）
(2) 外因の背景に内因があって、発病することがある（内因→外因→発病）
(3) 不内外因の背景に内因があって、発病することがある（内因→不内外因→発病）
　最近の例では、拒食症や過食症が典型であろう。
(4) 内因が元で、死に至ることがある（内因→死）
　失恋をして自殺する等。
C
(1) 急な寒波や熱波で、体調が狂うことがある（外因→発病）
(2) 内因の背景に外因があって、発病することがある（外因→内因→発病）
(3) 不内外因の背景に外因があって、発病することがある（外因→不内外因→発病）
　ここでいう外因は、Dの外因よりはるかに強いものを指し、それまで何ら身体に支障がないヒトが突然罹患する場合を想定している。
　例えば、急激な寒気が襲ってきたため腹痛を起こすなどであるが、最近は人工的なもので、六淫に該当する現象が多々みられる。冷房、暖房装置による冷熱や風、扇風機風、ビル風や戦争での爆風、熱風等である。
(4) 外因が元で、死に至ることがある（外因→死）
　1999年9月31日に東海村で起きた原子力臨界事故は、人工的な熱邪の極である。
D
(1) 不内外因のみで発病することがある（不内外因→発病）
　これは先天的要因との因果関係が特にはっきりしないものを指していて、例えば膝が痛い等の患者はこの類が多い。
(2) 内因の背景に不内外因があって、発病することがある（不内外因→内因→発病）

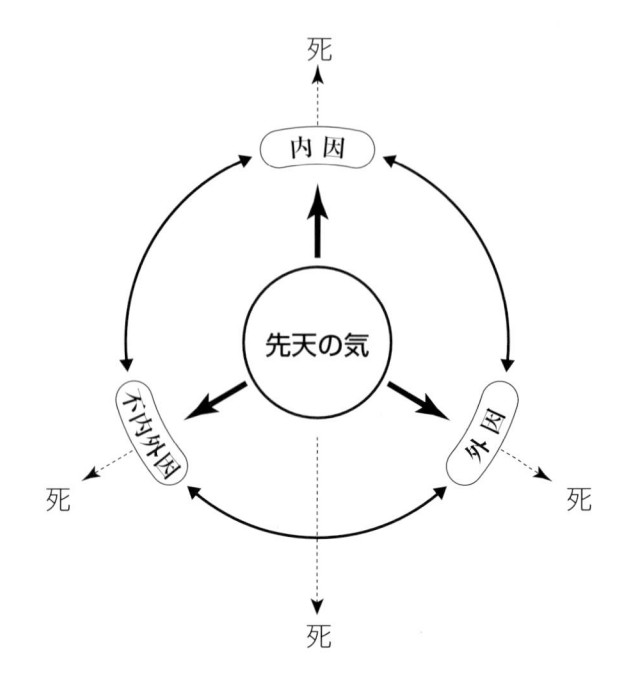

図44 病因の関係図

仕事のし過ぎが心身症をもたらす例等であろう。
(3) 外因の背景に不内外因があって、発病することがある（不内外因→外因→発病）

　ここで注意を促したいことは、一般的には外因のみで発病することはないということで、例えば風が身体に影響するというより、身体に何らかの気の弱りがあったために風つまり気圧の影響を受けやすくなっていたとみている点である。

　東洋的なものの見方は常に相対的であるから、風にしろ冷えにしろ、身体の方に何らかの弱点があってはじめて身体に影響するとみるのが原則である。
(4) 不内外因が元で、死に至ることがある（不内外因→死）

　これは事故死など、日常的にみられる。

5．病症の診方

　東洋医学の世界はなかなか一般には理解しにくいとされているが、これは専門家の間でも似たり寄ったりのところがある。その理由としては、気や陰陽をはじめ、経絡といい蔵府といい実体のない把握しにくいものを対象にしているという印象を与えるのがその1つ、また特に鍼がどうして効くのかということについて、相手を納得させるだけの説明ができないかあるいは不十分であるというのが第2点、そしてもう1つは証という概念があることであろう。

　先の2点については、現代西洋医学的な概念を使ってあたかも東洋的なものであるかのように説明すれば何となく理解できたような気になるが、第3点の証については難解である。究極的には、証を知らなければ東洋医学的な治療ができないというものではないが、一層深く人体を知り、治療内容を追究する上においては、どうしても必要な概念であるとしかいえない。

　ここで少し、この難解な証に迫ってみようと思うが、もちろん完璧な証の概念に到達するものではないことをはじめにお断りしておく。

　証はよく西洋医学の病名と対比させて理解される。病名は文字どおり病気の名前であるが、もともとはコレラや赤痢のように、おおむね病名を聞くとその原因が類推できるものであった。しかし、だんだん病気の内容が複雑化するにしたがって、橋本病のように発見者の名前を用いたり、最近ではパーキンソン症候群のように複雑な類似の症状をまとめて表現する方法が用いられるようになり、さらにはエイズ（後天性免疫不全症候群―AIDS：Acquired Immune Deficiency Syndrome）のようにあまりにも表現が長い

のでその頭文字を取って病名としたりと、現代西洋医学の世界での病名の付け方はさまざまで統一性はみられなくなった。このことは、世界の疾患の在り様があまりにも複雑で、病原を特定できない症例が増え、病名を単一の表現をもって言い表すことがますます困難な状況が観察されているということであろう。見方を変えれば、この現象は現代西洋医学の疾患に対する見方というものを如実に物語っているとともに、それが破綻しつつあることを示しているのである。

　これには、1つの病気に対応する1つの実体あるものが原因で、それが色々の症状をもたらすとする見方（これを特定病因説という・注1）が発想の根底にあるのだが、今やそのような視点ですべての病状を把握することは不可能なことを知る時代になったのである。

　しかし、東洋医学的な発想は、そうではない。

　それは、人体を気の集合体とか気そのものとみた場合、病原菌も気という概念に取り込まれて人体に同化するかのように考えるものなのである。だから、何かの病原菌が人体に進入したとしても、その部位に何か気の強い偏りがみられると判断して違和感はない。当然それに伴って全身の気が反応するので、身体のあちこちに気の滞りができる。そこに「ショウ」という概念が形成される土壌があるが、しかし「ショウ」概念も、1つだけでは複雑な人体の病態を表現することは不可能なのである。以下ではその点に触れ、さらに積聚治療の特徴を「ショウ」の視点でまとめる。

〔1〕証について

【1】症・証・象

1．証（その1）

　さて証とは何であろうか。

　証の定義について、まず2名の先生の説明をみてみよう。

　「証とは、病人の現している自他覚症状のすべてを漢方的なものさしで整

理し、総括することによって得られる、その時点における漢方的診断であり、同時に治療の指示である」

　これは著名な漢方家である藤平健の『漢方概論』に書かれている定義で、『傷寒論』を基にした、いわば古方派のものといえる。ここで重要な点は、「漢方的なものさし」と「その時点における」の2点である。この著書には、たとえとして屈強な人を漢方的には「陽実証」とし、現代西洋医学的には「栄養良好にして強健」とする、の例を挙げ、「陰陽観で表現するところが漢方的である特長」としている。また、病名と証の違いに触れ、その大きな違いは時間に対する観念の有無であると指摘する。すなわち「病名は時を意識することがなく、証は常に時とともにある」のであるから、「その時点における」症状の総括が証の1つの特長をなしているとされている。

　次に鍼灸家として有名な岡部素道の定義である。

　「『証』とは『あかし』であって、証拠あるいは確認という意味がある。望・聞・問・切の四診によって、病者の表す症候群の中からいかなる治療法を行えばよいかを決定するために選びだした証拠である（中略）。証を立てて診断するということは、患者の具体的な症状を分類し、どの経絡の変動であるか、あるいはその経絡が虚しているか実しているか、または何穴を取穴すればよいかの『あかし』をたて、あかしに随って治療方針を決定することであるといえる、これを随症療法という」（注2）。

　ここでは証拠という言葉に証の意味が集約されているが、先の藤平のものさしに相当する単語ははっきりしないものの、「症候群の中からいかなる治療法を行えばよいかを決定する」という行為はあるものさしを想定しているもので、経絡の変動や虚実を把握することによってそれが把握されることを類推させるものである。また経絡というものは、時間に応じて常に変動しているものであることは自明のことであり、時間を固定化して証を判断することは不可能である。

　しかし、この2説を見る限り、湯液と鍼灸では証に対する認識がどこか異なる印象を受けることに気付く。これはおそらく、治療手段の相違に基づくものであろうと思われる。すなわち湯液は、草根木皮や動物の骨、分泌物、

鉱物を材料として処方するものであるから、それらは物質であり計量できるものであり、見たり触ったり匂いを嗅いだりできるものを基に成り立っている。このように考えると、投薬するときに対象となる患者の状況ははっきりと定義されている必要があり、もし対象があいまいであれば処方することは不可能になるであろう。「湯液治療における証とは、湯液の適応条件を指す」とされる所以である。

　それに対して鍼灸という治療手段は、１穴処置するごとに身体に反応が起きる、という現象を背景にした治療法であるため、数穴先の使用穴の反応までも予測して、前もって使用穴を限定することはかなり難しいことなのである。また、治療手段を鍼にするか灸にするかなども、この証判断からは生み出せない。そこで湯液で処置するように、患者という対象全体を１つの証でまとめてしまうことは現実的にはかなりの無理が想像される。そのため一般に鍼灸で使用される証は、概ね本治といわれる治療範囲に対してであり、その不足を補うために標治法という手段が加味されているとみることができる。

　このように鍼灸の証は手技の方法を決定するものであるが、すべての内容がそこに含まれているものではないといえる。最近の日本の鍼灸界においては、日本伝統鍼灸学会（旧日本経絡学会）が1987年以来証の概念について積極的に取り組んでおり、その成果は学会誌に逐一まとめられている（注３）。その一部を紹介すれば、第22回学術大会では「病証」に関する用語の統一が図られ、以下のように設定し、大会会場にてシンポジウムがはじまる前に参加者全員に配布された。

　それは、
・「病名」：現代西洋医学の診断名
・「東洋医学的病名」：東洋医学でも、ある種の症と病症が特徴的に現れている場合に名前を付けている。それを東洋医学的病名という。例えば厥、風等。
・「症」（または症候）：頭痛・掻痒感・温感冷感・不快感など、患者の訴える病的状態。個々の愁訴。自覚症状をいう。
・「所見」：治療者がとらえる病的変化。他覚所見。

- 「病症」：症に他覚所見を加えたもの。四診で得られる個々の情報。
- 「病証」：病症を整理し、総合的に把握された病態名。治療法は示されない。
- 「証」：治療法を指示できる病態名。

　しかし東洋医学として湯液も鍼灸もあり、あるいは導引や按摩、最近の整体までも含めるとすると、手技や手段によって証概念の適不適があることは不自然である。例えば「証」という概念が、湯液や鍼灸には適していても按摩には不十分であるとなれば、「証」は東洋医学に絶対的に必要なものではないことになる。何かすべてを包括する根底的な概念があるべきであろう。そのようなことを踏まえて、少し別の観点から「ショウ」について考察してみる。

2．ショウの文字解釈

　その前に證、証と症の文字についてもいろいろと論議されているので、基本的な事柄を確認しておく。

　まず症は『説文解字』にはなく、現代では病気のしるし・様子・状態の意味で用いられ、病症の意味である。また證の俗字として用いられる。證は、『説文解字』によれば「告げる」の意味で、言葉を下から上の者に申し告げることである。証は、これも『説文解字』によれば「諫める」の意味で、言葉で正す、いさめることである。現代は証をもって證に替えるが、形、音、義ともに別字である。

　古典では、『霊枢』には以上の3文字はみられず、『素問』の中で證が1カ所現れるだけである。『素問』の「至真要大論72」に、「気には高下、病には遠近、證には中外、治には軽重あり」の一文があり、ここでは病證（病証）の意味で用いられている。『難経』の「16難」には外証（證）、内証（證）の文字がみられるが、「肝の脈を得れば、其の外証は潔を善み、面は青く、善く怒る。其の内証は臍の左に動気あり……」のように用いられていて、証は症状の意味と受け取れる。一方『傷寒論』には、外証表証、結胸証、太陽病証、無表証、無裏証、血証などの言葉が用いられており、この証の字の意味

を明らかに症状とは異なる意味内容であるとするか、症状の意味ともとれるとするかは意見の分かれるところである。いずれにしても、この時代(大雑把にいって漢代)には「証」と「症」は同一のものとして理解されていた。

結論としては、証と證は『素問』、『霊枢』や『難経』の古典においては同義で現在の症の意味であるものの、『傷寒論』にはじまる証の意味は、症状のそれとは内容を違えて用いられているともみることができ、現在問題となっている「証と症」論争の発端となっているものである。

3. 証と象

そこで改めて症と証の問題に移るが、『漢方の臨床』誌(第8巻第5号、東亜医学協会刊)に「証と象」(副題「証研究の盲点」)と題して、山本成一郎の興味ある論文が掲載されている。

山本の論点は、中国的象徴主義こそが、この問題についても追及されるべきであるということで、証問題がもやもやとしてはっきりしないのは、象徴的論理を抽象的論理で理解しようとしているところにあるとしているのである。そして『漢方の臨床』誌をもとにいろいろな証についての意見を勘案すると、証の使い方は2つにまとめられるとし、それは「しるしとして現れている症状と、これらの個々の症状の背後にある統一的なもの」であるとする。その結果、証の文字は証拠、あかしの意味であり「しるし」であるから意味をこれに限定し、しるしの背景にあって統一的なもの、すなわちその内にあり潜むものには「象」という文字を使用したほうがよいのではないかと提言している。

この象という文字は、現在東洋医学を標榜する先生方の間でほとんど話題にならない言葉であるが、その大本をたどれば象は易の繋辞伝にある。例えば「天に在りては象をなし、地に在りては形をなして変化見るるなり」などから来るもので、彼はここに中国思想の象徴的論理の原点があるとみる。

少し脇道にそれるが、象徴的論理と抽象的論理について触れておこう。これらはわかるようでいてわかりにくく非常に混乱しやすいものであるが、抽象作用とは「対象としての所与全体から特定の性質や共通の徴表を分離し、

抜き出す精神作用」(『広辞苑』岩波書店) とされている。簡単なたとえを挙げれば、自動車、飛行機、船などの対象から特定の性質や共通の徴表を抜き出せば、それは「乗せる」、「動く」であり「運ぶ」である。それに対して象徴作用（シンボリズム）は、「ある独立した事物に、ほかの独立した事物の意味を持たせる」(『大日本百科事典』小学館) 作用とか「間接的にイメージを介して与えられる意識の世界」の作用であり、シンボルとは「語源はギリシャ語symbolonで、割符の意。転じて目印、記号、背後に何物かを指示する意味、形象となり、広義にはまた、寓意、擬人の意をも含む」(『哲学事典』平凡社) ものをいう。例えば、黄、赤、青について、その抽象作用は色と答えるものであり、黄は中華思想とか赤は革命思想あるいはハトは平和の象徴、犬は忠実の象徴とするのが象徴作用である。

　病症にこれを応用すれば、1人の患者の種々の症状から、何か共通の意味を抽出しようとする作用は抽象作用であって、象徴作用ではないといえる。東洋医学的な鍼灸の世界ではこの作業に対して、従来往々にして腎虚証などと五行的な言葉でもって答えようしてきた。これは一見象徴作用のようにもみえるが、大体は五行の色体表に病症をあてはめ、それら症状の背景にある共通の徴表を見出して、腎虚証などと表現していることがほとんどであろう。

　しかし、この作業は成功することが少ない。

　なぜなら、気という概念で身体を眺めた場合、気の現れ方が複雑であるために、そこに現れるものは一律なすべての現象に共通なもので抽象化することができないからである。したがって、たとえ色体表に照らし合せて矛盾があったにしても、結果としての治療家の主観的な判断から、不必要なものを捨象して腎虚証などと表現してきたのである。

　このようにみると、証はあかしであるから症状の具体的な羅列であってよく、これとは別にその根底に隠れるものを意識することが必要で、それであれば論理的に明確になるということである。この根底に隠れるものに対して象という言葉を与える山本は、「象は具体的事物ではない。さりとて抽象的なものでもない。具体的事物によってのみ象徴されるものである」から、「象としかいえないであろう」というのである。さらに例を挙げていうには、

「五行説において木火土金水という時、それらの存在物が問題なのではなくて、それらによって象徴されるものの在り方とその関係が問題なのである」。また例を挙げ、「易は一切の事物の在り方を陰陽としてとらえた。そして事物の複雑さをより的確に把握するため、陰陽を組み合わせ、4象、8卦、64卦を構成せしめたのである」。このことは、「中国人にとって学問とは、事物の関係を最も基本的ないくつかのパターンに分類すること」であり、「カテゴリー論が中心であった」ことを示している。さらに彼は、苓桂朮甘湯を引き合いに出し、その叙述は証の記述そのものであるとして、その内容を象にまで深めるには、易が64の卦象（陰陽の記号の組み合わせ）を基にしているからこそ64の象伝（64のカテゴリー）が意味をもっているように、カテゴリー論を基にした証（症状）認識をする必要がある、と結論付ける。

4．象の具体例

　この論は筆者の意とするところと符合する点が多いが、ただ一点に陰陽という視点を人に当てはめて応用する場合に、上記のカテゴリー論的な判断だけで、特に鍼灸治療の立場で病症を読むことは難しいという印象を持つ。積聚治療ではこの象に相当する概念を陰・陽、そして「冷」「熱」と表現し、それに虚と実の象を加えて一応カテゴリーの基本としているが、これは分類を意図したものではなく、あくまでも陰陽あるいは冷という概念を核とし、陽・実・熱をその発展した病症としてとらえている点に特徴を置く。そこで『難経』を例に挙げ、これらの象を具体的にみてみることにする。

　『難経』の57難は、5泄について述べる。5泄とは、胃泄、脾泄、大腸泄、小腸泄、大瘕泄であるとして、次のようにその状態を記述する。

　胃泄は、飲食が未消化の状態で排泄され、色は黄色のもの。

　脾泄は、腹が脹満し、水様の便であり、食後すぐ吐きもどす。

　大腸泄は、食後すぐにさしこんで大便をもよおし、便の色は白く、腸鳴がして、腹がきりきり痛む。

　小腸泄は、小便も大便ももよおし、便に血が混ざり、下腹が痛む。

　大瘕泄は、便意をもよおして下腹が痛んでも排便ならず、トイレにしゃが

んでも排便ならず、脱肛ぎみになる。また陰茎の尿道が痛む。

　これらはいずれも下痢症状を述べていることは明らかである。

　これを象の観点でみると、どのようになるであろうか。それは何を象としてとらえればよいかということであるが、陰陽を背景に置くのであれば、それをわかりやすく冷熱として解釈してみよう。

　下痢というのは、基本的には体内に便を保持することができず、身体が保身のために排便する現象である。体内に便を保ち得ないのは身体が何らかの理由で冷えているためで、身体はその上にさらに冷えるのを防ぐ意味から、下痢として水分を排泄するとみることができる。このように下痢という症状を考えた場合、5泄は次のように解釈できる。

　胃泄の、飲食の未消化がみられるということは、熱作用が不十分なことを示すが、便の色が黄色であるということはまだ熱が体内に残っていることである。

　脾泄の、腹が脹満している状態とは、冷えがかなり高じて腹部を締めることができないことを意味し、水様の便は身体の冷えが強いとともに、保身の意味で水分を排泄しようとするものである。食後すぐ吐きもどすのは脾（胃）部が冷えきって飲食を受け付けないことである。

　大腸泄の、食後のさしこみ、すなわち腹痛、腸鳴とは冷えのさらに強いことを表し、それは便の色が白いことでも窺える。

　小腸泄の、小便ももよおすということは、水分の一層の排泄を促すもので、また便に血が混ざることで熱がさらに放出されると読むことができる。下腹部の痛みは冷えの意味である。

　大瘕泄は、いよいよ冷えが極まって大便を出す力がなくなり、また出す物もなくなっている状態と考えられる。さらに尿道にまで痛みが及んできたものである。

　このようにみると、この5泄は身体の冷えの段階的な状況を示しているもので、冷えあるいは熱という2つの象徴（シンボル）でもって、身体の5種の変化を読み取っていることになる。言い換えれば、冷えは下痢のシンボルであるともいえる。

もしこれに治療を考慮するのであれば、冷えの程度を計算に入れ、冷えを抑えることが意図されるであろうし、また下痢症状の推移をみながら冷えの状況を判断し、治療するという方針が立てられるものと思われる。湯液の処方で下痢の項をみれば、20方（証）ほど挙げられていて下痢の種類の多いことを知るが（注4）、結局は冷えの程度としてこの5段階のいずれかに含めて理解できるのである。他方、この5泄を単純に五行的に解釈しようとした場合は、どうであろうか。例えば、小腸泄が心あるいは火である、大腸泄が肺・金であるということになるが、これだけではただ証として5種類に分類したというだけで、互いの関係は読めず、治療としても単独の症状に対して対処するに留まることになるだろう。もちろん下痢が相剋関係に推移するなどとは、簡単には割り切れない。

　つまり、五行の表現では象レベルまでの認識をすることはかなり難しい。五行論のところでも触れたが、もし五行の背景に陰陽観があるという認識をもってすれば、この5段階の下痢症状の推移を表現できるかもしれない。しかし、それはそれでかなり複雑なことになり、実際的でなくなる恐れが多分にあるといえる（注5）。

5．まとめ

　以上を総合的にみれば、症、証、象という3種類の概念はどれが正しい、

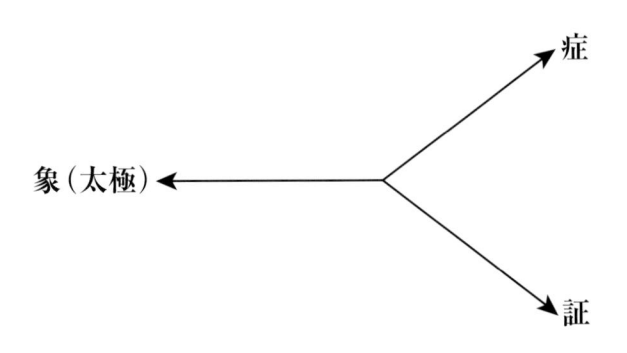

図45　象の3相図

正しくないというものではなく、これも太極の3相図で理解すべき密接な関係をもつものである。つまり象（シンボル）は太極であり、証を陰的とすれば症は陽的としてみることができる。

　図示すれば図45のようになる。これからわかるように、治療にはいろいろなレベルがあり、症を対象とするものもあれば、証を背景に考えて行うものもある。さらに象を意図して行う治療もあることになる。おそらく複雑で困難な病症ほど症レベルの認識では処置が難しく、象レベルの判断が要求されることになるといえるだろう。世の中にいろいろな治療方法があったり、臨床家の個性によって治療内容が違うのは、このような視点でみればある程度その理由も理解できるに違いない。

【2】積聚治療の証

　積聚治療では、この後の臨床編で触れるように、5種類の腹証表現を使っている（第7章〔1〕腹診（2）参照）。これらはいずれも原則として積に基づいて表現されるものであり、上に述べた「ショウ」の理解の仕方でいえば、積は腹部病症の1つであり実症状である。そして積に基づいて、心虚証などという証表現がされている。

　この証表現にはいくつかの意味が含まれているので、心虚証を例に確認する。

(1)「虚証」の表現は、精気の虚を示すものである

　心虚証に限らず、5種類の虚証はいずれも蔵表現を頭に冠しているから、陰の気の虚損していることを示しており、それはどの虚証も精気の虚を背景に持つものであることを示している。陰虚の虚損とは、つまり冷えの状況である。積聚治療では、実証表現は使わない。

(2)「心虚」の表現は、背部兪穴の治療手順の基本パターンを示している

　治療手順の基本パターンとは、背部兪穴の順治の場合の手順を意味し、「心虚証」であれば「木→火→金→水」のことである。これは『難経』69難の法則から割り出された治療手順の基本であるが、積表現からでは見出せなかったものである。つまり、腹証を立てないと、背部の治療手順が割り出せ

ないことになる。
(3) 「心」の表現は、蔵である心が虚していることを示すこともある
　これは、五行の色体表の内容から例えば「心」であると判断し、心あるいは心臓が虚しているとすることもある。これは先の山本の表現を借りれば、「しるしとして現れている症状」としての「証」ということになる。
(4) 「心」の表現は、積の位置を含み、気の偏りの方向性を示す
　心などの「蔵」表現は、基本的には積の位置から割り出されている。しかし、時には腹診をしても、5蔵領域の境界線上に積があってどちらか判定しにくいとか、腹部がまったく軟弱で虚していてどこにも実性の積と思われる病症がないとか、逆にどこを押しても痛みがあるなどで、積を5蔵表現できないことがある。このような場合は、便宜的には脾虚証としてもよいが、さらに深く判断する力があるのであれば、主訴その他の病症から気の偏りあるいは冷熱の偏りを判断し、蔵表現を決めることになる。つまり、5蔵表現は基本的には気の偏りを示すものであり、その際立った腹部症状が積なのである。だから、積と病症が一致するとは限らない。例に挙げた「心」であれば、身体の上方に気が偏って実している状況であり、陽実的な意味を強く持ち熱を示している、などとなる。
　具体的には、肺臓の問題のこともあり、気管や口唇や頭部の問題のこともある。あるいは下部が冷えて、下半身の虚損を強く示していることもある。気の偏りあるいは冷熱の偏りという認識をもって腹部をみたり身体をみるのであれば、これは象徴的な視点といえるもので、「象」的な意味合いを強く認識しているとみることができる。腹診の第1段階としては、積だけに基づいて蔵表現を決め、証を立てることを訓練するが、以上のように証という概念は単に積と同じ意味ではないという認識が必要である。
　腹証をこのように理解すれば、そこには「症」「証」「象」が全て含まれている表現であるということになり、病態の状況に応じてその都度どの「ショウ」に重点を置いたらよいかという視点から、病状の特徴を把握することができるのである。

【3】積聚治療の証で割り出せないこと

以上のように、証は病状についていろいろな面を含むが、しかしこれにあらゆることが含まれているわけではない。

以下に、証には含まれていない内容を列挙する。

(1) 証は、治療手段を示さない

鍼を使えばよいか、灸がよいかなどは、臨床家が証に基づいて判断する。

(2) 証は、背部兪穴の治療順序について、順治か逆治かあるいはその他の順序かを示さない

種々の治療順序については第7章の「背部の治療」に触れるが、順治とは背部兪穴の基本パターンに基づいた治療順序を指し、逆治は基本パターンとまったく逆の治療順序を意味するものである。順治にするか逆治にするかの判断は、どれだけ陰虚が進んだ状態かを判断して決められるもので、証をみただけではわからない。

(3) 証は、刺激の強さを示さない

一般にいわれるドーゼは、鍼であれば使用鍼の種類、手技、使用穴の数、刺激時間などに影響されるが、それらは証表現からは見出せない。

(4) 証は、使用穴を示さない

証は治療の方向性は示すものの、具体的にどのツボを使ったらよいかは示さない。

以上のような問題の解決には、病態の観察が必要になってくるのである。次項でそれについて述べる。

〔2〕5種の病症

病態の診方は古来さまざまあるが、それぞれの診方がどういう背景を持っているかを突き詰めると、治療の仕方と密接に結びついていることがわかる。これは当然といえば当然であるが、だから共通の治療内容を持たないもの同士が病態の診方を話し合っても、なかなか埒があかない。鍼灸を治療手段と

するものにとっては、鍼灸に合った病態の診方があってしかるべきだが、鍼灸の治療の仕方がまた各人によって非常に違うため、その診方もなかなか一致しない傾向にある。

そこでここでは病態を表す病証というものを採用しないで、病症（症状）のみで身体をみることを試みる。第2章の「虚実補寫」のところで、「病の根元は精気の虚にある」としてこれを陰虚と名付けたが、あらゆる症状の発生の元はこの陰虚によるとするからである。裏を返せば、病は陰虚のみといってもよいもので、いろいろな病症あるいは病証は、それから派生する病態をいろいろと分類して名前を付けているにすぎない、といっても過言ではない。そのため、ここでは病証概念を置かず、病症概念のみで対処する。

さらにその分類を最小限に留め、必要ならば各人がこれを基にして、拡大して理解できるようなものとなることを意図してまとめてみた。東洋医学的な病気の診方は、これまで述べてきたように虚実観と陰陽観に尽きるが、いろいろな病症はこの4者の組み合わせで表現できる。

ここでは、その4者の組み合わせから、5種類の病症を表現して病態を判断する。5種類の病症とはすなわち①陰虚病症、②陽実病症、③陰実病症、④陰実陽実病症、⑤陽虚病症を指すが、これらの分類は症状から判断して分けたもので、あくまでも精気の虚の高じた状態つまり陰虚の状態と程度を示している、という視点を失わないようにする。それは人を血液型で分けるように5種類の病症に分類するのではなく、陰虚が高じて生じる病的状態の推移をただ表現したに過ぎないことを忘れないようにする。

1．陰虚病症

第1章で触れたように、人間には寿命ともいえる生理的な精気の虚（陰虚）があって、それが病的に強くなったものを病の基本とする、というところから病症の診方ははじまる。

そこで、病症の基本を陰虚病症とする。

これは第1章の「虚実」の項で、冷え症状としてまとめたものがすべて該当する。簡単な例としては、膝が痛いとか腰が痛むなどの単独の病症が相当

する。陰虚病症は現代西洋医学でいう機能低下と一見同じように考えられるが、陰虚病症だけをみればそのように思えるものの、ここでの診方は「陰虚病症が高じると以下に述べるような病症が現れる」というものなので、これを単に機能低下と同じとすることはできない。

2．陽実病症

陰虚が強くなるとそれに伴って、陽面に熱が表出することが観察される。

この現象は、陰気の力が弱ると身体の熱を制御することができなくなる傾向にあり、それが陽面に熱の症状として現れることを意味する。陽面とは、体表面や粘膜、全身的には横隔膜より上部、脈の上面、腹部では臍より上部等の身体の上部を指している。

それらの部位に熱が表出したり籠るという現象を指して、陽実病症という。この場合の「実」は、熱の表出したり籠っている状態を意味しているもので、2章（表6）で熱症状としてまとめたものがすべて該当する。例えば、体表に湿疹ができる、発赤をみる、火照る、身体の上部が凝る、口内炎ができる、胃や腸粘膜などに糜爛、潰瘍ができる等である。これらは陰虚が強くなった結果であるから、同時に陰虚の病症を伴うこともよくみられる。

風邪を引いて熱が出る、頭痛がするなどは陽実病症であるが、同時に足が冷える、咳が出る等は陰虚病症を示している。陰虚病症を伴っていなくても、陽実病症の背景には陰虚の状態があることを忘れないようにする。つまり陽実病症は、陰虚陽実病症の略とみてもよい。以下同様である。

3．陰実病症

陰虚が強くなると陽実病症が出ることもあるが、陰実病症が出ることもある。

陰実とは、身体の内部の気の実すなわち熱である。具体的には、身体の内部に凝りとなって現れるものが多く、子宮筋腫や内臓腫瘍などが代表的なものである。あるいは、糖尿病のように全身症状であることもある。いずれも陰虚病症が強くなったものであるから、陰虚病症を伴うこともよくみられる。

陽実あるいは陰実病症

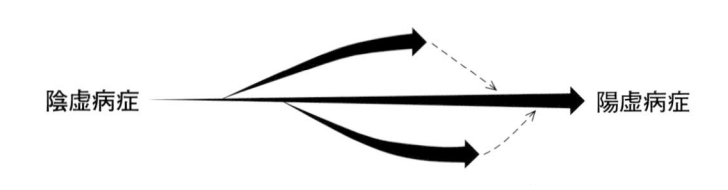

図46　5病症の関係図

　これは、糖尿病でも痩せているものや子宮筋腫があって足や腰が冷えるなどの場合である。しかし、陽実病症と陰実病症のいずれが重症かという比較はできない。また、陰虚病症が陰実病症として出るか陽実病症として出るかは、その患者の身体の特性としか言い様がない。

4. 陰実陽実病症
　陰虚が強くなって、時には陰実病症と陽実病症が重なって現れることがある。これは陰虚が一層強くなったもので、それだけ精気の熱のコントロールが利かなくなっていると判断する。例えば、肝炎になって湿疹が出るなどのことである。これを陰実陽実病症と表現する。これも陰虚病症をよく伴うものである。

5. 陽虚病症
　陰虚病症がさらに一層強くなると、身体の精気がかなり抜けてくる。この状態を陽虚病症とする。
　この精気が抜けるような感覚は、身体から熱を発しなくなる状態ともいえる。皮膚は全体的に乾いて艶がなくなり、気力がなくなり、呼吸は浅く疲労感が強く、些細な日常的な仕事もできなくなる。
　初期には頭部や顔面部が熱くなる、目が充血する、耳鳴りがする、鼻が詰

まるなどの上部の陽実病症を伴うこともある。これに食欲がなくなるようなことが加われば、かなり重症とみるものである。おおむね全身症状で血液やリンパの障害などは、ほとんどこれに該当する。時には急性的に現れることもあり、朝礼などで失神するケースや乗物酔い、あるいは急性アルコール中毒等はその1例である。これにも陰虚病症は同時に観察できる。以上の「病症」の関係を図46に示す。

〈後篇〉
積聚治療の実際

6．病態把握と治療（1）

　どんな医療行為も病態把握すなわち診断からはじまるもので、診断は治療行為の基礎であり非常に重要である。なぜなら診断の目的は、患者が訴えている悩みの原因を探ること、症状に見合った治療方法を決めることにあり、その結果、病気の予後を患者に知らせて不安感を取り除くことができるからである。
　これを鍼灸に当てはめてみれば、次のようになる。

1．問診をする
　それは、患者の主訴の内容を細かに聞き確認することからはじまる。いつからはじまり、どのような経過をたどり、どのような症状であるか、これまでどのような治療を受けたか、を確認する。
　次に、第4章で述べたような病因の観点から、その主訴に関係することがないかを調べる。先天的な要素は含まれていないか、後天的にどのような要素が関係しているか、既往歴は、特に事故などによる外傷の有無、どのような仕事内容か、職場環境、家庭環境、住居環境等を適宜質問する。
　さらに、次のような日常の生活状況を聞く。食事の好き嫌い（偏食、偏味）、食事回数、アルコールやたばこなどの嗜癖の有無や程度、睡眠（就寝、起床時間、熟睡度、夢の有無、寝汗の有無等）、排便（便秘の有無、便の状況等）、排尿（1日の回数、排尿障害の有無等）、月経（初潮、周期、日数、痛み等の異常の有無、閉経）等の状況である。これらのことは、第3章の2節にある。

何か服用している薬があれば確認する。また、現代西洋医学の治療を受けてきたのであれば、病名を確認し受けた検査内容も記録する。

最後に患者の基礎データを取る。身長、体重、血圧、視力、平熱、歯の状況等である。

2．聞診をする

声の調子に注意する。話し方、声の大きさ、吃音、咳等である。こちらの話が聞き取れるかどうかにも注意する。嗅覚の有無や敏感に反応する臭いがないかも確認する。聞診では、主として耳や鼻の状況と口腔や舌、声帯の状況をみるが、これらは上実性の程度を知るためである。

3．望診をする

治療室に入ってくる様子、出ていく様子、歩き方である。ベッドへの上がり方や寝返りの様子、降りるときのしぐさ等、目の動き、口の動き、手足の動き、そして全体の動きに注意する。必要ならば、バビンスキー反射等の理学テストを加えてもよい。理学的検査はあくまでも異常のある神経や筋肉を調べるものであるから、それによって気の滞りを知るということであれば応用できる。

4．切診をする

まず第2章3節で述べたような主訴以外の指標を触診し、確認する。それから、脈診や腹診等の具体的な治療行為に入る。

これらのデータは、一言でいえば気の偏りの強さと方向を教えてくれるものである。鍼灸の治療では、例えば病原菌をたたくという発想ではなく、病原菌が住みにくい体内環境にするということであるから、診断による原因追求とは気の偏りや滞りの異常性の判断であり、気がそのようになった理由を知ることである。

次に治療の内容について触れるが、最初に積聚治療の全体について概観する。

この治療法は、基本的に特定の疾患名を対象としてそれに対して治療を行うというものではない。治療とはあくまでも身体の気の偏りを正すことであると把握して、それに終始するものであるが、それは、疾患名や症状名があくまでも気の偏りの現象を表現する仮の名称であると考えるからである。そのため、患者の主訴であっても、原則として治療の直接的な対象となるものではなく、身体の気の偏りを示す1つの指標に過ぎないとみるのである。だからすべての治療行為は、この指標の解消を目標として行われることになり、それには患者の訴えも含まれているから、自ずから患者の訴えも解消する方向性を持つことになる。

気の偏りを判断する最も中心的なものが、腹診である。

腹診によって気の偏りの基本的なものを知るが、そのことは腹証を正す治療が最も基本的なものとなることを意味している。そのため、次の治療行為を基本治療と称するのである。

①腹部の聚を取り除くための、腹部や背部の接触鍼ならびに脈調整の治療過程
②腹部の聚を取り除いた後に、腹証を立てる過程
③背部接触鍼に続く背部兪穴に対する治療過程
④手足の要穴や胸腹部の募穴を使う、さらに深い積に対処する過程

さらにこの治療過程を経ても、主訴を含めて指標の消去が不十分なことがある。指標の消去が不十分ということは、気の偏りが強く、基本治療だけでは影響が十分に及ばず、その修正が不十分であることを意味している。

このような状況に対して、背部や腹部はもちろん、手足あるいは頚部や頭部のツボを使用することが求められる。これらは、基本治療の中枢である背部兪穴の治療を終えた後に行う、いわば補助的治療であるが、これも積聚治療の範囲内にあるものである。

積聚治療＝基本治療＋補助治療

この補助治療は、これまで「局所の気血に対する治療」としてまとめてきたものであり、対象とする内容は同じであるが、視点を治療手段そのものから治療部位の方にずらしたことを示している。

　このように、気の偏りに対して行う全治療過程を指して積聚治療と称するもので、ただ腹証に対して行う基本治療のみを指していうものではない。

　この第6章は、①の部分の腹部接触鍼を第1段階、脈の調整を第2段階の治療過程として述べたものである。

〔1〕腹　診（1）

　腹部は指標の中でも特に重要で、治療の流れの中で常に意識するところである。この後で述べる腹部接触鍼（第1段階）の時、脈調整（第2段階）の時、あるいは伏臥位での背部の接触鍼や兪穴等の治療の時など、いずれの時にも腹部に焦点がある。診断というものは、患者の気の偏りあるいは滞りの状態の確認であるとともに治療による気の変化の確認でもあるが、積聚治療の特徴の1つはともかく腹部の診断にある。

　ここでは、腹部接触鍼や脈を調整する段階でみる腹診について触れる。この段階の腹部の状態は広い意味で積と表現する概念に該当するが、いずれにしても身体の冷え（精気の虚）の状況を知ることが目的である。つまり、腹部症状のあること自体が、精気の虚の存在することを意味しているとみる。

　それらを【1】腹診の範囲、【2】腹部症状の2つの項目に分けて、述べる。

【1】腹診の範囲

　腹診は、基本的には腹部を対象とするが、ここでは胸部もその対象とする。腹診に胸部診を加えたものは、広義の腹診である。つまり、広義の腹診は体幹の前面全体を指していることになる。

　胸部の範囲は図47に示す通りであるが、胸部は両外側端を胆経とし、上端は鎖骨と胸骨上端、下端は季肋部下縁である。また胸部の五蔵区分は、左右

6．病態把握と治療（1）　　165

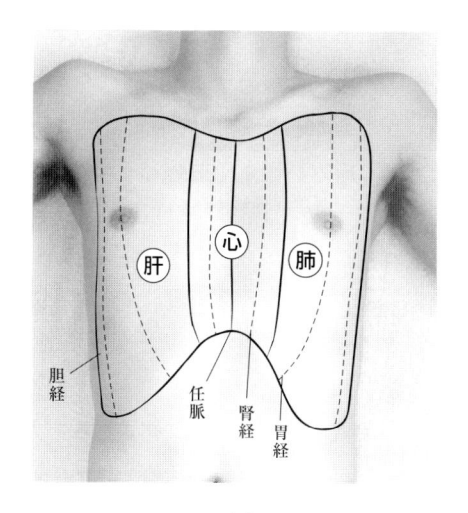

図47　胸部の図

　の腎経と胃経の中間線内の任脈を中心とする胸骨部を心の領域、その右胸部を肝の領域、反対の左胸部を肺の領域とする。胸腹部の反応は、原則として腹部を主とし、胸部を従とするものであるが、腹部に際立った反応がないときは胸部の反応をもって腹診とする。
　身体の背面を陽面とすれば前面は陰面となるが、その中でさらに腹部は陰面、胸部は陽面と位置づけることができる。このことより、腹部が最も陰性の強い部位であると位置づけられる。このような観点は、胸腹部にある募穴群を理解するのに役立つ。
　胸部と腹部の間には、日月を除いて陰の募穴群がある。これは一般には腹部の募穴と理解されているが、胸部の最下面とみることもできるもので、そのようにみれば陽位である胸部の陰位に陰募穴が位置していることになる。中府は胸部の中で最も高い陽位にあり、蔵の中で、肺は陽的な要素が強いことを窺わせる。腹部では最も陽位に陰募穴があることになるし、腹部で最も陰位である任脈に中脘や関元等の陽募穴が並んであることにも、陰陽観が応用されている。

【2】腹部症状

　腹部でみるものもすべて精気の虚の状態であり、気の全体像の投影であるが、ここでは聚といわれるものとそれ以外のものを確認する。

　気の全体像は、聚とする痛み、硬さや拍動とそれ以外の腹部症状、すなわち1）腹形、2）熱感、3）色艶、4）感覚異常、5）湿り具合、6）音、7）外傷等から読み取れる。

　これらの項目の内容を大きく分ければ、腹診で確認するものは実症状と虚症状であるとすることができる。まず実症状を確認するが、その代表が聚であり、これは広義に解釈すれば熱気の状態を知ることである。具体的に腹部でみる実症状とは痛み、硬結、拍動、緊張、知覚過敏、火照り、痒み、発赤、黄色、攣感、発熱等を指し、これらは積聚治療では熱の概念で把握する病症である。

　このうち、最初の3つの内容すなわち痛み、硬結、拍動が腹部接触鍼と脈の調整で消失するような程度であれば、それらは聚とされる部分である。聚とする内容は程度を問わないもので、強い自発痛のこともあれば自覚的な腹部膨満感のこともあり、また腹部に強い拍動を触れることもある。このような実症状は、その背景に精気の虚とする虚の要素すなわち冷えが身体の芯にあることを示すものである。

　次に冷え症状に注目する。これらは、感覚がない、冷たい、ざらざらする、静脈が浮く、黒、青、紫、白などの皮膚色や腹鳴（腸鳴）、振水音等である。これらは直接的に身体の冷え、すなわち虚の状態を示している。

　以上のことを踏まえて、以下に聚以外の病症について簡単に触れる。

1．腹　形

　腹胸部は、胸部、大腹、小腹の3部位と、その境界である臍周囲や季肋部下縁に分けられるが、腹形ではそれぞれの膨らみ具合、あるいは凹み具合などの形状と弾力性をみる。

　基本的には、腹部が硬く、少しぐらい押してもあまり凹まないような異常な膨らみがあり患者に苦痛感があれば、実的な病症である。このような実症

(1)

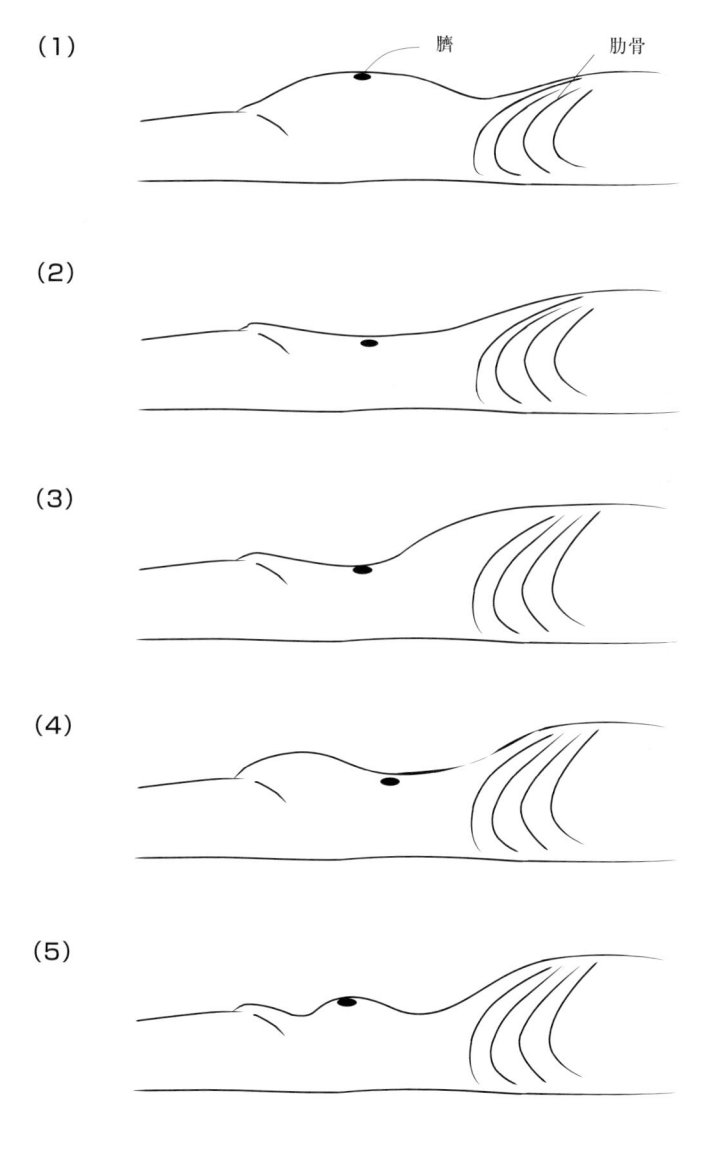

(2)

(3)

(4)

(5)

臍　　肋骨

図48　異常な腹形

状は、身体の芯の精気の虚から来る熱性を意味している。

　また、大きくても弾力性のないものや凹んで力のないものは、身体の冷えを直接的に示すもので、虚的な病症である。それらと季肋部下縁以下の腹部と胸部の形から腹部の全体像をみて、それにより、精気の虚が実的に現れているか虚的に現れているかを知る（図48）。

(1) 腹部全体が膨満しているもの

　これには「ビヤ樽のように」と形容されるように、1つの体形をなしているものがある。このケースは腹部全体が硬く張っているが、苦しいという自覚はそれほどではない。ガスや腹水が溜まって、全体的に膨満する場合がある。異常な膨満であれば、触診でわかるのはもちろんとして患者自身にも腹部が張っているという自覚があり、強くなれば呼吸が苦しくなる。

　いずれにしても、実症状であるから熱の概念に入るもので、呼吸などの苦しさがあれば精気の虚は強い。

(2) 腹部全体が虚して力のないもの

　これは船底形とも形容できるもので、非常に痩せた患者にみられる。あるいは、腹部全体に弾力性がなく頼りない印象を受ける。状態の非常に悪いものでは、聚はもちろん、積もまったくみられない。

(3) 大腹が膨満し、小腹の力がないもの

　往々にして胃部に消化異常がみられるもので、患者は腹部が張った感じを持ち、時には食事をはじめてすぐに腹部が張った感じがして、それ以上食が進まない。精気の虚が大腹に熱をもたらしているもので、不良である。

(4) 小腹が膨満し、大腹に力がないもの

　小腹が大腹よりも大きいのは腹形としては安定したものでよいが、大きな子宮筋腫があるなどで硬く張ったものはもちろん不良であり、むしろ積に類するものである。

　また、内臓下垂があると小腹の膨隆がみられるが、子宮摘出術後の女性によくあるケースである。これが強くなると子宮脱を呈する。この小腹の膨満も熱であるが、その背景に潜む冷えはかなり強い。ただし、歳をとると内臓の力が全体的にゆるむため一般に小腹は膨隆する傾向にあり、異常性かどう

かの判断は、他の情報を加味する必要がある。
(5) 臍の周囲が膨隆しているもの
　これは往々にして内臓下垂、特に胃下垂にみられる。
　下垂とは、精気の虚があるために内臓の筋力が低下し下方に下がるもので、冷えが強くなればその症状も強くなる。それに伴ってガスが溜まりやすくゲップが出やすいが、ゲップの出にくいものは不良である。また、臍は往々にして上下左右のどちらかに偏っているもので、その偏りをみて腹部の緊張度を判断する。例えば下に強く引っ張られているようであれば、大腹が弱く小腹の緊張が強いと読める。
(6) 胸部が膨満しているもの
　呼気が苦しい患者にみられるが、胸郭が鳩胸状に変形しているものは小児の時からの異常である。同時に腹部も膨満したり、あるいは力がないこともあるが、後者は一層不良で精気の虚が強い。特殊なものだが、乳房や腋窩の凝りや痛みも異常であり、見落とさないようにする。
(7) 胸部に力がないもの
　これは外見では細身の体形にみられるもので、往々にして結核など胸部疾患を患っていることが多い。これも腹部に力がなければ不良で、常日頃の摂生が求められる。

2. 熱　感

　腹部には、正常であれば気持ちよい温かさがある。そのため、下腹部が冷える、熱感に左右差がある、腹部全体が冷たいなどの症状はよくない。また反対に、腹部全体に熱い感じや火照りがあるもの、どこか特定の場所が熱いものは異常である。あるいはくすぐったいとか痒いという感覚、触られると皮膚が緊張するなどの感覚も熱的なもので不良である。
　胸部にも同様のことがいえ、触診をして熱感に左右差があるもの、あるいは逆に冷たく感じられるものは不良である。

3. 色　艶

　腹部では、特に静脈が浮いたりして青色のあるものは冷えが強いと判断し、よくないものである。熱性のものとしては、黄疸色が代表的である。

4. 感覚異常

　感覚異常のうち、冷えを表すものとしては、感覚がないとか肌が荒れてざらざらするなどがある。

　また熱性の実症状としては、熱感のところでも触れたくすぐったい、痒い、触られるとピクッと皮膚が反応するなどである。これらは、腹部、胸部ともに観察される。

5. 湿り具合

　腹部の湿り具合は、臍によく出ている。

　臍は神闕という穴名があるように重要なツボであるが、その状態にも注意を払い、あまりごみを溜めて湿気を呼ばないようにする。湿気が強いものは、それだけ冷えやすいと判断する。また、胸腹部に汗をかきやすい患者は、それだけ冷えやすいと理解する。

6. 音

　腹部では腹鳴（腸鳴）、振水音（胃内停水）などの音を聞くことがある。いずれも陰虚の状態を示すものである。胸部でのラッセル音は冷えを示す音であり、患者が心臓の拍動を感じると訴えた場合は、熱性のものを意味している。

7. 外　傷

　腹部の外傷の筆頭は、手術創である。最近では内視鏡を使用する手術が広まりつつあるようだが、まだまだメスによる手術創を持つ患者は多い。しかし、例えば虫垂炎の手術であっても、それは虫垂炎の原因を取り去るものではないため、手術は成功しても、身体にはその原因となった要因は封印され

ているものである。そのため、その要因と手術による身体のダメージあるいは癒着などはいつまでも身体に作用することが考えられ、必ず手術の背景を子細に確認する。

また、腹部や胸部に打撲を受けることがある。身体は打撲部位があればそこを修復しようとして血液を送るため、その結果として鬱血が生じる。打撲の処置の原則はその鬱血を取り去ることであるが、胸部の肋骨上では容易であるものの、腹部ではそれが難しい。

手術創の根本的な処置には灸が必要で、このことは、外傷には身体をかなり冷えた状態にする作用が強いことを意味していると考えることができる。

〔2〕接触鍼

ここでは、基本治療の第1段階である接触鍼について述べる。

【1】接触鍼の仕方

1.接触鍼の構え

接触鍼の押手の構えや刺手の鍼の持ち方は、毫鍼の刺入時と同じである。

ただ、1カ所に手を止めて操作する毫鍼の刺入と違って、腹部や背部の皮膚面を移動する運鍼であるため、手の構えには次のように若干の工夫が必要である。

①押手の母指と示指と皮膚面とでできる三角形の空間に、上方からほぼ80〜90度の角度で、刺手の鍼を真っ直ぐ入れ皮膚に当てる。

②この母指と示指で三角形の空間をつくってツボを開き、そこへ鍼を入れる際の時間のずれは短いほどよく、慣れてくれば見る者にはほぼ同時という印象を与える。

この時、母指と示指の間には、皮膚上でおおむね1cmほどの間隔がある。

押手は皮膚面を緊張させる操作であるが、これが十分であれば患者に痛みを感じさせない。また、皮膚を押し付ける押手の作用が必要以上に強いと、不快な印象を患者に与える。

押手の母指と示指の底面は開いているが、上縁は互いに接している。同時

に他の三指は皮膚に接しているが、小指球と母指球は普通皮膚面から離れている。鍼の操作に慣れない段階でこの操作が難しいのであれば、押入法を応用して、鍼の圧迫だけを繰り返してもよいが、できるだけ早く上に述べた本来の接触鍼の方法に移るのがよい。それは、本来の方法の方が意識の操作をしやすいからである。

③刺手の小指や環指は皮膚に接して、刺手を安定させる。

時には中指と環指も皮膚面に触れるが、患者の位置によっては母指球と小指球が皮膚面から離れることがある。

④鍼が患者の皮膚面に当たると同時に、刺手は鍼をその皮膚面に若干押し付け、皮膚を圧迫する。これは毫鍼には弾力性があるためで、皮膚面に押し付けると鍼体は若干たわむが、力を抜くとすぐ元に戻るものである。この鍼がたわんでも元に戻れる範囲内の力を加えることが、接触鍼では大切である。

逆に、鍼がまったくたわもうとしないような操作は力が加わっていないものであり、患体には気がこもってしまってかえって害になる。また、このとき切皮して鍼が入っていくようであれば、その状況に任せて鍼を入れる。"接触"鍼という言葉に惑わされて、鍼が上滑りにならないようにする。

⑤次に、鍼を皮膚から離し、すぐに押手の示指でツボを閉じる。このツボを閉じる動作は、鍼操作に補的な意味合いを加えるものである。これまでの一連の動作をしている間は、刺手の鍼を離さないことが肝心である。

以上の操作をまず1カ所でゆっくり行い、2カ所、3カ所と徐々にその範囲を広げていく。技術が向上すると、接触鍼を受ける患者は鍼が皮膚に当たっているのをほとんど感じず、あたかも指だけが皮膚上を動いているかの印象を持つ。注意点として、鍼を曲げないこと、押手の指に鍼を刺さないこと、刺手は鍼体を持って行わないこと、硬い鍼を使わないこと等が挙げられる。

2. 接触鍼を行う部位

接触鍼は、主に腹部と背部に行う。

まず治療の第1段階の仰臥位で腹部に、次に伏臥位になってまず背部に行う。時には頭部（側頭部）等にも行うことがある。

3．接触鍼の操作

①この接触鍼は、腹部や背部の皮膚面上に、ツボの名称にこだわらず、上から下へとジグザグな動きで行う。このとき、経絡を意識してそのラインに沿うことを気づかう必要はなく、ランダムな操作の方がむしろ好ましい。

皮膚面を経絡の集合した線状のものとしてでなく、面としてみることが大切である。

鍼を当てる間隔をどの程度近づけるか、どの程度の速さで鍼を移動させるか、どの程度の範囲に行うか、何回上から下へ繰り返し鍼を運ぶかなどは、すべて病態の状況による。あまり狭い間隔の運鍼は避けるが、それは単に距離を測ってすることではない。術者の意識の使い方が上手になるほど、間隔は広がる傾向にあるものである。

②接触鍼を有効なものにするには、毫鍼の刺入と同様に意識の投射が必要である（第4章4節）。

運鍼はただ一定のリズムで移動するのではなく、鍼を皮膚に当てたときに少しの間を置き、あたかも長い鍼が皮膚を貫いて反対側にまで到達するような意識、慣れればその部位から身体の四方八方に波紋が広がるような意識を持つことが重要である。

③接触鍼を終える目安は、指標の変化による。

指標の中でも特に皮膚から出る汗は重要で、この汗とはいわゆる汗のこともあり、ただ皮膚が湿る程度のこともある。いつもハンドタオル等のようなものを手元に置き、皮膚が湿ったり汗ばんでくれば必ず拭う。病状にもよるが、発汗の勢いが収まれば接触鍼をやめる頃合であり、他の指標の変化が顕著であれば、それを基にして接触鍼をやめても良い。

4．接触鍼の種類

ここでは接触鍼の方法は1種類とし、散鍼と区別する。またここでいう散鍼とは、接触鍼と同様の手つきで、押手を使わずに刺手のみで行うものをいい、刺手のみの運鍼である。散鍼は寫的な手法とする。

【2】接触鍼の影響

接触鍼の影響力は術者の鍼力ともいうべきものに関係し、いわば鍼の刺入力と意識力に比例する。鍼の刺入力や意識力が強ければ、接触鍼の作用力も大きい。

接触鍼は鍼が皮膚に密着していることが大切で、あまり過敏でない患者の

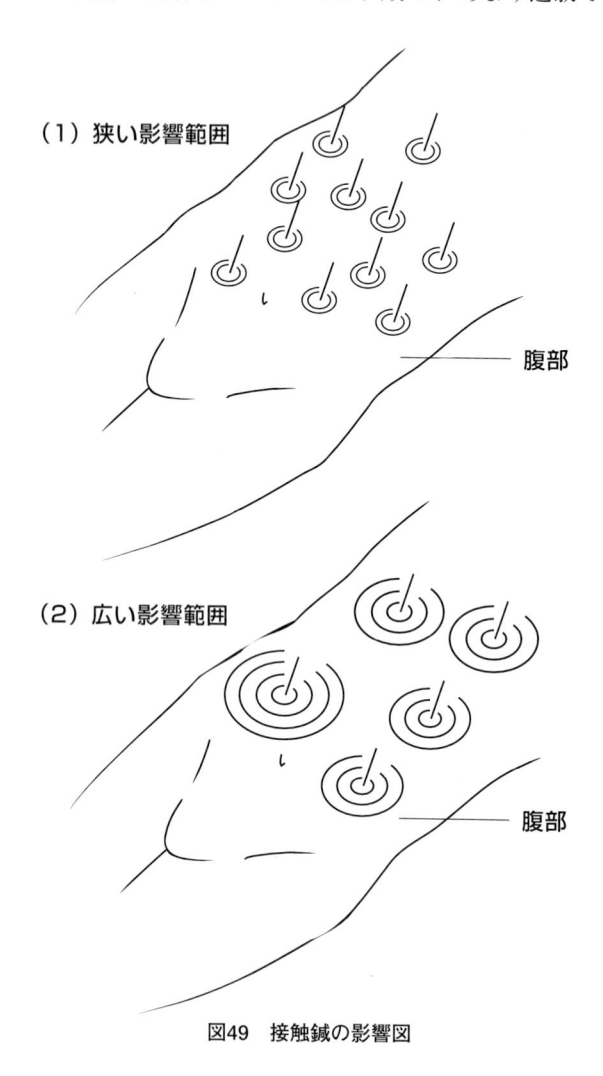

(1) 狭い影響範囲

腹部

(2) 広い影響範囲

腹部

図49　接触鍼の影響図

場合は、ほんのわずかだが鍼は皮膚に入っているものである。歳をとって皮膚がゆるんでいる患者では、さらに鍼尖は深く刺入することがある。

　運鍼の速さは病態によるが、あまり速くすると鍼が浮きがちになり、そのような運鍼をすると、かえって気が表面に滞って熱を帯び、不快な感じを患者に与える。身体が冷えているにしろ熱を持っているにしろ、身体の精気の虚を補う気持ちをいつも持つことが大切で、意識は鍼体の延長線上にいつも置くようにする。

　つまりこのことは、身体の陰の気をいつも対象としているということなので、そのように心がけると、1カ所ごとに瞬間的に鍼を持つ手が止まる印象を患者は受けるものである。

　1カ所に当てた鍼の影響範囲がどの程度か、円形にして直径1cmか5cmか10cmか、その判断によって腹部や背部に何カ所鍼を当てるかが違ってくる。しかし、少なくとも、上下左右の腹部の外縁の境界近くまで接触鍼を行う必要はない（図49）。

　接触鍼はおおむね上方から下方に向けて行うが、汗の出方や指標の変化の状況にもよるものの、特別なことがないかぎり2～3回繰り返せばよい。特別なこととは、非常に腹部の力がない、身体が冷えている、過敏である、熱があるなどであり、このような時には少し丁寧にゆっくり行い、往復の回数を多くする。

　治療の手順として接触鍼を最初にするのを原則とするが、打撲の直後のように緊急な状況や自由に身体を伸ばせないような病態では、接触鍼をできないこともある。また、背部接触鍼は腹部と同時には行えず、やむを得ず伏臥位になってから行うことになる。

【3】接触鍼の意義

　接触鍼を何のために行うのか、ということをよく認識しておくことは重要である。

　①接触鍼の意義は、身体の最も表層の気を動かすことにある。その意味で、接触鍼は治療の第1段階の治療行為である。ただ、最表層の気の操作とはい

っても、最表層の気のみの操作ということではなく、深部を意識することで深い陰の気まで影響が及んでいる。最表層の気が動くことは全身の気に影響が及んでいることで、そのことを常に意識する。そのため、接触鍼によって腹部や背部の状態が変わるだけでなく、脈も変化し、いろいろな指標にも変化をみる。このような表層の気の動きは陽的なものとすることができるから、腹部においては聚という概念に相当するものの動きと見なす。

腹部の聚がなくなることは、単に腹部の状態が変わったとするものではなく、全身に変化が生じていると認識するものでもある。

また、第1段階の治療行為とはいっても、接触鍼そのものは1つの治療方法であるから、接触鍼だけでも十分な気の変化が期待できることもある。その典型的なのが小児の全身にする接触鍼で、使う鍼は鍉鍼がもっぱらであるが、これだけでかなり状態が改善する。これは、一般に小児鍼といわれているものである。

②接触鍼は補法である。

積聚治療で行うすべての治療は、原則として身体にとって補となるような操作に終始する。

接触鍼も補法の1つであり、精気の虚を補う力を持つものである。接触鍼をすると汗をみることをよく経験するが、この汗は精気の虚が補われつつあることを示す重要な指標であり、汗が出るという現象だけをみて寫法とはしない。膝周囲などの他の部位の痛みなどが同時に緩解する現象がみられることなどからも、補法と判断することができる。

〔3〕脈の調整

脈診は古来非常に重要視されているが、一説には、手や頚部の脈診部以外の肌に触れることができなかったとか、腹診に比べて中国での文献が多いため、考察がいろいろと行われたためだといわれている。そのため脈診で全身を観察し、脈を整えることで全身の気の状態を変えるという方法が、微細に追究されてきたといってよい。しかし、積聚治療では脈診よりも腹診の方に

重点を置いて、全身を観察し気を動かすという方法を採り入れている。
　ここでは、脈診と脈の調整を基本治療の1つの段階として位置づける。

【1】脈診の種類

　脈診の歴史を概観すると、その内容は大きく3種に分けることができる。
　その1は、身体全体を陰陽観でとらえるもので、それらは『素問』「三部九候論篇20」の三部九候診や「六節蔵象論9」あるいは『霊枢』「終始篇9」に由来する人迎脈診といわれているものである。
　三部九候診は身体を三部に分け、各部に天、地、人があるとし、合計9カ所のツボを挙げていて、具体的には次のように記されている（穴名は後代の説）。
　上部の天とは両額の動脈（懸顱、懸釐）、地とは両頬の動脈（大迎）、人とは耳前の動脈（耳門）である。
　中部の天とは手の太陰（経渠）、地とは手の陽明（合谷）、人とは手の少陰（神門）である。
　下部の天とは足の厥陰（五里）、地とは足の少陰（太谿）、人とは太陰（衝陽）である。
　ただしこれらをどのように使うか、という指示は書かれていない。
　また、人迎脈診は頸部の人迎脈と手首の寸口脈の太さを比較するもので、次のような内容になっている。
　人迎一倍は、病は少陽にある。
　人迎二倍は、病は太陽にある。
　人迎三倍は、病は陽明にある。
　寸口一倍は、病は厥陰にある。
　寸口二倍は、病は少陰にある。
　寸口三倍は、病は太陰にある。
　人迎、寸口いずれも四倍のものは、関格（格陽、関陰）という。
　「終始篇」には、さらに具体的にこれらの内容に該当する病症が書かれているが、いずれも人迎と寸口の脈の幅を比較して、どちらの方が勢いが強い

かをみるものである（注1）。

　以上のような脈診の視点では、ヒトの身体全体の上方を陽位、下方を陰位と、大きく陰陽観でとらえているということができる。

　それに対して、後代、手の橈骨動脈（寸口脈）だけで診断する脈診が提唱された。その1つが『脈経』（王叔和：晋265～420）にある人迎気口診で、右手の寸口を気口として陰脈部、左手の寸口を人迎として陽脈部とするものである（「巻之一　両手六脈所主五蔵六腑陰陽逆順第七」）。さらに左右それぞれの寸口に上部、中部、下部に相当するものを置き、関前、関上、関後と表現し、左右で六部、すなわち六部定位脈診という脈診法が発案された。これは人迎という言葉を使うものの、『霊枢』の人迎脈診を踏襲するものではなく、身体の左右を陰陽に分けてみるという視点を強調するもので、これも陰陽観の一面である（注2）。

　もう1つが『難経』のもので、これも左右の寸口をもって脈をみて（18難）、脈を尺（関）寸で分けるという診方を導入するものの（2難）、しかし厳密にはそこに五蔵六府は配当されておらず、左右各三部の陰陽観を記すのみである。これは、左右の寸・関・尺で身体の上下の気の状態を、陽経・陰経脈で身体の表裏の気の状態を示そうとするものである。

　脈診にはさらに祖脈（浮沈、遅数、滑濇、硬軟、長短等）といわれるものがあるし、脈状診（24脈）というものもある。あるいはそれらの脈状は四季に応ずるものがあり、弦、鈎、緩、毛、石脈をそれぞれ春・夏・長夏・秋・冬に当てはめる。

　以上、脈の内容を概観したが、これらの脈診は何をみているのかを改めて考える必要がある。

　大雑把にいえば、ある疾病状況にある患者の脈をみれば、それから治療するところ（ツボ）がわかるとともに、治療をしてから脈をみることでその結果がわかるという点で意義があるものである。また同時に、患者の訴えが解消する方向になければならない。だから脈に精通することは、手首や人迎をみるだけで判断できることであるから、非常に簡便で有用な診断武器を手にすることになる。ただ、陰陽観に十分精通していないとできないことで、単

に疾患名や症状名と脈を符合させるだけでは、その真価は十分に発揮できないと思われる。

【2】基本治療としての脈診の位置づけ

以上のことを踏まえて脈診の特徴をいくつか挙げ、積聚治療での脈診の位置づけを行う。

(1) 診脈が難しい

これはどこでも耳にすることであり、誰もが感じていることである。

これには2つの面がある。

1つは指導者が不足している点である。技量というものは万人が等しく同じになるということはあり得ないが、ある程度の状況には簡単に到達できる内容であることが望ましい。その点、脈診は学校教育に取り入れられていないこともあり、指導者が少なく脈診を教わる機会がほとんどない。しかし、これは本質的なことではない。

重要な点は2つ目で、脈そのものが不安定なもので、複数の術者が1人の患者の脈をみて同じ結果を得ることはかなり難しいということである。これは気の観点からみれば、寸口の脈は脈としては最も表層に位置するものの、身体の気の浅い部分から深い部分までを読み取るところであるため、特に浅い気の要素は脈に指を添えるだけで変化するという内容を常に秘めている。つまり、同じ患者を対象にしていても、A治療家のみた脈と同じ脈をB治療家がみているとは限らない訳で、そこを同じものをみようとすると無理が生じ、どこか観念的な要素が入り込む。

それは、治療の技量そのものが1人1人違うことを考えれば、診脈もその技量に合えばいいという側面を持つことを意味する。これは、脈診を客観化できない理由の1つであるが、そもそも東洋医学の診断治療の内容を客観化すること自体、自己矛盾を抱えることになる。客観化できない側面は東洋医学の問題点でなく、むしろ特徴であるといわざるを得ない。

学習の初期の段階では、指導者のみた脈の結果と同じようになるよう努力するが、慣れるにしたがって微妙な脈の違いをお互いに表現できるようにな

るものである。

(2) 脈だけで身体のすべてを読もうとしない

　理論的には、身体のすべての情報は脈に濃縮されて含まれているとするから、脈に非常に精通すれば、あらゆることが読み取れる道理である。しかし、例えば過去に交通事故があったことによる身体の異常等のように、患者から具体的にちょっと話を聞くだけで了解できることは多々経験するもので、脈にとことんこだわる必要性はあまり感じられない。

　あるいは身体には他にも異常を訴える情報はたくさんあり、積聚治療ではそれらを指標としてまとめている。しかし、脈が速い場合には発熱の状況がはっきり出ているなどのこともあるから、脈は常に身体の他の情報と相対的な関係にあることを知っていることも必要である。そこで脈だけで身体の状況のすべてがわかるとはせず、気の偏りや滞りを判断する材料の1つとするのである。

(3) 脈診の位置づけをはっきりさせる

　脈診の位置づけとは、治療全体の中で脈というものをどのように意味づけるかということである。

　これは、脈で身体のすべてをみようとするのかどうかということだが、現実的には、脈だけに頼って不問診断治療を行うということはないに等しい。

　積聚治療では、脈診を治療過程の第2番目と位置づけている。これは、脈が経絡上にあることを踏まえているもので、「身体は気の重層構造である」とした場合、経絡はかなり上層部に位置するが、そこへの治療は表層に対して行う接触鍼よりも深いところに行うものと位置づけるからである。もちろん経絡が深層まで及んで蔵に影響を与えているということも踏まえてはいるが、この時点では、脈を整えてつまり経絡を整えて蔵にまで影響を及ぼそうとは意識しない、ということである。そのため、この段階でとことん脈を調整しようとしなくてもよい、とする。つまり、積聚治療での脈の調整は、表面に次いで深い気を窺うことができる、とするだけである。

　また、付け加えるならば、腹部接触鍼もそうであるが、脈を整える行為はその影響が腹部に如実に現れることがわかっている。このことは、脈の調整

が身体全体に気の動きをもたらすことを物語るが、それを腹部でははっきりと把握することができる。そこで腹部接触鍼同様、脈を整えて起きた腹部の変化内容も「聚」と位置づけている。

(4) 脈は変化しやすい

脈はかなり表層の気の状態を示しているものであるから、変化しやすく、その状態は不安定である。そのため、脈の調整によって脈が安定するというものではなく、全治療過程が終了したとき、脈はさらに安定するとみている。もちろん接触鍼だけで終了する治療過程もあるから、その治療内容に応じて、脈はそれぞれに安定する方向性を持つものである。

【3】脈の意味

上に述べたように、脈診の方法はいろいろある。その内のどれをとるかも自由であって、気の陰陽状況を読もうとするのであれば、その都度最も適したものを採用するのも一法である。時には頸部の人迎脈を参考にする、などである。

ここでは、六部定位脈診を基準の脈診としている（注3）。それと同時に祖脈の内容を加えている。六部定位脈診では、六蔵六府を手の左右に配当し、祖脈では浮沈、遅数、虚実、滑濇というものに注意する。これらをみるのは、ひとえに気の偏りと滞りの様子を知るためである。

現代西洋医学的な観点でいえば、脈は心臓の状態を反映するもので、橈骨動脈壁の弾力性と血流の状態が微妙に関係しているものとなるが、東洋医学的には、たとえ寸口、関上、尺中と3カ所に区分けしてみる寸口脈のような短いところでも、動脈壁の状態は一様でないとし、それに伴って血流の状況の反映され方も違ってくる、という前提に立っている。

心臓の状態は全身の状況を反映したもので、単に心臓のみの状態でないとみるから、この点からも、脈をみることが単に心臓の状態をみているのではないことは明らかである。

次に、それらを項目に分けてみることにする。

(1) 脈　速

　脈の速さは平脈を一息五動などと表現するが、ここでは時計で計測することにする。

　脈速は1分間の拍動数を計るもので、便宜的に15秒の拍動数を4倍することで求める。これは、正常な範囲を60～90拍として、それから外れる90拍以上を数脈、60拍未満を遅脈として一応異常とするものであるが、実際はそう単純ではない。つまり、患者の基準値が基準になることを常に頭に置かなければならない。いつもは60拍の患者があるとき90拍であれば、平均的には正常値の範囲であってもその人にとっては数脈であり、異常である。また逆のこともみられる。

　ところでこの脈速とは、身体の冷熱の状況を示す指標の1つである。そしてこれは、計測上の体温の高低に限らず、数脈であれば身体に熱があるとするのである。例えば拍動数が100以上であっても、現代西洋医学では心房細動などを指摘することがあるが、発熱があるとは限らない。反対に遅脈は身体が冷えていることを示していると判断するが、これも体温計で測って低い数値を示すものとは限らない。

　熱があるのは、熱をコントロールする力が落ちていて、熱気の動きが過度に活発であることであるし、冷えがあるのはその逆に気の活動が抑えられていることを示している。ただし、生理的に数脈や遅脈を呈することがある。数脈の場合は妊娠女性であり、遅脈はスポーツを日頃盛んにしている人にみられるものがそれである。妊婦は胎児を抱えているために、熱気はそれこそ人一倍であって数脈になる。スポーツ選手は、スポーツをしているときに息が上がらないように、普段の脈拍数は低く抑えられる傾向にあると考えられる。また、数脈や遅脈のいずれも先天的な背景があるケースもあり、他の指標に異常がなく、脈だけのものであれば、これは一応異常とはしない。

(2) リズム

　脈拍は一定のリズムをもっているが、これが乱れることがある。一般には不整脈とか期外収縮などと表現されるが、古典的には結代脈といっている。

　結代脈は結脈と代脈ということで、結脈は時々脈が一定間隔で跳ぶもの、

代脈はリズムが一定しない拍動の仕方を指す。これらはいわば脈が途切れることであるが、これは冷えを示すものととらえる。

遅脈で結代脈があるものは、いずれの概念も冷えを示すもので理論的に矛盾がないようであるが、数脈で結代脈の場合は、熱を示す脈と冷えを示す脈が混在することになる。これは冷熱の関係が非常に不安定なことを示しており、数脈だけよりも冷えの状態が悪いことを示していると理解する。

結脈にしろ代脈にしろ、その頻度が強いものは、それだけ冷えが強く不良とする。

(3) 陽実性の脈

陽実脈とは、陽位の脈が実していることを示す。

まず陽脈の診方に注意が必要で、脈を少しも圧し込まないで、脈の表面にただ指を触れるだけの位置を陽位とすることを覚える。その指の状態で脈を触れるようなことがあれば、それを陽脈があるとし、その状態の脈は必ず陽実性の脈となる。言い換えれば、陽実脈を触れるのは異常ということになる。陽脈を触れるということは、府の脈に実性がみられるのと同じ意味である。つまり、普段は府脈を触れない。

陽実脈の出方には法則性がなく、次のようにいろいろなケースがある。

寸口、関上、尺中のいずれか1カ所が実する。

寸口、関上、尺中のいずれか2カ所が実する。

寸口、関上、尺中のすべてが実する。

右に偏るもの、左に偏るもの、左右にみられるものがある。

寸口、関上、尺中の脈位の意味は、寸口が上方（上焦）、尺中が下方（下焦）、そして関上が中間（中焦）であるが、陽実脈では上方に実性が現れやすい。これらは、いずれも程度の違いはあっても、はっきりと把握できる脈状である。特に寸口や関上の陽実脈のものは、左右のいずれかにかかわらず、身体の上方、あるいは表面、頚部や顔面、頭部などに熱性がみられるものである。これは気が陽位に漂っていて治まらない状態を示し、それを治める陰の気力が弱いことを意味している。

具体的には、顔が赤い、吹き出物がある、頭痛がするなどの症状をみる。

もちろん尺中の陽実もみられることがあるが、この場合は陰実を同時に伴う傾向にある。また、寸口、関上、尺中に府を当てはめて、特定の府脈が実する点に注目することもある。例えば胆脈（左関上脈）が実すれば、それに相当する経絡（この場合は足少陽胆経）に圧痛や凝りなどの異常がみられることがある。

若い人や欧米人、あるいはスポーツ選手などには、特に身体の異常がないのに陽実脈が強く実していることがあるが、これらは非常に精気の力が強く、その結果、陽実脈を呈しているとみる。これは生理的なもので、異常とは見なさない。

(4) 陰実性の脈

陰実脈は、陰位の脈が実していることを指す。陰位は脈の最下面である。つまり陰位とは、脈を十分圧し込んだ時に（橈骨動脈を潰した状態で）脈が消える位置である。そこで陰実脈とは、脈を圧し込んでも指の力を抜くとすぐ脈拍が戻るか、あるいはなかなか脈を圧し消すことができないような状態を指す。これは身体の内や裏に熱気がこもっている状況で、組織全体が硬くなっていることを窺わせる。

熱気がこもる背景には、これも精気の虚があるとする。ただし、陰実脈は陽実脈と違って、陰実と判断するかどうかが明瞭でないことも多い。それは、基本的に脈診は相対的な判断によることから来るもので、AさんとBさんの脈とを比較するものではないからである。この陰実脈にしても、圧し込んだ脈の戻り具合というものの判断が非常に微妙なのである。圧し込めないものをはっきりと陰実脈とすることはできるが、脈の戻り具合というものは判断が難しい場合があるからである。

戻りの遅いものはこの後に触れるように陰虚脈とするが、陰虚と陰実脈の境界は感覚的な比較で判断される要素が強く、非常に不確かである。その点も、脈診が相対的な判断によるとする所以の1つである。陰実も、左右の寸、関、尺のいずれにも単独で現れたり、左右複数カ所に現れたりするもので、下方の陰実は身体の下方、上方のものは身体の上方の組織の硬化を示しているとみる。また、左右の全陰脈が実しているものは、組織の硬化すなわち冷

えが強いもので、右か左の全陰脈が実するものは気の偏りが特に強いことを示している。

　全体的には、現代西洋医学でいう動脈硬化症が該当するようであるが、それに伴って生じる最小血圧の高い場合などである。生理的には陰実は妊婦にみられ、特に心包の脈が実する傾向が強い。ついでに付け加えれば、妊娠脈としては、数脈と心包脈の実の他に神門脈が目立ってくることが挙げられる。

(5) 陰実・陽実性混在の脈

　陰実と陽実の2種類の脈が同時にみられる現象がよく起きる。この現象も法則性がみられないもので、寸口の陽実があれば寸口の陰実があるというものでもない。これらは、本当に生命力の強い場合はともかく、組織が硬くそれが表面にも異常として現れているものである。

　実現象については、従来、六淫による外邪によるもの、あるいは、虚する経があるために、それが五行的に剋する関係の経が見かけ上で実しているとする旺気によるものを区別するが、ここではこれをとらない。

(6) 陰虚性の脈

　陰虚脈は陰位の脈に力がない状態で、基本的な脈である。

　先に触れたように、橈骨動脈を圧し込んだ位置が陰位であるが、その位置で指の力を抜いた時の脈拍動の戻りの遅いものを、虚の状態とする。「遅い」という表現は2カ所あるいは3カ所を比べて表現するもので相対的な内容を含んでいるから、程度の違いが把握される。慣れてくれば、その程度はともかく1カ所をみて「これは虚脈だ」と判断できるようになるものである。

　陰脈の虚す傾向としては右寸口脈が最も多く、次いで右寸口脈・右関上脈、右寸口脈・左尺中脈、右寸口脈・左寸口脈などの組み合わせの虚、さらに右の寸口・関上・尺中脈の虚、あるいは左の寸口・関上・尺中脈の虚、そしてほとんどの蔵脈の虚などがみられる。心臓からの動脈の走行を考えると右の寸口脈が最も遠く、それだけに弱くなりやすいと思われがちであるが、ある程度関係しているとはいえ、ことはそう単純でないことはいろいろな症例が証明している。

　陰（蔵）脈の虚する傾向には、ある程度法則性がみられる。基本的には右

寸口と関上脈、右寸口脈と左尺中脈のように連続的に虚する傾向にあることを指すが、これは五行的には相生的な関係にある。しかし、右寸口脈と左寸口脈などの組み合わせもあり、これは相剋的であるから同列に扱われない。つまり、あまり虚脈の傾向に法則性があるとしない方が実際的である、ということである。また、陽実脈との関係をみても、右寸口脈（肺脈）が虚すればその府である大腸が実するという関係にあるのではなく、陰脈と陽脈との関係にも法則性はないとした方が実際的である。

陰脈の意味合いは身体の冷えを端的に示しているということであるが、その内容は程度と位置によって違ってくる。まず位置の軽重を比較すれば、一般に右の寸口の位置が最も軽い内容、次は左寸口、次は右関上、右尺中と続き、左関上、尺中としている。いずれにしても尺中の虚脈は冷えが強いとする。また、冷えとは脈の虚の程度でも表現され、それはどの位置においても戻りの遅いものほど不良であり、冷えが強いとするものである。

(7) 陽虚性の脈

陽虚とは陽位の状態が虚していることであるから、陽位に指を当てて、少し力を加える、さらに強く力を加えるという過程で、最深の陰脈も容易に触れない状況を陽虚脈としている。これは1カ所のこともあれば数カ所、全脈などのこともあり、陽虚を示す脈が多いほど不良である。この状態は陽位と陰位の中間にある中脈の力がないことを意味しており、陽虚とは中脈の虚、といい替えてもよい。

中脈とは後天の気の状態を示しているとしているから、陽虚脈を呈するようになると、後天の気を取り入れる力、すなわち三焦の力あるいは胃の気と表現される力のないことを示していることになる。この症状では全身の脱力感、無気力感などに襲われ、食事も摂れず仕事も手に付かなくなるという状況になる。

全中脈の虚はともかく、そこまで強く陽虚を示さないものでは、往々にして寸口脈の陽実性がみられることがあり、顔が火照る、肩が凝る、首が張る、動悸がする、不必要に汗をかき冷える等、上実性を強く訴える傾向にある。また陽虚脈とは強い陰虚性を示すことであるから、足や腰が極端に冷えるな

どの症状をみる。
(8) 中　脈

　中脈は一般に何気なく触れた脈に該当するが、正確には陽位と陰位を除いた中間に位置する脈位ということである。ここでは陽位と陰位でみられる以外のすべての脈をみることになる。祖脈の内の脈速、リズム、虚実そして滑濇などは、ここでみているものである。

　滑濇は実や虚とかなり重なる内容であるが、実や虚の概念は六部位で比較するためにかなり相対的なものであるのに対して、滑濇は六部位で比較せず全体的な印象として表現される。

　滑は古来「やや速く、長く、珠を触れるようだ」などと表現され、陽的で実的な内容であり、熱のあることを示す。濇は「細く、遅く、短く、圧せば消え、時々止まる」などと表現され、陰的で虚的な内容であり冷のあることを示す。

　中脈にはこのほかにも脈状と表現されるものが種々あるが、いずれも冷熱の観点を把握しておけば、判断は容易である。

(9) 特殊な脈

　特殊な脈として次の2脈に触れる。

①反関の脈

　これは正規の橈骨動脈の位置に脈を触れず、橈骨茎状突起の背側（反対の関上）から合谷の方にかけて脈動を触れるものを指す。これについては反関の位置で脈診をせず、つねに正規の位置でとることにする。その結果、常に寸口や関上、あるいは尺中までが陽虚の状態を呈していることになる。しかし、長く治療を続けているうちに、身体の状況が変わり正規の位置に脈が出てくることも経験する。

②死脈

　俗に「七死の脈」という表現があるが、極端な状態を示す脈はすべて不良であるから、それが高じれば死脈となる。

　腹部の状態、全身的な活力、食欲等からある程度死期が近いと思われる患者で、脈の熱の状況が極端に強いものあるいは反対に極端に冷の状態が強い

ものかどうかを判断する習慣をつければ、死脈は読めるものである。

【4】脈の調整

脈をみるのは気の偏りと滞りを知るためであることは再三述べているが、患者の症状も勘案しながら、それらがどの程度重度のものかを確認する必要がある。ここでいう脈の調整はそのためのもので、むしろ調整を試みるといったほうが精確かも知れない。

脈を調整する行為は身体の気を動かすのであるから、全身に影響を与えるとともに、脈にも影響が現れる。全身への影響を脈と腹部あるいはその他の指標で判断するのである。時には、それで患者の訴える症状が消えることもあるが、それは結果的なことで、ここではそれを常の目標としない。

1．手　段

脈の調整には腹部接触鍼に用いた毫鍼や鍉鍼で十分であるが、時には糸状灸1壮などを使うこともできる。灸を用いれば、かなりはっきりと結果が出るものである。

2．選穴（その1）

脈の調整のための選穴方法に3種類を挙げる。またここでは、これまで主として述べてきたように、左右の手の寸口脈を六部に分けてみる方法を採用している。

脈調整の基本は虚脈にあり、調整の対象を陰虚脈に置くことを原則としている。

(1) ある程度、虚脈の出方に法則性があるとしたもの

これは『難経』の69難を応用するもので、「虚すればその母を補う」方式である。

この場合は、五行の配列を木火土金水と固定化し、それを前提とした相生相剋関係を採用するもので、ツボの五行配当も固定化される（表10）。しかし、実際の選穴においては臨床家の自主的な判断があり、ツボの五行的な性

表10　要穴名一覧表

	陰経							陽経					
	肺経	心経	肝経	脾経	腎経	心包経		大腸経	小腸経	胆経	胃経	膀胱経	三焦経
	金	火	木	土	水	火		金	火	木	土	水	火
井・木	少商	少衝	大敦	隠白	湧泉	中衝	井・金	商陽	少沢	竅陰	厲兌	至陰	関衝
榮・火	魚際	少府	行間	大都	然谷	労宮	榮・水	二間	前谷	俠谿	内庭	通谷	液門
兪・土	太淵	神門	太衝	太白	太谿	大陵	兪・木	三間	後谿	臨泣	陥谷	束骨	中渚
経・金	経渠	霊道	中封	商丘	復溜	間使	経・火	陽谿	陽谷	陽輔	解谿	崑崙	支溝
合・水	尺沢	少海	曲泉	陰陵泉	陰谷	曲沢	合・土	曲池	小海	陽陵泉	三里	委中	天井
原穴	兪・土穴に同じ						原穴	合谷	腕骨	丘墟	衝陽	京骨	陽池
郄穴	孔最	陰郄	中都	地機	水泉	郄門	郄穴	温溜	養老	外丘	梁丘	金門	会宗
絡穴	列欠	通里	蠡溝	公孫	太鐘	内関	絡穴	偏歴	支正	光明	豊隆	飛陽	外関
募穴	中府	巨闕	期門	章門	京門	膻中	募穴	天枢	関元	日月	中脘	中極	石門
背部兪穴	肺兪	心兪	肝兪	脾兪	腎兪	厥陰兪	背部兪穴	大腸兪	小腸兪	胆兪	胃兪	膀胱兪	三焦兪

質の絶対性は不確かである（注4）。

(2) 虚脈の出方に法則性を認めず、6カ所の虚脈の程度の強弱のみを対象とするもの

　これは五行配列を一応前提とするが、虚脈の出方に法則性がないとするもので、まず虚脈を拾い上げ、その原穴を補うものである。1穴であればそれで済むが、複数穴が虚している場合は、互いの虚の程度を無視して、相生関係で最も相火経（手厥陰心包経）に近い虚経の原穴から補うものである。例えば、脾経・肺経・肝経が虚しているとすれば、太白、太淵、太衝の順で選穴するのである。これは、太白ですべての虚脈が補われて平になればそれで

十分とする。

別の見方として、最も虚しているのが脾経であったとすると、まず太淵を補うのも一法である。

(3) 左右の手の寸口脈全体を対象とするもの

鍼灸医学では古来八会穴というのが提唱されているが、そのうち脈会とされているのは太淵である。これは、太淵1穴でどの脈の異常にも対応させるというものである。

鍼に十分慣れてきて、いわゆる鍼力がついてくれば、これでも十分である。先に相火経を重要視するという表現を用いたが、これは心包の位置は右腎の位置でもあり、後天力を主るところでもあるという見方から、心包を最重要視するものである。そしてその原穴である大陵のみを用いて、すべての経絡に影響を与えることができる。

このようにいえば、太淵や大陵だけですべてが処理できそうであるが、1穴での調整方法しか知らないと、患者の状況に応じきれないことがある。例えば寝たきりの患者で背部兪穴が使えないなどの場合、手足のツボで身体を調整しようとすれば脈の調整に重点があることもあって、その場合恐らく1穴では不可能だろう。

(4) 脈がなかなか調整されない場合

しかし、なかなか陰虚脈が補正されないとか、陰実脈や陽実脈が治まらないということもある。そのような現象は、原則として臨床家の鍼力が十分であれば患者の年齢的な要素や病態の強さを示していると判断してよいことであるから、脈調整の段階でいたずらに時間を費やさないようにする。脈以外の他の指標に何らかの変化がみられれば、いたずらに脈の調整にこだわらなくてもよい。

陰実脈については、直接補正することを考える必要はない。これはまったく陰虚脈に同調しているものであるから、陰虚脈のみを対象とすることで十分である。

陽実脈に対処するには、まず陰虚脈を補正した後、陽経同士の相剋関係を考慮し、実している経の親の力を強める方法を使う。これについては、拙著

『東洋医学講座第十巻』（自然社、以下『第十巻』）を参照していただきたい（注5）。

3．選穴（その2）

ところで経絡は、督脈と任脈を別にして、左右対称に同じ経がある。

そこで例えば太淵を取穴するとしても左右の2穴があることになり、左右のいずれかを選ぶのか、両方を選ぶのかの問題が生じる。

積聚治療では、治療の原則をまず1穴に置き、その変化をみて第2穴目を選ぶとしているから、左右いずれかの太淵を選ぶことになる。その選択の基準となるのが指標であるが、ここでは手のツボを選ぶのであれば前腕、足のツボを選ぶのであれば下腿を指標とすることにしている。もっとも、各人が自分なりの指標を決めることも可能である。

前腕では、腕橈骨筋、孔最、内関、下腿では、三陰交、陰陵泉、上曲泉（大腿骨内側上顆）などの凝り感や痛みの左右を比較し、その強い方を患側、弱い方を健側とする。そして健側のツボを取穴し、患側の状態の変化をみながら刺激の程度あるいは時間的長さを決めるのである。

この指標の変化と脈の変化は同調しているもので、慣れれば脈をみなくても、指標の変化だけでこの治療過程を終えることができる。あるいは指標の変化をみることで、脈診を追究する手段とすることもできるのである。

このような内容は、いわゆるドーゼの程度を計ることになるという側面を持つ。使用する鍼は同じと仮定して、どれだけ長い時間鍼をすればよいか、どの程度深く鍼を入れればよいか、何穴を使用すればよいか、という問題に解決を与えるものである。つまり、鍼をする時間は患側の指標が好転するまでといえるし、鍼刺入の深度は鍼を当てたツボの状況に応じるといえるし、使用穴の数は指標の変化に応ずるといえるのである。

鍉鍼を考えると、鍼は刺入してこそ効果があるというものではないことは確かであり、糸状灸を考えればなお鍼の深度はその意味が希薄になる。

また、鍼を当てながら意識を指標に置くことを忘れないようにする。これは鍉鍼であればなおのことである。意識は、そのツボから反対側の同名のツ

ボに向けて経絡に沿わせるとか、指標へ向けて視点を流したり置いたりすることなどが考えられるが、これも各自の力量に応じて自由に行ってよい。意識を移動させる速さも各自で工夫するもので、慣れれば瞬時に意識を流すことができる。

【5】脈調整の意義

　脈は一応経絡上の拍動部であるから、太淵等への刺鍼では経絡にまず強い影響が及ぶと考えられる。しかし、経絡は単なる特定の領域にあるラインではなく全身に及んでいるものであるから、脈を調整すれば必ず全身に何らかの影響があることは明白である。

　その影響が十分であるかどうかは指標の変化の大きさで判断できるもので、気の偏りが微弱な病状であれば、脈を調整した段階で治療が終了することもある。そのような場合は、たとえそれが主訴と表現されていても、その気の偏りはあまり強くなかったことを意味する。つまり、脈の調整がどの程度身体に影響を及ぼしているかは、指標を確認すればわかるわけである。

　ところで重要な指標の1つが腹部症状である積聚であるが、接触鍼の項でも触れたように、脈の調整でもこの症状に影響が及んでいるのである。そこで積聚治療では、脈の調整によって消失した腹部症状までを一応聚とするわけである。一応というのは、腹部接触鍼にしろ脈の調整にしろ、臨床家の力量によって腹部や全身の状況の変わり方は違うものだから、聚とする内容が術者によっては積となることが起こりうるからである。積と聚が混在している状態が元来腹部症状であるから、何が聚であるかは、絶対的なものとしてあらかじめ決定できないことを意味している。

7．病態把握と治療（2）

　この章では、いよいよ治療の中枢部に触れる。
　これまでの行為は、これからの作業をしやすく明瞭にするためのものであるから、中枢部の治療だけが重要というものでもない。どれだけこれからの治療が功を奏するかは、これまでの処置にかかっているといっても言い過ぎではない。
　さて、これからの治療行為は、特に精気の虚を意識したものである。また、それによって生じている主訴をはじめとした指標の変化に十分注意を払い、精気の虚がどれだけ補われたかを注意深く観察しながら手順を進める。常に治療行為は連続したものであり、必ず前の処置の内容が次の処置に影響を及ぼしていると考える。

〔1〕腹　診（2）

　脈を調整した後の腹診は、積を確認して腹証を立てるために行う。またこの腹証は、背部兪穴に治療を施すための指針となるものである。腹診の範囲は腹部と胸部であるが、ここでは【1】積、【2】各領域の積の詳細、を確認する。

【1】積
1．積の内容
　ここでみるものは、精気の虚が積として腹部に現れている状況である。

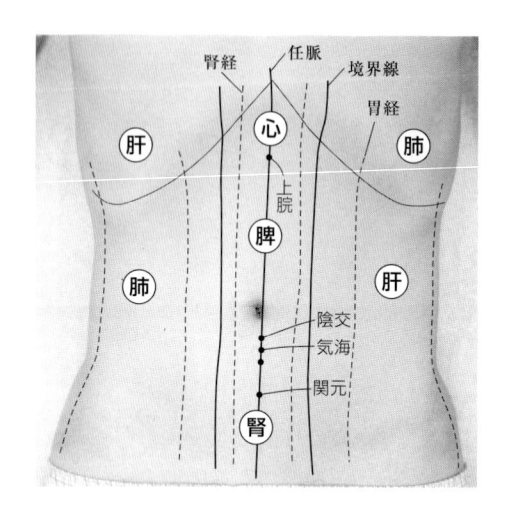

図50　腹部の五行区分図

　積は腹診の中心をなすもので、腹部異常の中心的なものである。
　まず積を判断するには、その位置と内容と程度をはっきりさせる必要がある。積の位置は、腹部を五行（五蔵）的に区分けして表示するもので、次のようになる。
　　①心積　②脾積　③腎積　④肝積　⑤肺積
　また、腹部の五行区分は、図50に示す通りである。
　積の内容は3種あり、痛み、硬さ（牢）、動気とするが、これも『難経』16難からの引用である。すなわち、積は広義には聚も含むものであり、聚については痛聚、牢聚、動聚といい、積については痛積、牢積、動積と表現するが、ここでは以下狭義の積を中心に述べる。

(1) 痛　積

　この痛みとは、自発痛、他覚痛、自覚や他覚的な不快感を指していう。痛積の判断にはまず自発痛を確認するが、患者の言葉にしたがって腹部を触診し、その範囲と程度を確認する。同時に顔の表情や全身の様子を観察し、痛みの程度を計る情報とする。

自発痛がなければ次に圧痛をみるが、触診する指の沈む深さと痛みの程度を確認する。治療後に同じ痛みを訴えていても、指の沈む深さが治療前より深ければ、痛みは軽減していると判断できる。また腹部を圧して、痛みが他所に響くこともある。響きの方向と程度をよく確認し、治療後に響きがなくなれば治療結果はよしとする。
　腹部を圧して、患者がむかつきなどの不快感を覚えることがある。これは患者の表情や言葉から判断するもので、痛積の軽微なものととらえる。しかし、単なる不快感だから患者は状態を軽く感じているということでもなく、治療する側も慎重さを欠かないようにしなければいけない。

(2) 牢　積

　牢とは腹部の緊張や凝り感を指し、圧して硬く感じる感覚であり、他覚的である。患者は、圧されたときに圧迫感を覚えることがある。これも、その範囲と程度を確認する。時には糞塊に触れていると感じたり、内臓下垂の状況であったり、女性の子宮筋腫などのように、具体的な状況を触診することもある。

(3) 動　積

　動とは、腹部の拍動であり腹大動脈に基づくものである。
　これは正常であればほとんど感じられないが、腹部の組織のゆるみがあると、圧したときに感じたり表層まで響いたりするものである。そのため、正常ならば正中もしくは左方に触れる脈動が、右側に現れるなどのことがある。

2．積と聚の意味とその違い

　この本の冒頭に『難経』55難を引用し、積聚の違いに触れたが、すなわち積は陰の気の集まったものであり、聚は陽の気の集まったものである。つまり、積は陰実性、聚は陽実性であり、いずれも実性のものであるとするが、いずれもその背景に精気の虚があるとする。
　要点は次のようにまとめられる。
　①積聚を気の集積したもの、気の密度の高いものとしてとらえる。
　②積の方が聚より気の密度は高い。

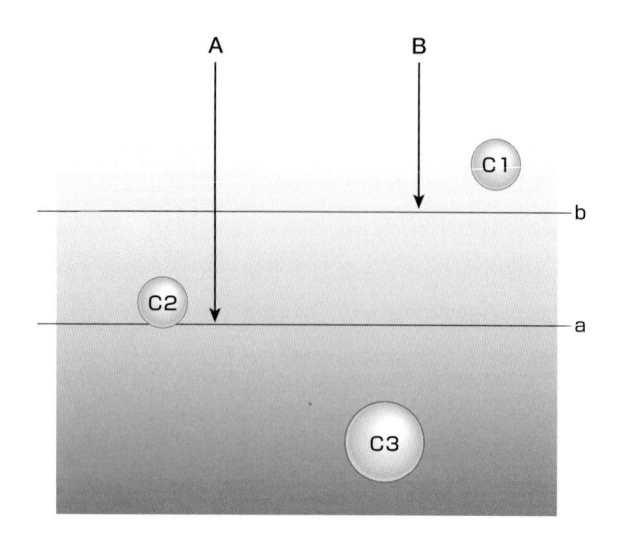

図は腹部の断面を示している。上部は表層、下部は深層であり、濃い色ほど気の密度が高い。図中A、Bは刺激の程度を示し、a、bはその影響の及ぶ程度を示す。C1、C2、C3は積聚を意味し、刺激の内容によってC2が聚であったり、積であることを示す。

図51　積聚の相対関係図

③そのため、一般に聚の方が動きやすい。言い換えれば、動くものを聚とする。

④聚は身体の表面的な異常であり、消化器や呼吸器などの粘膜の異常でもある。

⑤聚の内容は、腹部接触鍼と脈の調整で消え去るものであるから、積は聚を取り去った後に現れる気の実性といえるが、積聚の関係は一定していない。状況によって、聚を積と判断したりその逆もみられるものであるから、何も術を施さない状態では、積聚を区別することはできない。

積聚の区別は、術者の技量によるところが大きい（図51）。

⑥腹部を全身の相似形として、全身の気の状態が投影されたものとする。聚や積の確認はいずれも触診で行うが、時に痛聚や痛積については患者に尋

ねて、内容や程度を確認する。

また、聚は精気の虚がそれほど深いものでないことを示すものであるから、その強さをあまり重要視しなくてもよい。例えば腹部にいくら強い痛みがあっても、腹部接触鍼で消え去るようであれば、それをあまり問題視しない。

3. 積の序列

結局3種の積が五行区分のどこに、どの程度の強さで存在するかを調べることになる。それらの内容に序列をつけ、最も重要視するものを痛積とし、次に牢積そして動積とする。

まずは、痛積のある場所に注目する。同程度の痛積がいくつかある場合は下方を優先させ、あるいは中央を優先させるという原則にしたがうし、圧して響きのある痛積よりも響かないものを優先させる。例えば、脾の領域と腎の領域では腎のものを優先させ、脾の領域と肝の領域のものでは脾のものを優先させるという具合である（注1）。

腹部での判断が不明瞭の場合は、心の領域を胸部にまで広げてみる、右季肋部下縁は右胸部と、左季肋部下縁は左胸部と連係させてみることで補う。これらの積の内容は相対的なものであるから、患者Aの内容と患者Bのものとを単純に比較することはできない。あるいは腹部のどこを圧しても同じような痛みがあるとか、同じように硬いなどのこともみられるが、その場合は病症にしたがう。例えば肩凝りや頭痛がするなどの上実性のものであれば心積、下肢が冷えたり浮腫があったりする等のことであれば腎積、何とも判断がつきかねるような病症の場合は脾積とする等である。

また、重要なものとして、まったく積聚がみられないケースもある。つまり、患者の訴えはいろいろあるのに、腹部に痛み、硬さや拍動がなく、何ら実症状を示さない場合である。これは訴えが非常に軽微で、腹部症状として現れるほどではないこともあるが、往々にして重症であることを示し、広く情報を集める必要がある。

この積聚がまったくみられないケースの治療方針は、これもどこにでも積がある場合に準じて、腹部以外の指標から判断して腹証を決め対処する。例

えば上気が激しいとすれば心虚証とし、下半身の冷えが強いとか膝が痛むなどがあれば腎虚証とする。

以上は痛積について述べたが、牢積、動積についても同様の診方でよい。

4．腹証の意義

腹証の名称には5種類あり、心虚証、脾虚証、腎虚証、肝虚証、肺虚証である。

はじめの3種は痛・牢・動の積の内容に係わらず、心積に対しては心虚証、脾積に対しては脾虚証、腎積に対しては腎虚証のように用いられる表現である。

後の肝積と肺積は、正中部の3積とは違い身体の左右の不均衡を感じさせる。

しかし大本は精気の虚によるものであるから、これらの積も内容に係わらず、肝積に対しては肝虚証、肺積に対しては肺虚証とする。

これらの証の意味するところは第5章に述べたが、腎虚証を例に要約すれば次のようになる。

①「腎虚」と表現することで、背部兪穴の治療手順の基本パターンを示している。この詳細は背部の項で触れる。

②「腎」という領域に顕著な実現象をみる精気の虚の状態を示すもの。

つまり腎という名称は、時にはその部位の問題を示すこともあるが、基本的には精気の虚によって生じている実現象の位置を示すだけのものであり、治療の結果、精気の虚が調整されたかどうかをみるための指標である。例えば、腎積の消失はただ腎が治ったとするのではなく、精気の虚が補正されたことを意味すると把握するのである。

③「虚証」の表現は、精気の虚の証の意味である。

腹部の積の解消はこの精気の虚の回復に繋がるもので、患者の訴えが解消する力を得ることになる。しかし精気の虚は、身体の特定の場所が虚しているというものではない。例えば腎積では腎虚証とするが、これは腎が虚しているかどうかではなく、精気の虚の状態（虚証）を腎の領域で判断し、腎虚証として背部兪穴に治療することによって、色々な身体の虚が補え、腎積と

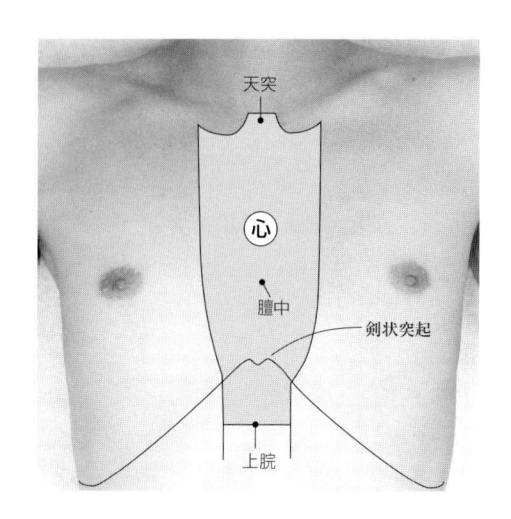

図52　心積の図

表現する実症状が消失する方向性を示すものとするのである。

【2】各領域の積の詳細
1．心　積（図52）
(1) 心積とする領域

　これには、腹部領域と胸部領域を区別する。

　腹部領域は、下限を上脘線とし、左右幅を腎経と胃経の中間線に挟まれた範囲とする。胸部領域は、胸骨下端より天突、鎖骨下縁までを指し、左右境界は腹部と同様である。

(2) 心積の判断

　気が胸部、頚部、頭部などの上方に偏って熱症状を示し、下がらないことを示す。同時に下方が冷えている傾向を示す。あるいは下方の熱が上にまで昇っていることを示す。

(3) 対応する臓器

　心臓、肺臓、食道、肝臓、脾臓等である。

(4) 特に確認する事項
①内傷などによる気の上昇、精神的な高揚の有無をみる。
②下腹部、下半身の虚の程度をみる。
③肺積（虫垂炎、卵巣炎）、肝積（卵巣炎等）などの拡散症状か否かをみる。
④具体的な内臓（肺臓、心臓、肝臓、膵臓、胃等）の異常との関連性をみる。
⑤胸部の気鬱をみる（剣状突起の積、膻中付近の圧痛）。
⑥交通事故などによる頚部の異常の有無をみる。
(5) その他の確認事項
①両側の季肋部（季肋部下縁、胸部面）をみる。
②心臓、肺臓、動悸、呼吸状態、虚里の動、胸骨痛、胸郭背部痛、肩甲骨周囲痛、上肢・頚部より上部の情報との関連性の有無をみる。
③陽実脈、陰実脈との関連性の有無をみる。
④胃酸の逆流（胸焼け）が時にあれば、胃部との関連性の有無をみる。
⑤下肢の状態、全身の状態（浮腫み、だるさ）をみる。

2. 脾　積（図53）

(1) 脾積とする領域
　この領域は、上下幅は上脘線から陰交と気海の中間線まで、左右幅は腎経と胃経の中間線に挟まれた範囲である。これには、該当する胸部領域はない。
(2) 脾積の判断
　気の左右上下の偏りの傾向を判断する。気が偏ることを異常とすれば、脾積は中央にあるため、積の中では最も落ち着いた位置にあることになる。しかし、脾の領域にも幅があり、上下左右の偏りに注意し、接する他の領域の意味も加味して判断する。
(3) 対応する臓器
　胃、十二指腸、膵臓、小腸、横行結腸等である。
(4) 特に確認する事項
①消化力（消化する気力、後天の気を得る力、胃のもたれ、炎症）の減退をみる。

7．病態把握と治療（2）　　　　　　　　　　　　201

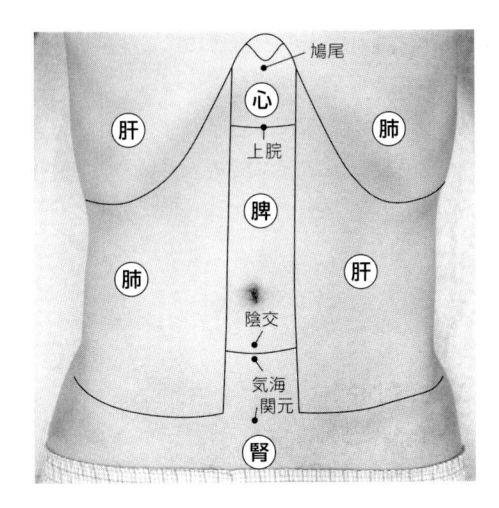

図53-1　脾積の図①

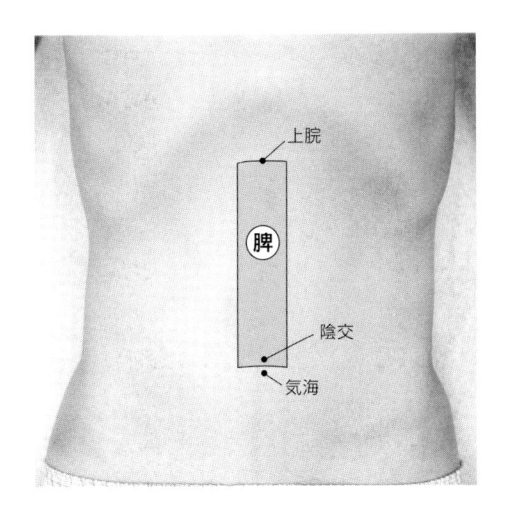

図53-2　脾積の図②

②精神的な疲労、ストレス、緊張の有無をみる。
③便秘、下痢の状況をみる。
④臍部の膨隆は、胃の下垂を疑う。
⑤牢積の範囲が広いものは大・小腸、膵臓、肝臓、胆嚢との関連性をみる。
(5) その他の確認事項
①他の積、特に心積との関連性の有無をみる。
②右季肋部下縁と肝積との関連性の有無をみる。
③下肢の状態をみる。
④全身の状態（浮腫み、だるさ、体重感）をみる。

3．腎　積（図54）
(1) 腎積とする領域
　この領域は、脾、肝、肺の領域より下で、下限は両鼠径部、恥骨結節までを指す。上限は、正中部では陰交と気海の中間線の高さまで、左右域では関元の高さまでとする。

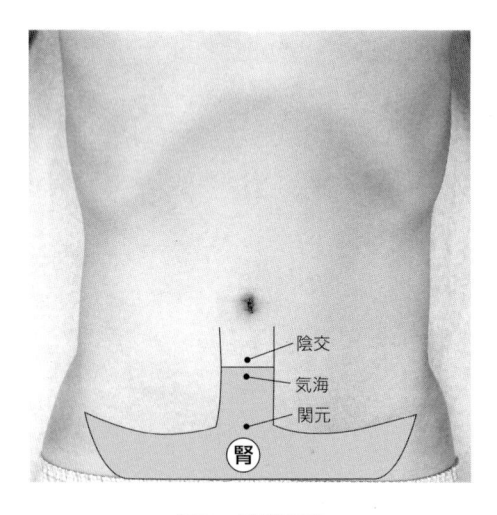

図54　腎積の図

この領域に該当する胸部領域はない。
(2) 腎積の判断
　これは、直接的に下半身の冷えの状況を示すものである。
　この冷えは単に下腹部が冷えているだけでなく、冷えが爪先から下肢を上がり、下腹部にまで徐々に昇ってきたことを意味する。
(3) 対応する臓器
　腎臓、膀胱、子宮、卵巣、小腸、S字結腸、直腸、肛門等である。
(4) 特に確認する事項
①下半身の冷えと膝や腰部の痛みをみる。
②腎機能、泌尿状態、男性の前立腺肥大、女性では子宮、卵巣（帯下、月経異常）をみる。
③脾積や心積など、上実症状との関連性の有無をみる。
(5) その他の確認事項
①特に恥骨結節や恥骨結合の痛みを見落としがちであるのでよく確認する。
②左右の卵巣の腫脹や痛みの有無をみる。
③便秘、下痢の有無をみる。
④手足の浮腫みの有無を確認する。
⑤交通事故などによる頸部の状況を確認する。
⑥全身の状態（だるさ、活力）に注意する。

4. 肝　積（図55）
(1) 肝積とする領域
　これには腹部領域と胸部領域を区別する。
　腹部領域では、脾の領域の左側で、上縁を左季肋部下縁、下縁を腎領域の上縁、外縁を左脾経と左胆経との中間線とする範囲である。胸部領域では心の領域の右側をいい、上下を右鎖骨下縁より右季肋部下縁までとし、外縁は右脾経と右胆経との中間線までの範囲をいう。
(2) 肝積の判断
　気の左方への偏りが強い。

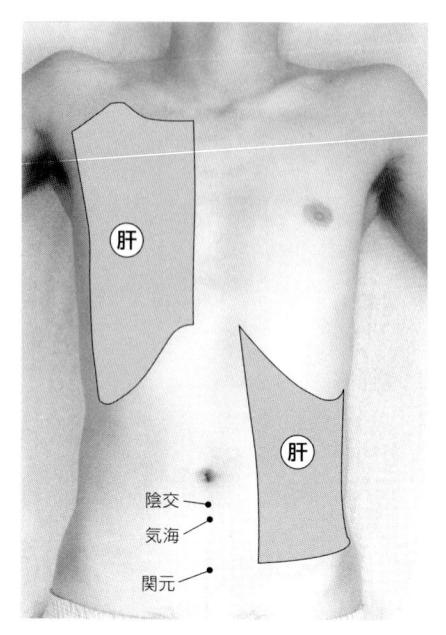

図55　肝積の図

　また、右季肋部下縁の反応と往々にして対応する。
(3) 対応する臓器
　肝臓、左卵巣、小腸、下行結腸、右肺臓等である。
(4) 特に確認する事項
①消化力をみる。
②湿疹や蕁麻疹など皮膚症状との関連性の有無をみる。
③肝臓、胆嚢との関連性の有無をみる。
④排便、月経状態（左卵巣）との関連性の有無をみる。
(5) その他の確認事項
①下部の冷え、右胸部の熱の有無、上部の実症状をみる。
②右季肋部下縁、右胸部、右肺臓、右中府との関連性の有無をみる。
③全身の状態（浮腫み、だるさ、活力）に注意する。

7．病態把握と治療（2）　　　　205

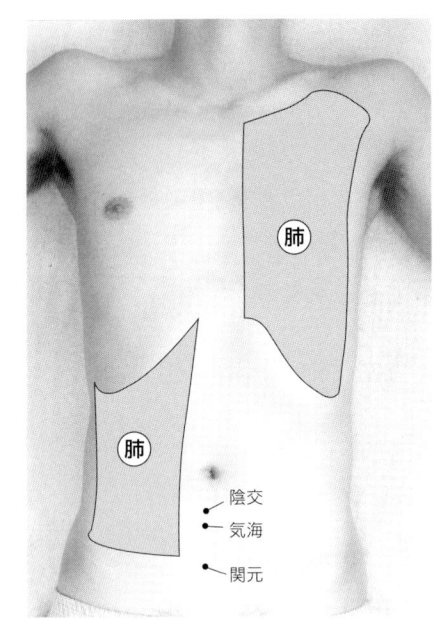

図56　肺積の図

5．肺　積（図56）
(1) 肺積とする領域

これには腹部領域と胸部領域を区別する。

腹部領域では、脾の領域の右側で、上縁を右季肋部下縁、下縁を腎領域の上縁、外縁を右脾経と右胆経との中間線とする範囲である。胸部領域は心の領域の左側をいい、上下を左鎖骨下縁より左季肋部下縁までとし、外縁は左脾経と左胆経との中間線までの範囲をいう。

(2) 肺積の判断

気の右方への偏りが強い。

上実症状が出やすい。

また、左季肋部下縁の反応と往々にして対応する。

(3) 対応する臓器

上行結腸、虫垂、小腸、右卵巣、肝臓、胆嚢、脾臓、左肺臓、心臓などである。

(4) 特に確認する事項

①肺積の出現する頻度は積の中でもっとも低いため、特に慎重に確認する。
②虫垂炎手術創との関連性の有無をみる。
③排便や月経（右卵巣）の状態を確認する。

(5) その他の確認事項

①左季肋部、左胸部、中府、肺臓との関連性の有無。
②全身の状態（浮腫み、だるさ、活力）。

6. 季肋部下縁の症状

(1) 季肋部の領域（図57）

腹部の上外側部で、胸骨体と剣状突起の間を通る水平線と左右の肋骨弓下縁に沿って引いた線及び体幹外側縁に囲まれる部分（『医学大字典』金原出

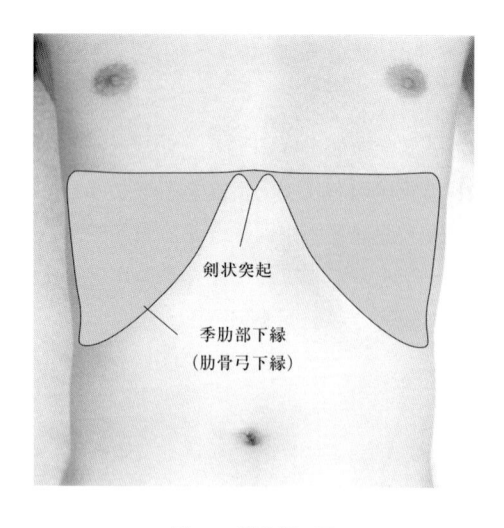

図57 季肋部の図

版）。
(2) 季肋部の判断
①下部の冷え、左胸部の熱の有無、上部の実症状をみる。
②心積、肝積、肺積との関連性の有無をみる。
③肝臓、胆嚢、腎臓、卵巣との関連性の有無をみる。
④左右胸部の臓器との関連性の有無をみる。
(3) その他の確認事項
①圧痛、硬結の有無、肋骨の弾力性の状態をみる。
②腫脹、熱の有無をみる。
③章門穴の圧痛をみる。

〔2〕項背腰部診

　ここでは項部、背部、腰部をみるが、腹部での観察と同様、これらは病症の傾向を判断する材料となるものである。ここでの診断は患者を伏臥位にして行うもので、伏臥位の姿勢で観察できる項背腰部の項目は、【1】背部の観察、【2】腰部の観察、【3】項部の観察である。
　観察の要点は次の通りである。
　　（1）皮膚温（2）湿り気（3）色艶（4）皮膚の状態（5）皮毛（6）痛み（7）凝り（8）痒み（9）くすぐったさ（10）脊柱の形状（11）筋の左右差（12）動作障害

【1】背部の観察
　背部には、躯幹部と肩甲部、肩、肩関節を含む。

(1) 皮膚温
　左手（押手側）の手掌で、皮膚を撫でて判断する。
　過度に熱感が強くないか、逆に冷えていないかであるが、元来熱気がある体質かどうか等を考慮し、患者の体質を考えた上で異常性を判断する。例え

ばスポーツを盛んにしているようであれば体熱を強く感じるが、これは一般に異常ではない。

　時にはカイロの類を腰などに当てていて、そのところが特に熱いこともある。

　背部の接触鍼をしている間に熱が下がるようであれば、あまり異常性は強くない。

　熱はいずれも、陽実性の有無を判断する材料である。

　体質的に身体が冷たいものは、正常ではない。

　冷えていても一般的に異常ではないのは殿部である。

　皮膚温が高いものは陽実性、低いものは陰虚性、あるいは陽虚性である。

(2) 湿り気

　皮膚に潤いがなく乾燥が強いものは熱を意味しているもので、陽実性を疑う。

　汗が出ないものは冷えを意味し、強い陰虚性を疑う。

　汗ばんでいるものは、熱があれば陽実性であり、熱がなければ陰虚性である。

　湿疹は陽実性のものである。

(3) 色　艶

　一般に紅みが強ければ陽実性であり、艶がなければ陰虚性を疑う。

　腰まわりが黒ずんでいることがよくあるが、腎の色といわれるもので強い陰虚性を疑う。

(4) 皮膚の状態

　皮膚がざらついていないか、吹き出物や湿疹がないか、掻き傷はどうか。

　飼っている猫に引っ掻かれたなど動物の爪痕などのこともあるから、内容をよく確認する。

　身体から出た異常であれば、これらはいずれも熱症状であり陽実性を示す。

(5) 皮　毛

　体質的に全身に体毛の多い人はともかく、いわゆる産毛が目立つことがある。体毛というものは身体を保護して冷えないようにするのが基本的な役目であるから、身体に異常がなければ必要のないところの体毛は退化して目立

たない産毛になっている。

しかし、時々主に肩甲間部や腰部に産毛が濃く生えている人がいる。これはその部分の気力が弱く冷えていることを示しているもので、陰虚性を示すものである。

(6) 痛　み

背部両側の筋層の痛みと脊柱（督脈）の自覚痛、圧痛、動作痛、ときには夜間痛の有無をみる。

背部の自覚痛は、どの五蔵領域のものも深いものは陰実性とみて、内臓の疲労を疑ってよい。内臓の疲れや異常は、それぞれの蔵の五行領域を中心に、痛みが次のように上下に広がる傾向にある。

肺臓の異常は、金の領域を起点に火・木の領域まで。左右いずれにも出る。

心臓は、火の領域を起点に金・木の領域まで。左側に出やすい。

肝臓や胆嚢の異常は、木の領域を起点に火・土の領域まで。右側が一般的であるが、左に出ることもある。

脾臓や胃の異常は、土の領域を起点に木・火・水の領域まで。右側に出やすい。

腎臓の異常は、水の領域を起点に土の領域まで。左右共に出るが、右側の方が多い傾向にある。

痛みは、その中心点と広がりを灸点ペンなどで皮膚に記し、その変化を確認しつつ治療する。

動作痛は、体幹を捻ったときに感じる痛みで、おおまかな判断の材料になる。

またいずれの臓の異常も、腰部にある志室の痛みとなって現れやすい。

背上部で痛みのよく現れるところは、肩関節、肩峰、肩甲骨背面・周囲、烏口突起などである。これらの痛みは凝りとなって現れる傾向にあるが、いずれも陽実性を示すとする。

肩甲骨背面の天宗の圧痛は生理的なものであるので、異常の疑いがあれば左右を比較して強弱を判断する。圧痛の強い方が異常である。

(7) 凝 り

肩背部の凝りは、一般的に陽実的なものである。特に肩上部、肩甲骨上縁、後面、内縁、外縁の筋層の凝りは、陽実性を強く示す。

(8) 痒 み

痒みは、痛みの軽い状態と判断するが、熱症状であり陽実性である。痒みは臓器異常の前駆症状のことがあり、単に皮膚表面の問題だけでないことがある。老人は、秋になり陽気が冷えてくると痒みを訴えることがあるが、身体が乾燥するためで、やはり熱症状であり陽実性である。

(9) くすぐったさ（擽感）

これも熱症状と判断し、陽実性とする。

不妊症の男性（精子量6000万、活動率15％）で、左背側、腰部、腹部が異常にくすぐったいというケースがあり、擽感が取れたら精子の活動率が高まり子宝に恵まれたという例を経験している。これは、精気の虚が陽実性を表していたと思える現象である。

(10) 脊柱の形状

側彎の有無、後彎（猫背）の有無を指す。

いずれも骨の異常であり、陰虚性の強いものあるいは陰虚性の進んだ陽虚性のものである。

(11) 背筋の左右差

背筋は (a) 片側が虚しているために反対側が実して膨隆しているかのようにみえる場合と、(b) 片側が正常で反対側が膨隆している（実している）場合とがある。(a) のケースは陰虚性の特に強いことを示していて、修正に時間がかかるものである。

(12) 動作障害

背部の動作障害は、ベッドで伏臥位になるとき等に観察される。他の病症との兼ね合いから、陽実性あるいは陰虚性が疑われる。

【2】腰部の観察

腰部は、腰椎の範囲と殿部、仙骨、尾骨部を含む。ここでは、痛みと凝り、

そして皮膚の異常と動作障害を取り上げる。

(1) 痛　み

　痛みは、自覚痛、圧痛、動作痛それに夜間痛であるが、①志室②骨部③筋層を区別する。

　志室は一般的に、右側が左に比べてやや下がっている傾向にあるが、肝臓のため下方に圧迫されているからという見方がある。志室の位置や圧痛を確認するには、押圧する時に身体の中心部に力を向けると判断しやすい。このツボは、膏門と間違いやすいので注意する。

　腰椎の確認には、背面から垂直方向に椎骨や椎間を圧迫し、また左右両側から同様に圧迫して痛みを確認する。これは仙骨部においても同様に行う。

　筋層の痛みでは、殿部の痛みを見落としやすい。大殿筋、小殿筋の、特に腸骨稜に近いところを見落とさないようにする。

　いずれの痛みも陰虚性であり、身体が冷えていることを示す。

(2) 凝り（硬結）

　凝りは筋層や志室にみられるが、痛みを伴うとは限らない。

　凝りの左右差と程度に注意を向ける。

　この部位の凝りは、陰虚性の病症である。

(3) 皮膚の異常

　これは、ほとんどの場合、湿疹、時には水泡として現れるもので、身体の陰虚性が強いための局所的な陽実で熱性である。

(4) 動作障害

　腰部の動作障害は、立位の時あるいは伏臥位になる時などの動作の観察が主である。理学検査では坐骨神経の異常をもっぱらとするが、ここでは神経の異常を調べるのではなく、気の偏りをみるのである。

　いずれの動作障害も、陰虚性を強く疑うものである。

【3】項部の観察

　項部は、後頚部と側頚部をみる。後頚部には瘂門と大椎間にツボがなく、

側頸部には胸鎖乳突筋の前縁、後縁にツボがある点に特徴がある。ここでは、痛みと凝り（硬結）、そして動作障害を取り上げる。

いずれも陽実性の強いことを示すものである。

(1) 痛　み

一般に側頸部の痛みが顕著であるが、これには自発痛のことも圧痛のみのこともある。また、左右差がかなり顕著な場合が多く、その差がなくなることも好転の兆しである。交通事故をはじめ、倒れて打撲を強く受けたものは必ず頸部に衝撃が伝わっていると考え、圧痛を確認する。

風邪などの上実性の病症では、必ず頸部に圧痛が出る。この時、特に胸鎖乳突筋の前縁にある天容あたりの筋層には顕著な圧痛があり、これが取れれば上実性が治まり、風邪などが治る傾向となる。

(2) 凝　り

一般に凝っているところは、圧痛を伴うことが多い。

この凝りにも左右差があるケースが多いが、成人になっても出生時の斜頸などが残っていることもあり、問診は重要である。

ここでの凝りは、陽実性である。

(3) 動作障害

頸部の左右屈、前後屈、回旋運動の制限と痛みをみる。

スパーリングテストが陽性で頸部の神経根症を疑うことはよく知られているが、ここでは神経根症という症状そのものの背景を精気の虚とするわけである。

これらの異常は、陽実性である。

〔3〕背部の治療

腹部の接触鍼、脈の調整を終えたところで患者を伏臥位とし、背部などの治療を行う。

背部の治療の項を3つに分けて検討する。

7．病態把握と治療（2）　　　　213

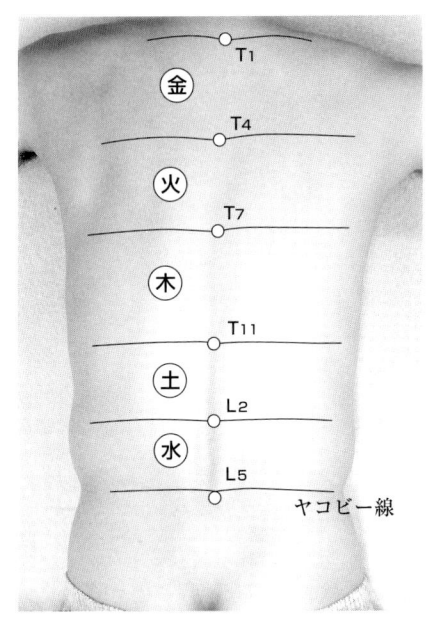

図58　背部横区分の図

【1】背部区分
(1) 横区分
　背部には、五行的な性質を持つ兪穴が配当されていることはよく知られている。それらは上部から、金、火、木、土、水の五行的要素を持つ領域であるが、その境界は椎骨をもって表現する（図58）。
　すなわち次の通りである。
　　金領域の上限：第1胸椎棘突起上
　　金領域と火領域の境界：第4胸椎棘突起上
　　火領域と木領域の境界：第7胸椎棘突起上
　　木領域と土領域の境界：第11胸椎棘突起上
　　土領域と水領域の境界：第2腰椎棘突起上
　　水領域の下限：第4・5腰椎棘突起間あるいはヤコビー線

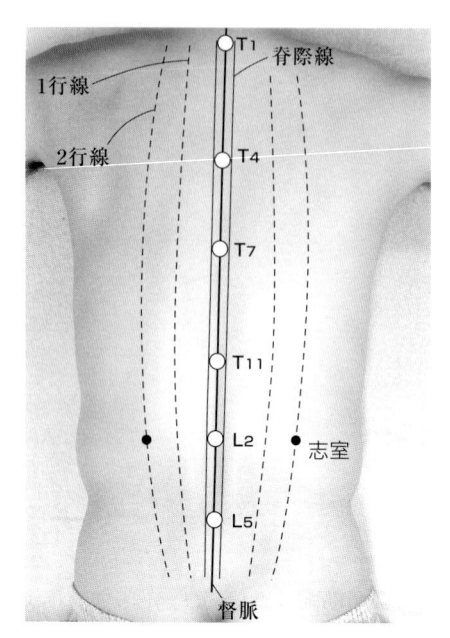

図59　背部縦区分の図

　　（水領域の下限を決めないで仙骨部を含めるのも１案であるが、仙骨部
　　が水領域としての治療の対象とはならないため、ヤコビー線までとす
　　る。）
(2) 縦区分
　背部には、椎骨正中部の督脈とその外側に位置する２本の足太陽膀胱経が
走っている。それに脊際のラインを加えて、左右計７本の経脈がある（図59）。
　それぞれの経脈に名称があり、次のように呼称する。
　　正中のもの：督脈
　　脊椎骨外側際のもの：脊際線
　　内側の足太陽膀胱経：膀胱経第１行線（略称１行線）
　　外側の足太陽膀胱経：膀胱経第２行線（略称２行線）
　もっとも、縦区分は督脈を正中線として左右に大きく２区分することがで

き、後に触れるように志室を重要な指標として、その反応の弱い方を健側とする。原則として、その治療対象部位に、腹証に基づいて横区分から領域を選び、縦区分のライン上に鍼や灸をすることになる。

【2】背部治療

背部の治療では背部兪穴への治療がベースとなるが、その治療過程は次の通りである。
（1）背部指標の確認、（2）背部の接触鍼、（3）背部治療方針の確認、（4）背部兪穴への治療、（5）伏臥位でのその他の治療（補助治療）
以上の内容を順を追って述べる。
(1) 背部指標の確認
これは、背部の左右の気の歪みを確認する意味を持つものである。確認するところはまず志室、それに殿部の大殿筋・小殿筋の付着部、仙腸関節・仙骨部などの腰仙部、次に頚部両側、項部、烏口突起、肩関節後面、肩甲骨上縁・外縁などの頚項・肩・背上部である。

また、下肢膝窩部の委中や委陽、あるいは伏臥位で触れられる膝内側や外側の反応も指標となる。その中でも志室を最重要点とし、左右志室の自覚痛、圧痛、硬結の順位でそれらの有無を確かめ、それらの強い方の背部を患側、反対側を健側とする。

治療時には自発痛を、最優先の指標対象とする。

例えば左志室の圧痛が右志室のそれより強ければ、左背部が患側となり右背部が治療対象部位である。

あるいは右志室に硬結のみで左志室に何もなければ、右背部が患側、左背部が健側となり治療対象部位となる。

志室に何の反応もなければ委陽や殿部、仙骨部の反応をみて参考にする。

腰仙部に何の反応もなければ、背上部をみる。

このようにして左右の気の偏りを確認して患側を決め、反対側の健側に治療を施すという原則に立つ。しかし、より正確にいえば、治療は健側からはじめ、もし必要なら患側に及んでもよい、という方針である。

(2) 背部の接触鍼

接触鍼を行うと気が動き、身体が変化することは腹部の項で触れたが、背部でも同様である。

つまり志室の痛みや硬さ、椎間の圧痛の程度、委中、委陽などの反応、皮膚の艶、湿り気、くすぐったさなどが微妙に違ってくるものである。そのため、背部の接触鍼の後、改めて指標を手際よく再確認することも必要になる。特に痛みなど、反応の強いところは印を付け、変化の度合を確認するとよい。

背部の接触鍼は、腹部と同様に背部上部から下部に向かって、左右交互にジグザグに適当な間隔を置いて行えばよい。鍼で単に表面を撫でるだけでなく、鍼の方向を意識して腹部の方にまで、さらに腹の皮膚にまで鍼が届くような意識が持てればよい。

余裕が出てくれば、頭部から足部まで意識の視点を移動させるとよい。その過程で汗の出方に注意し、もし発汗や湿り気がみられたなら、まめにタオルなどで拭う。

おおむね2～3回、上から下へ向かって行う。

鍼が下に下りきって上に移動するとき、押手は下に留めたまま刺手を背上部に当ててから押手を上に持ってくると、動作の連続性が患者に印象づけられて違和感がない。汗の出方が強いようであれば、接触鍼の移動の速さをゆっくりにすることも必要である。

(3) 背部治療方針の確認

①治療領域の選択原則

背部兪穴の治療には、治療領域の選択と選択された複数の領域の治療序列を決める必要がある。

治療領域の選択は腹証にしたがうが、その関係は次の通りである。

　　　心虚証：木→火→金→水→（土）
　　　脾虚証：火→土→水→木→（金）
　　　腎虚証：金→水→火→土→（木）
　　　肺虚証：土→金→木→火→（水）

肝虚証：水→木→土→金→（火）

　この治療領域の選択と序列は陰虚病症に対するもので、基本治療の中でも最も基本となるパターンである。なぜこのような序列ができるかの詳細は『第十巻』を参照していただきたいが、これによって背部の領域を選ぶ基準とする。
　1つの腹証から選択する領域の数は4領域であり、（　）に入れたものは補助的なものでほとんど使用しない。しかし、背部の5領域の序列組み合わせは、数学的に計算すれば120通り導き出され（5×4×3×2×1＝120）、さらに上に述べた組み合わせを1組とすれば、その組み合わせの数は24組になる（120／5＝24）。
　将来はともかく現在のところ、ある程度意味があると考えられる組み合わせは4組で、それらは次のように表現できる。
　4つの領域を仮にA、B、C、Dとし、陰虚病症に対する基本パターンの序列をA→B→C→Dと表現する。そしてこれを「順治」と呼称する。
　以下、経験的に理解できる治療方式の序列は、次のようになる。

　　　　順　治：　　A→B→C→D
　　　　第2方式：　C→D→A→B
　　　　第3方式：　B→A→D→C
　　　　逆　治：　　D→C→B→A

心虚証を具体的にこれに当てはめれば、次のようになる。
　　　　順　治：　　木→火→金→水
　　　　第2方式：　金→水→木→火
　　　　第3方式：　火→木→水→金
　　　　逆　治：　　水→金→火→木

これらを基にして実際の治療の流れを確認する。

②病症に合わせた治療領域の選択

　実際の治療では、腹証を立ててから、病症にしたがって背部にどの方式を応用するかを決めることになる。しかし残念なことに、現段階では、上の4方式すべての対象病症が、まだはっきりしていない。わかっているのは、陰虚病症に対しては順治が適する、その他の実的病症、陽虚病症には逆治が適する、ということである。ただ最近（この原稿を書いている時点で）、第3方式の内容が少し読めてきている。それは陽実病症の一部で、逆治で御せない内容の病症に対して有効、ということである。これには中枢神経（特に脳）に関するものが該当する傾向にあり、例えば鬱病などは、好例である。第2方式については、まだ不明な点が多い。

　以上のようであるから、背部の治療方針として、将来はともかく、今の段階では順治にするか逆治にするかをまず決める。順治は陰虚病症、その他の病症であれば逆治方針となる。逆治であれ順治であれ腹証にしたがって行うが、いずれも最初に用いるツボはかならず2行線のものとする。

　2行線の位置は、督脈からもっとも遠い位置で、もっとも浅い気の層とみる。そのため、身体に与える影響はもっとも穏やかと考えられ、身体に急激な気の変動を与えなくて済むと判断する。

③2行線の取穴

　2行線の最初の領域の中のどのツボを使うかは、術者の触覚に委ねられる。

　この場合の取穴の原則は、2行線上で肋骨角を強く触れるところ、言い換えれば組織の抵抗が弱いところを選ぶことである。

④第2穴目の選穴

　2行線のツボの次（第2穴目）にどこを使うかを概ね判断する。

　これは、治療の過程で2行線の影響をみながら判断する面もあるものの、病症から概ねは判断できる。

　陰虚病症だけであれば2行線だけにする。例えば、脾虚証であれば火領域、土領域、水領域……の2行線のツボとなる。

　陽実病症であれば逆治であり、2行線の次の第2穴目は脊際に移る、あるいは督脈に移るなどと判断する。例えば、腎虚証であれば2行線の土領域、

脊際の火領域、脊際の水領域……となる。

陰実陽実病症であれば逆治であり、2行線の次の第2穴目は脊際に移る、あるいは督脈に移るなどと判断する。例えば、腹診が腎虚証であれば2行線の土領域、脊際の火領域、脊際の水領域……となる。あるいは、2行線の土領域の後、督脈の火領域、督脈の水領域……となる。

陽虚病症であれば、2行線の次の第2穴目は同じ領域の督脈に移るなど、いろいろ各自が判断してよい。

ただ熱が出るような病症であれば、督脈を対象にすることが重要である。熱も微熱から重度のものまであり、軽いものは毫鍼で処置できるが、重度のものは灸をすることになる。これらの選穴方法はかなりあいまいな印象を与えるかもしれないが、病症は常に変化し、各患者で気の異常の程度が異なるため、固定化して説明できるものではない。同じ病状であっても臨床家によって対応の仕方が異なるのは当然で、そのような状況に柔軟性をもって対応できるかどうかが技量の違いとなる。

治療の結果をよく分析し、自分の技量を磨くことが大切である。

⑤第2穴目の取穴

これは、第1穴目の影響が止まった時点で選ばれるものである。影響が止まったときとは、第1穴目に刺激をしていても指標が変化しなくなった時をいう。例えば、腹診が脾虚証で左よりも右志室に顕著な圧痛があるとすれば、左背部が健側となり、まず左側2行線の火穴を選ぶ。その2行線の具体的な取穴については臨床家が判断するが、そこに鍼を当てて右志室の反応を窺うのである。しばらく鍼をし、意識を指標に置き、時に志室を圧迫する、という操作を繰り返す。その内に志室に変化がみられ、その圧痛がゆるむことが観察されるが、圧痛がなくなればともかく、その変化が止まって圧痛がなくならないことが経験される。その時点が、次のツボに移る頃合いということである。そこで第2穴目が取穴されるが、必要ならば以下同様に第3穴目、第4穴目と続く。

⑥治療手段の選択

治療道具は毫鍼を基本とするが、病症に応じて、鍉鍼にするか灸を使用す

るかを判断する。もっとも、技量が高まれば、毫鍼だけとか鍉鍼だけですべてを御することも可能である。

　陰虚病症では、毫鍼で十分である。

　陽虚病症では、鍉鍼の使用を考慮しなければならない。

　陰実陽実病症あるいは陽実病症で発熱のあるものは、督脈の施灸を考える。

　陰虚病症以外では、慢性的なものに督脈の施灸を考える。

　点灸は督脈だけを対象とし、原則として他の行線にはしない。

⑦指標の左右差がないもの、あるいは指標がまったくないもの

　背部はもちろん、その他のどこにも左右差を表すものがない場合、あるいは反応が同程度であって左右差がみられない場合などが考えられる。このような場合には、適宜最初の治療側を選んで、その2行線の4穴を対象とする。この治療過程で、志室に反応が出るようになるなど、身体の気が動いて指標が現れることがある。その場合は改めて患側を決め、その次のツボから健側を選べばよい。

　原則として、身体の左右の気の偏りがないということは、両側を使うことも許されるし、督脈を使用することも1方法である。

(4) 背部兪穴への治療

　まず毫鍼を最初の1穴に当て、巻末の鍼灸の基本技術で述べる毫鍼の扱い方にしたがい、自分のできる方法をとる。

①毫鍼の刺入

　鍼は刺入する努力をして入っていくようであれば刺入するにまかせるが、いつも忘れてはいけないことは、刺入の深さと治療効果は比例しないということである。つまり、鍼が刺入すれば効いている、と思ってはいけない。

②毫鍼の刺入深度

　鍼を刺入できる平均的な深さは、2行線が最も浅く、脊際や督脈は深い。背上部は浅く、腰部は深い。そのため、金、火、木領域の2行線や1行線は、深刺しないように気をつける。気胸を生じる恐れがあるためである。

　気胸は気が急激に肺部より体外に漏れることを意味し、そのため上焦部の虚損が激しく、その結果、激しい精気の虚が起きる症状である。

一般的に腰部の深刺は危険性が少ない。時にはまったく抵抗なく、するすると鍼が身体に吸い込まれるように入ることがあるが、このようなときはかえって慎重に刺入深度を計算する。
③毫鍼の刺入と指標
　指標の反応が強いのに鍼が刺入しても何の変化も生じないものは、身体にとってあまり意味がない鍼か、あるいは身体の気の偏りがことのほか強いものである。
　背部の場合、膝部、腰部、肩関節・肩部、頚部の指標に十分気を配り、各部位に意識をおいて10～30秒ごとに、あちこち指標の変化を触診して確認する。
　また、主訴の指標にも注意を向ける。
　(3) の⑤で述べたように、第1のツボで一通り指標の確認を行い、指標の変化が止まったと感じられたとき、その時が第2のツボ（領域）に移る時である。
　そのようにして、最初慣れないうちは4穴まで同様のことを行うが、原則として同一領域で2穴以上を使用しない。徐々に慣れて鍼に力が出て、意識の投射がうまくいくようになると、簡単な病症では4穴まで使用しないうちに、指標の変化が十分と思われるようになる。
　病症が重度であるほど、つまり陰虚病症が強いほど発汗に注目し、汗が出るようであれば、かなり気の動きは活発になり陰虚は補正されてきていると判断してよい。時には治療中に指標の反応がかえって強くなることがあるが、それは気の動きの一過程であるから、その症状が治まるまで鍼を続けるのが原則である。
④指標としての積
　伏臥位で確認できない指標で重要なものは、腹部の積である。腹部の積は重要な指標でありながら、背部兪穴を治療している時にはその状態を確認できない。
　すべての指標に共通することだが、指標に影響を十分に与えるには、そこに意識を置き、刺鍼の途中で何回となく触診して変化を確認することである。

腹積は触診できないだけに、特に意識の投射力が影響する。
　イメージする積の形状は球形や卵形で十分だが、腹中に意識を置くことで往々にして腹鳴なども聞こえる。また、患者の印象を確認することも大切である。
　背部兪穴2〜3穴の使用で背面の指標が消えても、強い積と思われたらさらに余分に1穴を使用することも考慮してよい。
　以上のことは毫鍼を中心に述べてきたが、これらは鍉鍼でもまったく同じである。
(5) 伏臥位でのその他の治療
　基本治療である背部兪穴の治療を終えたところで伏臥位の状態で行う補助治療があるが、その内容は補助治療の項で述べる。

【3】背部兪穴治療の意義

　以上のような選穴や取穴の取り決めは臨床経験を踏まえた上のことであるが、実際には治療時間を短縮できたり身体を読みやすいなどの利点がある上、以下のように、治療の意味付けをすることができる。
①積聚治療では、外傷を除いて患部に直接施術することを極力避けるが、それは基本的に、患部から遠ざかるほど気の充実性は高いと考え、気の充実度の高い部位（健側）への施術は患部への直接施術より気を動かす力が大きいとみているからである。
　その考えは、従来から四肢についてはよく応用されるものの、背部兪穴については不十分であった。逆にいえば、背部の気の左右の偏りを考えた場合、常に左右同じように刺激を与えることの積極的な意味付けは難しい。
　この方法では、四肢についての左右の考えが背部にも応用されることになり、全体として身体の見方が統一されると判断する。
②同じ領域の左右のツボを使用することより、同側の縦1列のツボに施術をすることの方が、志室等の指標の変化の理由を把握しやすく、またドーゼの計量が容易である。
　鍼においては、身体の反応にしたがって、2行線に加えて同側の1行線の

ツボを用いる等の判断をしやすい。特に督脈の施灸については、施鍼後の施術であるため、その壮数を決めやすい。
③これら背部兪穴の治療は精気の虚を補うもっとも根幹的なものであり、もっとも深い気に影響を与える操作である。

　精気の虚を補うにはまず背部兪穴の治療であるが、それ以外には、意識を骨格などの深部に置くことも有効である。

〔4〕深い積

　手当てとはよく知られているように、悪いところに手を当てて病気を治そうとするいわば本能的な行為である。
　腹が痛ければ腹を圧さえ、背中が痛ければ背中に手がいくものである。
　これらは誰にでも理解できる自然の行為で違和感がないが、積聚治療では、腹部の症状に対しては主として背中に治療を施すのである。もっと広くいえば、どんな症状に対してもまず背部に治療を施すことを原則とするもので、それは病の基本が陰的な要素にあるために、陽面である背部に治療を施すという図式を当てはめているからである。積聚治療では病の基本を常に陰的な要素である精気の虚に置いているから、治療は背部兪穴だけで十分のように思われる。
　ところで、病状の現れ方を病症と表現して5種類を前提としているが、これまで順治や逆治など、背部兪穴の治療方式の違いで対応することを述べてきた。しかし、どの病症にしても気の偏りにはいろいろな状況があり、いつも背部兪穴だけで対処できるとは限らない。
　つまり、背部兪穴の治療の不足を補うという手段が考えられるので、さらに【1】四肢のツボ、【2】募穴、の2点について述べる。

【1】四肢のツボ

　四肢のツボとは、四肢の末端から膝や肘関節までのものをいう。
　これらのツボを使う目安は、背部兪穴の治療の後にも腹部に積がまだみら

れ、それらをもう少しゆるめたいと考えたときである。

　具体的には、腹積の五蔵区分にしたがって、その名称と経絡を合わせるというのが基本である。例えば、脾積があれば脾経のツボを用いる、肝積であれば肝経のものを使うという具合である。

　これらはいずれも積が陰蔵の内容であることから陰経を使っているが、陽経を使用することも考えられる。例えば、脾積に対して胃経のツボ、肝積に対しては胆経のツボの類である。

　これまでも陰陽の気の関係についていろいろと触れてきたが、一般に陰の気と陽の気を区別するものの、治療対象は1つの人体であるということを忘れないようにする。そしてどの病も精気の虚にはじまるとするのであるが、陰経を使うのも精気の虚の補のため、陽経を使うのも精気の虚を補するためである。

　さらに、これは経験から気付くことであるが、病が重くなるにしたがって、背部の治療の基本手順と反対の内容のものが功を奏するようになるということである。

　順治と逆治は、対称的な手順で互いに相対する内容を含む。

　陰極まれば陽、陽極まれば陰という言葉があるが、それはヒトに対する治療においても当てはまる現象である。

　さて、四肢の陽経を使うのは、積が比較的強いと判断された場合である。具体的なツボについては、臨床家が自分の技量に応じて裁量してよい。例えば脾経では三陰交や地機に対して、胃経の足三里や豊隆などが挙げられるが、原穴と決めてもよいし、合穴としてもよい。臨床経験を積むうちに、自分の得手なツボというものがみつかるものである。

　さらに意識を置くことに十分慣れてくれば、ツボの名称にあまりこだわらなくなることも考えられる。もっとも、足の三里は脾積に有効などと、ツボにはある程度特性があるものもあるが、それだけに頼っていると臨床の幅は狭くなり、それだけ視点が狭まって新たな発見を見逃すことになりかねない。

　背部兪穴の治療後に積がみられるということは、深いところの気の偏りが十分にゆるんでいないことを意味するが、これは聚と積の関係のところで触

れたように、簡単に判断できない要素を含んでいる。

　例えば、術者の問題として背部兪穴の治療が不十分であった場合もあるが、重要なのは病態として積が深い場合である。これはその時点でさらに積をゆるめる処置を加えるべきか否かの判断が難しく、刺激の程度を病態に合わせる必要があるからである。つまり、一般に患者は長い年月その病を抱えているもので、あまり短期間にその処理を図ると、身体はかえって反動を起こし病態が悪化することがある。

　そのような点も考慮して、背部兪穴の治療に重点を置き、四肢のツボを使うのはできるだけ少なくするに越したことはない。

【2】募　穴

　陰と陽の対称現象が観察されるのは、背部と腹部である。

　もちろん基本の治療は背部兪穴にあるから、その反対の部位は胸腹部であり、募穴への治療である。

　精気の虚はいろいろな気の偏りを示すが、この状況は陽面である背部においては外側と正中の違いにみられ、陽の極すなわち陰に最も近いと考えられるのが督脈である。この陰の意味は、身体の深部であり中枢でもあり、精気でもある。

　そして、背部と対称的な内容である胸腹部の任脈を使うこともある。胸腹部の任脈は陰面にある陽の極ということになるが、ここを用いることによって精気の虚を補う力が倍加すると考えられるのである（図60）。

　任脈とは、端的な表現であるが、これは胸腹部の募穴群を指しているもので、背部兪穴の督脈が陰的な意味合いを持つものに対して陽的な意味合いを持つものであり、その中でも腹部正中の府の募穴は特に陽的である。さらに腹部でも、下腹部の関元、中極や曲骨などは、陽的な意味合いが特に強い。

　さて、胸腹部は縦に任脈、横に季肋部下縁に沿う募穴群の十文字の配穴をみるが、胸腹部では正中に近づくほど、また下に行くほど深い層での陽の意味合いが強い。そのようにみて、背部兪穴の治療の後でまだ気の滞りが腹部にみられるとき、その程度に応じて募穴に刺激を与えることができる。

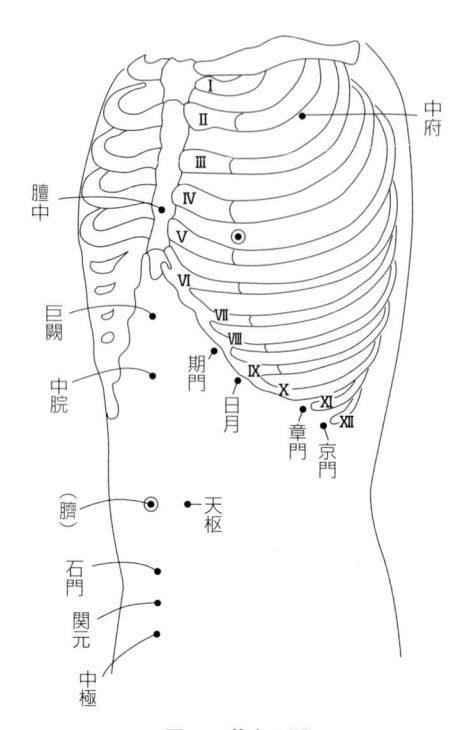

図60　募穴の図

　ツボを選ぶ基準は、次のように判断する。
(1) 原則として正中部の積については、まず季肋部下縁・健側のツボを取る
　例えば、心積で右季肋部下縁に反応が強ければ、左側の季肋部下縁を治療の対象とする。他の脾、腎の積についても同じである。
(2) 左右の積に対しては、反対側の季肋部下縁のツボを選ぶ
　例えば、肝積であれば右の季肋部下縁のツボを取る。肺積では、左側になる。しかし、季肋部下縁にも何らかの反応があるような場合は、積にかかわらず健側の取穴を優先させる。
(3) 上記以外の強い積に対しては、正中のツボを選ぶ
　この「強ければ」という表現もかなり主観的であるが、痛みを伴う頑固な牢積を想定してよい。

次の問題として、これらのツボにどのような手段を用いるかということがある。

原則は、第2章3節にも書いたように、まずは鍼、それで及ばなければ灸を使う。そしてただ急がずに、患者に合わせた治療のテンポを心がけるということである。

さて、以上のような手順で一応の基本治療は終了する。

これらは治療可能な部位とその意味付けをしたもので、どのような症状についてもこれだけの手順をすべて踏むというものではない。

治療の原則はある程度はっきりしているものの、具体的な治療の内容はかなりあいまいな印象を持たれるかもしれない。しかし、実際の臨床とは、臨床家とその場で出会う患者との1回きりのやり取りであるから、規則通りに厳密に治療を施すことができるものでもないし、またそのようにすべきでもない。

臨床は患者に対する柔軟な応対にこそ、その真価が発揮されるもので、病名や症状に対して決められたツボをただ使うという姿勢では十分に治療効果が発揮されないきらいがある。

8．病態把握と治療（3）

　鍼灸の臨床は、一見非常に不安定である。
　それは対象が常に変動しているヒトであるということと、治療する側も人であり、常に一定の状態ではないという2重の不安定な要素が関係するからである。しかし、それが現実であるとすれば、そのような状況を最大限に活かすようにするのが本来の臨床となるに違いない。
　積聚治療は、その不安定な関係をできるだけそのままにして治療できないか、と追究したものである。それは意識を用いた治療の効果を十分認識したうえで、その治療方法を単に理論化して追究するだけでなく、全体の整合性を計れるように、論理性にかなり重点を置いた結果である。
　病名や症状名を直接対象としない治療法を掲げる積聚治療について、その核ともいえる概念を陰気の虚である精気の虚に置き、これまで段階を追って説明してきた。しかし現実的には、臨床家の十分な力量を計算に入れても、これまでの基本治療だけでは力の及ばない病症はたくさん経験される。さらに、1つあるいは2つのツボを選び用いるだけで、基本治療の影響が倍加することが多々経験される。
　そこでこの章ではそれらについて概観し、そして治療を終える過程に進む。

〔1〕補助治療

　積聚治療の具体的な治療過程は、これまで述べた基本治療とこの補助治療で構成されている。患者の訴える病症は人それぞれであり、また同じ人のも

のでも時間の経過でいろいろと変化するものである。それらをすべて、気の過不及や偏重と把握するのがこの治療の特徴だが、理想的には基本治療だけですべてが御せればもっともよい。

ところがいろいろな病症に出会うと、基本治療だけではどのようにしても状況を好転させることができず、ある種の限界を感じるようになる。これは、第1に術者の技量不足を意味することではあるが、しかし病の深さはそれを越えて多岐にわたるものである。つまり、基本治療だけでは、全身に十分に気の巡りを施すことができない状況があるのである。

この不十分な気の巡りを十分となるようにするのが、補助治療の役目である。しかし、あくまでも基本治療が主であり、それが十分か否かは臨床家1人1人の問題であって、以下に述べることを必ずしなければならないというものではない。また、基本治療あっての補助治療であることも重要な点である。

病名はあくまでも一義的な表現で、基本治療で御せる状態も多々あることを忘れてはいけない。『第十巻』では治療手段に重点を置いて、「局所の気血に対する治療」としてまとめたが、すでにいろいろな治療手段を取得しているという前提で、ここでは病症に重点を置いてまとめてみる。

【1】伏臥位での補助治療

伏臥位で背部兪穴の治療を終えた後、補助治療を行う。行える部位は、下肢後側、督脈、頚部である。

(1) 下肢後側

この部位は陰虚病症である下肢の冷えに対処するとともに、全身的な陽実病症、あるいは上焦部の陽実病症である頚部、頭部などの症状に対処する部位である。

①陰虚病症

下肢の冷えとして代表的なのは、冷感は当然のこととして、足部、下腿の痺れであるが、委陽の鍼は有効である。このツボは腓（こむら）の痙攣（こむらがえり）にも著効があり、予防的にも使われる。

下腿腓腹筋の肉離れは、その部位に鍼をしてよい。肉離れは、冷えの強い状態である。
　膝の冷えも対象となる。膝の冷えでも、俗にいう膝に水が溜まっているもので委中に圧痛のあるものについては、委中より瘀血をとる必要がある。
②陽実病症
　陽実病症としては、全身的な湿疹が挙げられる。
　アトピー性皮膚炎などは、失眠の施灸が必要である。かなり熱感が強いが、できれば半米粒大で症状の程度をみながら、3～10壮ほどが要求される。
(2) 督　脈
　基本治療の後、督脈に灸をすることがある。
　督脈は背面で最も陽の部であって、最も陰気を補うのに適したところである。
そのため、陽実病症、陰実病症などには欠かせない部位である。
①陽実病症
　風邪などの発熱時には、基本治療としても督脈に施灸する。
　頚部の捻挫、橈骨神経麻痺、尺骨神経麻痺、正中神経麻痺などには、金・火領域の督脈のツボへの施灸がぜひとも必要である。
　ツボの決定は圧痛を重要視するが、それがなければ圧したときの微かな違和感、あるいは椎間の広がり具合でも十分で、何か他所と違う反応を見つけてそこをツボとする。そこへ20～30壮の施灸をする。
②陰実病症
　この病症は、子宮筋腫や子宮内膜炎などの婦人科疾患、糖尿病などの全身症状、肝炎、胃潰瘍などの消化器疾患などいろいろあるが、いずれも督脈の施灸が必要な状況である。
　婦人科疾患には鳩杞、糖尿病や消化器疾患には木・土領域の督脈のツボに施灸する。10～30壮必要である。
③陽虚病症
　一般にこの病症はかなり重症度が高いため、むしろ補助治療を用いない。

【2】仰臥位での補助治療

　仰臥位での補助治療は、伏臥位の治療を終えて再び仰臥位になってから行う。補助治療を行う部位は、下肢、腹部、胸部、上肢、頚部、顔面部、頭部である。

(1) 下　肢

①陰虚病症

　膝痛は代表的なもので、失眠の灸とともに足の井穴の灸を用いてよい。

　女性の生理不順などに、三陰交を用いる。この部位は、程度に応じて用いるが、鍼でも灸でも有効である。

②陽実病症

　後頚部や頭部の病症、痛みや打撲には、足の井穴の灸が有効である。

　半身不随などにも井穴の灸を用いる。

　局所的な症状であるが、足の外果、内果の捻挫には、井穴の施灸が必要である。

③陰実病症

　膝痛でも熱を持つ場合、井穴の灸は不適である。

　男性の前立腺肥大などには照海の施灸であるが、この部位も熱感が強く、5〜10壮が一般的である。

(2) 腹　部

　腹部への治療は、季肋部下縁の鍼以外、ほとんどせずに済ませている。これは背部兪穴の治療にほとんど委ねているためであるが、次のような強い気の異常に対して、補助治療を用いることがある。

①陰虚病症

　これは強い陰虚症を意味するが、例えば下痢が続く場合、水分あるいは関元に鍼を深く刺入することがある。

②陰実病症

　女性がよく患う膀胱炎などでは、曲骨に10壮程度の施灸をしてよい。

(3) 胸　部

①陰実陽実病症

これは頑固な咳などを対象とするが、軽いものでは大包や、重度になれば胸骨の任脈上のツボが対象となる。主として肺疾患の場合で30〜60壮の施灸を必要とするが、仰臥位で施術することもあれば、坐位ですることもある。太包は坐位で行うとよい。

この病症でも、心臓に明らかな疾患がある場合は、胸部を用いず背部の督脈を用いる。

(4) 上　肢

これは、陽実病症が対象となる部位である。

肘までの病症には井穴、肘より肩までの病症には榮穴、手の兪穴を使う。

前頚部や顔面部は、井穴の灸で対応する。半身不随などが対象となる。

井穴には施灸、榮穴や手の兪穴には鍼を使う。

(5) 頚　部

陽実病症の典型は、むち打ち症（頚部捻挫）である。

先に伏臥位での督脈への施灸について触れたが、それはある程度時間が経過した状態であり、むち打ち症の初期では頚部の鍼がぜひとも必要である。

これも側頚部を触診し、圧痛のある部位の反対側に鍼をすることを繰り返す。これは複数個所でも同様に行う。

(6) 顔面部

これも陽実病症を呈する部位であるが、目、鼻、顎関節、歯が対象となる。

眼疾患で最も有効なのは承泣で、鍉鍼あるいは毫鍼で対応する。

鼻疾患は、鼻翼の周囲の健側に鍉鍼を使う。

顎関節症は、健側に鍼を用いる。

歯痛一般は、皮膚から患部に向けて鍼を深く刺入する。

(7) 頭　部

頭部は陽実病症の最も典型的な部位であるが、積聚治療では頭部に鍼や灸をあまりしない。それは、ほとんどが基本治療で解決するからである。時には百会に灸をすることがあるが、それは言語障害などの陽実病症がある場合である。

【3】坐位での補助治療

一般に坐位は不安定な姿勢のため、治療の姿勢としては不適である。しかし、特殊な場合として、次のようなことがある。

坐位で行うという病症はいずれも陽実病症の場合であるが、例えば頑固な鼻血の場合、坐位にて命門辺りの督脈のツボを選び、鼻血が止まるまで多壮灸をすればよい。

胸部の膻中辺りの多壮灸については、仰臥位の胸部のところで触れた。

〔2〕治療の終了

いよいよ治療を終える段階に来た。
ここでは、最後の治療過程と患者との会話について触れる。

【1】最後の治療過程

普通の状況であれば、一通りの補助治療も終え患者の主訴の状況も確認し、最後に腹部と脈を再確認する。つまりここで腹部の積の治まり具合と、脈がどの程度平に近いかを確認する。

これは治療の結果を確認し、ある程度の予後を患者に教えるためである。何回も治療を重ねている患者に対しては緊張感が薄れ、このようなことは忘れがちであるが、最後の腹部と脈の確認することで、今回の治療はこれで十分であるという印象を術者も患者も持つことができる。

また、これまで患者は臥位であったが、次にここで坐位をとらせる。これは患者が臥位から坐位に起き上がる動作をみて、異常がないかを知るためである。そのとき、単に関節の動きなどだけでなく、ふらついたり、眩暈を起こすようなことはないかなども確認する項目である。

坐位では、背中を術者の方に向けさせて、ベッドに腰掛けさせたり正座の姿勢を取らせる。この姿勢では、坐位つまり背部立位の状態での背部の様子を改めて観察することができる。

皮膚の下がり具合（ゆるみ具合）、頸部の安定性、左右の肩の下がり具合、

身体の左右の偏り、また背骨の屈曲の程度などは、次の治療の参考になる。
　そしてこの状態で肩に触れ、その緊張度を確認する。肩の緊張度は伏臥位の時と同じ印象ではなく、いわば重力がかかっている坐位の方が患者には肩の緊張が強く感じられるものである。左右の緊張や痛みの違いを確認し、その少ない方に１点ツボを選び、鍼を置く。意識を反対側の緊張部に置いたり、頭部から背骨を透して腰部、足の先まで何回か往復させたりして、患側の肩の緊張がゆるむのを待つ。
　最後に、肩の湿りを拭って治療を終えることになる。
　この操作は、一般には上実性のある患者に適しているものである。そのため、陽虚性とみる患者で上実性の強いものがある場合には、もちろんこの過程は省略し、臥位のままで治療を終えることになる。
　陽虚性の強いケースに肩の鍼をすると気が下がるため、患者はかえって気持ちが悪くなるとかふらつくなどの症状を訴える。これは、たとえ肩凝りがあってもそれを十分に取り去ってはいけないことを意味するもので、症状に応じた慎重さが求められる。

【２】患者との会話

　治療中の患者との会話の内容や量は、基本的には患者次第である。
　患者に問うことは、治療開始前の主訴の状況、治療途中での指標の変化が主であり、後は天気に対する印象、食事、睡眠、便通の状況を尋ねることで十分である。
　主訴については、患者の性格や精神性にもよるが、改善された面を強調する者と改善されていない面を訴える者とがある。術者としては、常に主訴の改善された面に注意を向け、患者には希望を持たせることが大切である。それには指標をできるだけ詳細に把握し、その状況や程度を患者には教え、単に患者の印象だけがすべてではないことを示す必要がある。
　天気についての印象を聞くのは患者の温度感覚を知るためであるが、寒さや暑さを感じない、あるいは必要以上に寒く感じたり暑く感じたりしないかを確認するのである。

もちろん患者が話し好きでいろいろと話題を提供するようであれば、それに応じなければならないが、話題に耳を傾けつつもそれに引きずられず治療の手を休めてはいけない。

　治療の終了に当たっては、治療の影響をある程度表現する必要がある。明日には痛みが取れるとか、このあと少し熱が出るが心配ないとか、まだ何回か治療が必要だ、などである。

　初診であれば、治療を受けた日の風呂やアルコールはよくないこと、関節などの痛みがあるものでは柑橘類の禁止を付け加える。これらはどれも身体を冷やす要素を強くもつものであるが、常に、その患者にとって身体を冷やすきっかけになっているものは何かに気を配り、気付いた点は指摘することが大切である。

9．臨床の実際

治療の方針は次のような手順で判断する。

1．問診をする

　ここでは、名前、住所などの身分、主訴をはじめとする諸症状、身長・体重などの基礎データ、冷えやすい、汗をかくなどの身体の傾向や病歴、それに対応した社会歴、同様に両親兄弟（姉妹）などの身体の傾向や病歴あるいは遺伝性の有無などを確認する。

　特に重要な内容は、まず外傷の有無、例えば特に自動車の事故でのむち打ち症、階段から落ちる、穴に落ちる、何かが落ちてきて頭などに当たる、どこかにぶつかるなどを子細に聞いて内容を確認する。そのとき、どのような方向から力が加わったかに注意し、頚部に影響が及んでいないかどうかが重要な点である。

　また外傷を受けるときには、だれでも瞬間的にハッとするもので、そのときの心理的な影響は全身的なものである。つまり、受けた傷がたとえ小さくても、その心理的なショックが全身に及んでいることが充分考えられるのである。したがって最近の傷にかかわらず、これまでに受けた傷をすべて洗い出す必要がある。

　見落としやすいのは出生時の状況で、逆子、斜頚、分娩に時間がかかった、などは外傷性の影響があると考えてよい。もちろん年寄りに子守をされていて落とされたなども、影響があると疑う。

　外傷は初期には鬱血などもみられるが、古いものは慎重に触診しないとわ

からないものである。しかしその部はいつまでも鬱血の痕跡を残しているもので、気の動きが止まっていると判断し、その鬱血（古いものは鬱気というべきかもしれないが）を取り去る処置を施さないかぎり、一生身体に影響を与え続けると考えてよい。

　外傷で次に重要なのは手術である。手術は一見医療的な処置のため、身体にマイナスの影響がないかのように思えるが、特に腹部や背部あるいは頭部を大きく傷つけることは、身体の気の流れがそこで阻害されるもので、その後の生活にいろいろな影響が出るものである。

　また、女性では人工流産（掻爬）の影響は大きいもので、許される回数は１度程度と思っていた方がよい。40歳頃からの身体の不調は、更年期であるものの、掻爬の回数が多いとそれが更年期の不安定さを増長させると考えられる。

２．治療過程
(1) 指標群の確認

　指標の筆頭は、問診で得た主訴をはじめとする諸症状や、冷えやすいとか汗をかきやすいなどの身体の傾向である。そしてこれに加えて、聞診や望診などの要素である。

　望診の内容でいえば、まず表情をはじめとする患者の動きに注意を払うが、これは治療室に入ってくる様子から目を配るべきである。椅子に座る様子、ベッドに上がる様子、寝返りを打つときの様子など、すべての動作に注意を向ける。これには、腹部や背部の状態をはじめとして、目で観察できる内容をすべて含む。

　次に聞診としては、患者の話し方や言葉の使い方にも注意を払う。あるいは咳をする、呼吸音がする、嗄声である、腹部のグル音がするなどに注意する。

　患者がベッドに横になったならば、触診で得られる指標群を確認する。

　仰臥位で膝の周囲、腹部、胸部、手首、時には頸部などに触れて、痛みや硬結をまず確認する。仰臥位で腹部の接触鍼や脈の調整をした後、腹診をし

腹証を立てる。積聚やその他の腹部症状も指標である。

伏臥位では膝のまわり、腰部、殿部、肩甲骨周囲、肩部、肩関節、頚部などの痛みや硬結を確認する。

(2) 病症の確認

以上の過程を経て、どの程度陰虚性が強いか、つまりどの程度気の偏りや滞りが進んでいるか、陽実、陰実まで及んでいるかどうかなどを判断し、病症の内容を確認する。

(3) 治療方針の確認

腹証と病症の内容によって、順治を施すか、逆治を施すか、あるいは第3方式にするかなどを確認する。

(4) 治療手段の確認

治療手段は、まず外傷があるかどうかを確認し、外傷があれば、その部位の処置を今日すべきかどうかを判断する。

一般に治療には毫鍼を使用するが、鍉鍼を用いるかどうかも判断する。陽実や陰実が強い場合は、施灸やその他の鍼の必要性も考慮する。治療を続ける過程で、患者との会話から新たな症状がわかるとか、患体の状況から治療方針を変更することも起こり得ることである。患者の言葉は、最初から順序立てて整理されて出てくるとは限らないものである。

(5) 指標の変化

治療は指標の変化を確認しつつ行うが、それによって1カ所にする刺激の程度と使用するツボの数も決まる。

また、指標の変化の度合いによって、病の深さを判断する。1度の治療の限度をいつも計り、指標がなくなるまでとことん治療を続けることを避ける。

3．身体区別による病症

これまで5種の病症を挙げてきたが、それらを把握する具体的な目安を掲げる。

(1) 下半身の病症

下半身とは、腰部より下方、腹部では臍より下を含む下肢全体である。

陰虚病症はどの病症の背景にもあるものの、もっとも端的に現れるのは下半身の病症である。これは下半身の冷えなどの病症がはっきりしていて、それより上方や表層の病症があまり強くみられないものである。

(2) 上半身の病症

これは下半身とは逆に、大腹から上、腰部より上の部位で、胸部、肩部、頚部、顔面部、頭部さらに上肢も含むものである。ここの病症は概ね陽実性の強いもので、一般には下半身に冷えがみられるものが多い。

もちろん、貧血などの陽虚性のものもみられる。

下半身に冷えがみられなくても、身体の芯に冷えがあると見なすのはこれまでの説明から当然である。

(3) 全身の病症

これは腹部中心部の消化器系のもの、血液やリンパ液などの循環障害のものが概ね該当する。下半身や上半身の病症を伴うこともしばしばである。

概ね陰実性や陽実性のものが多いが、陽虚性のものも見過ごさないようにする。冷えが具体的に見当たらなくても、身体の芯に冷えがあるためである。

以下に各部位別の具体的な病症を挙げて、その治療内容の例を示す。

〔1〕下半身の病症

【1】膝の症状

膝の病の筆頭は、痛みである。

歩行時の痛み、立つとき座るときの痛み、正座するときの痛み、ひどくなるとじっとしていても痛む、夜間寝ていても痛むなど、その内容はさまざまである。

時には膝に熱を持つものもある。

この症状は一般的には女性に多いように感じられ、高齢になるほど多い。痛みだけでなく、膝が腫れてくる、O脚のように変形してくる、曲がらなくなる、等がみられる。

高齢者のものは軟骨が薄くなっているからとか骨粗鬆症による変形性のも

のであると説明され、ほぼ根治不能といわれる。若い人のものは往々にしてサッカーなどのスポーツによる障害、あるいは交通事故などで靭帯を痛めたもの、膝蓋骨を骨折したものなどの後遺症が多い。

また糖尿病などの全身性疾患の症状の1つとして、膝が痛くなることもある。

1．症状の判断

まず痛みが膝に限局されているか、あるいは腰の痛みが波及したものなどを確認する。いずれにしても、痛みの根源は、身体の冷えである。

身体の冷えから来るものであるから、病態の問題が膝だけかどうかをよく見極める。痛みの強さは冷えの強さに比例するもので、生活の内容（食事、風呂、就寝時間、仕事など）によるものか、あるいは外傷かをよく聞き、問題点を確認する。

外傷によるものであれば、事故の状況をよく聞き、加わった力の方向を確認する。外傷は膝に直接受けたものか、腰部か、頚部かなどに注意する。

身体を冷やすことを避けるように指導する。

痛みが強い場合は風呂を避け、風呂に入っても中で膝の屈伸運動などをしないようにする。

特に柑橘類を禁止する。

これらの生活上の注意は、関節の痛み全般に共通する内容でもある。

2．痛みの確認

膝の内側、外側、膝蓋骨周囲・表面などの痛むところに全部印を付け、指標とする。

痛みの弱いところと強いところを確認する。

痛みの位置は、仰臥位と伏臥位でずれることも考慮する。

腫れや熱の有無を確認する。

腫れや熱があれば、いずれも冷えの程度がかなり強いことを示している。

3. 治療

(1) 基本治療

　基本治療は、一般に順治で行う。

　背部兪穴の治療では、特に膝に意識を十分に置き、伏臥位で触れられる委中、委陽あるいは上曲泉等の指標変化の状況を確認する。伏臥位で膝を自動的に曲げさせたり、他動的に曲げた膝をさらに圧し込む等も時には必要である。

　背部兪穴の治療だけで膝の痛みが緩解することも、よく経験する。

　背部兪穴の治療を補う手段として次のことができる。

(2) 補助治療

◇伏臥位

①委中の鬱血を取る

　これは膝に関節液が溜まっていること、委中に圧痛があること、膝に熱がないことが条件である。鬱血を取る鍼の扱いには、十分習熟していなければならない。鬱血を取り除けば気の巡りが戻り、身体が温まり膝も温まる。

　しかし、膝前面の腫脹部位から溜まっている関節液を抜いてはいけない。溜まっている関節液は身体にとって必要なもので、ただ溜まっていること自体が問題なだけであるからである。関節液を抜くと一時腫れが引いたように見えるが、必ず元に戻り、さらに状態は悪化する。つまり、腫脹部位が膝の痛みの原因個所ではないからである。

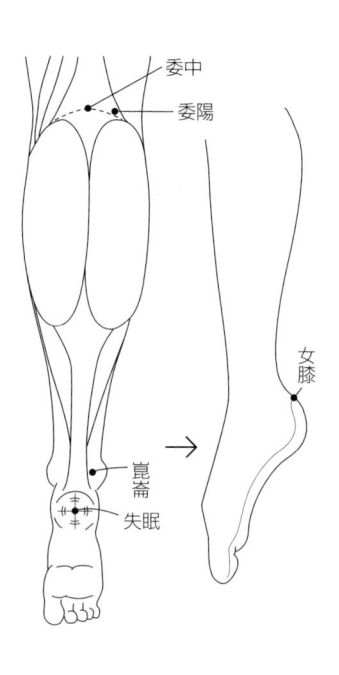

図61　下半身（伏臥位）のツボ

②失眠、女膝の灸（図61）
　これは一般の膝痛に用いて有効であるが、治療後数日経ってから膝に熱を持つようであれば、不適当である。
　膝痛がはじまって間もないようであれば患側の失眠を用いて済むことであるが、時間が経っているものは、たとえ反対側に痛みがなくても両側の失眠に灸をする。これは健側の膝にも必ず負担がかかっていて、いずれ健側にも痛みが出ることが予測されるからである。
　灸は患側にするのを原則とする。失眠の灸は想像以上に熱いもので、米粒大で透熱灸を２～３壮しては膝の痛むところを圧して痛みの弱くなるのを確認し、さらに必要であれば加える。左右交互に行って構わない。膝の痛みは冷えであるが、これは膝が冷えているというより、冷えが下から徐々に昇り、膝にまで及んだと判断しているものである。この灸は、膝に熱を持つものには適さない。
③督脈の灸
　これは特に冷えが強い、重症の膝痛には有効である。
　督脈の「土」あるいは「水」の領域の椎間をよく観察し、痛みや圧迫感などの違和感があればその部位、なければ椎間の開いているところに10壮以上の多壮灸をする。艾柱は半米粒大で、透熱灸である。督脈の圧痛等は背部兪穴の治療前後に確認するもので、治療前に痛むところ１～３カ所に印を付け、治療後に残る痛みを対象として施灸をする。椎間の開き具合は個人差が大きいが、わずかな違いを見つけるのがコツである。灸をするときには、５壮あるいは10壮ごとといった具合に痛みを確認することが必要で、変化をみながら壮数を判断する。督脈の灸は、失眠の灸ほど耐えられなくはない。督脈の灸は陰虚を芯から補う力が特に強く、そのため膝に熱を持つものには最も適する。
　「土」の領域のツボを選ぶのは経験的なことからであるが、五行的に判断すれば、「土」の領域はいつも全身に有効である。また「水」の領域は、難治性の膝痛で冷えが強い場合に特に適している。

◇仰臥位
①膝に行う巨刺

　これは、外側の痛みに対して特に有効である。十分に圧痛の位置を確かめて印を付け、その反対側に鍼をする。毫鍼を用いるが、意識を十分に置くことが大切である。

②健側の三陰交等の鍼

　これも巨刺の応用といえる。

　三陰交や復溜等が適しているが、それ以外のツボも有効で、あまり経絡やツボにこだわる必要がないともいえる。要は意識を送りやすい部位であるかどうかであって、それは術者のカンや技量によるところが大きい。意識を置くことは、直接患部を補するとともに全身を補していることにもなる。

③足の井穴の灸（図62）

　患側の足の井穴を鍉鍼で調べ、反応のない井穴を見つけるのがコツであるが、１カ所とは限らない。ここでいう井穴とは、穴名のあるものに限らず足趾の両爪甲根部を指すもので、片側に10カ所、両側で20カ所あるとする。

　膝の痛む部位と経絡を結んで判断するのも１案ではあるが、必ずしも一致するものではない。例え

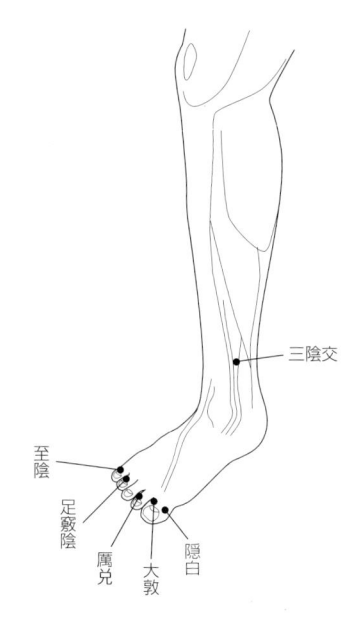

図62　足の井穴

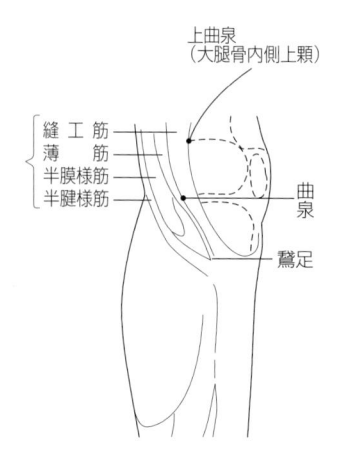

図63　曲泉・上曲泉

ば上曲泉や曲泉の圧痛などよくみられるが、肝経のものとは限らない。膝痛は単純でないことが窺われる（図63）。

艾柱は、半米粒大あるいはゴマ粒大とし、全透熱灸である。これも熱感は相当なもので、2壮しては膝の圧痛を確認しながら壮数を増やす。井穴の灸の意義は失眠に共通するものであるが、失眠よりも軽い症状に適している。これも、膝に熱を持つものには適さない。

④さらに難治性のものは、背部兪穴の治療後でも曲骨に強い圧痛がみられるもので、そこに鍼（毫鍼あるいは鍉鍼）を用いるか全透熱の多壮灸（20～30壮）を施す。灸は、下腹部のかなり冷えているものに用いる。根気よく行えば、老人性のものでもかなり好転することを経験する。

4. 治療経過

膝の病をまとめれば、痛み、腫れ、変形、熱、運動障害ということになる。

症状の経過も概ねこの順序で、まず痛みが出て、ひどくなれば腫れてくる、さらに熱を持つようになる、長期にわたれば変形して屈伸などができなくなるものである。

もっとも重い症状が運動障害であるが、これは筋肉や骨の障害でかなり気の動きが阻害されているものである。

症状の変化の様子は、どの症状も同時に少しずつ軽くなる傾向にある。特に痛みは、その度合いが弱くなることも必要だが、痛む場所が移動することも状態がよくなりつつあることを示している。

運動障害を多かれ少なかれ伴うものであるが、これも障害の程度をつぶさに観察し、わずかな変化でも好転の兆しととらえ、それを患者に教えて治りつつあるという希望を持たせることが大切である。

《症例1》
◎**膝が痛い**
・男、58歳、不動産業
・初診：1997年7月26日

［基礎データ］

・身長：168cm、体重：78kg、血圧：106／80mmHg

　偏食、偏味なく、なんでも食べる。健啖家である。また酒をよくたしなみ、成人になって以来、酒を欠かした日が1日たりともない。睡眠は良好で、毎日夜12時半頃就寝し、6時間半から7時間睡眠をとる。大、小便に異常なし。

　鎮痛剤を服用しないと、夜間も右膝が痛む。

［主　訴］

　右膝の内側が痛い。その他の所見なし。

　今年の2月前より徐々に右膝の内側が痛みだしていたが、1カ月前から急激に痛みが強くなり、階段の昇降はもちろん、日頃の歩行時にも痛む。整形外科でのMRIの検査結果では、内側の軟骨がほとんどなく、老化現象で治療の方法がないといわれる。ゴルフにはよく行っていた。ゴルフで痛みが増したかどうかはわからない。これまでに2回、右膝から関節液を抜く。

［既往歴］

　これまで病気の経験がなく、風邪もほとんどひかない。

　57歳：電車の中でつまずいて、左中趾を骨折する。

［家族歴］

　父親は脳溢血死（66歳）、母親は盲腸癌死（77歳）のみで、他の特記事項なし。

［所　見］

　血色は良好で、むしろ赤みがかかるが、足が冷えるなどの訴えはない。

　腹部はしっかりと膨隆しやや硬く、聚は認められない。

　六部定位脈診の結果も右寸口と右関上の陰脈がやや弱い程度で、特記することなし。

　恥骨結節中央部を下方に圧迫すると痛みが強く、身体が緊張する。

　指標となる右陰陵泉、右膝関、右曲泉、左大腿内側上顆（上曲泉）、両委陽（右＞左）、右委中に圧痛あり。志室に圧痛、硬結なし。

　腰部、頚部などにしこり・圧痛は認められない。

　恥骨部の反応を腎積とし腹証を腎虚証とする。

背部兪穴治療のパターンは順治とし、金領域→水領域→火領域→土領域の手順とする。
［治療内容］
　志室にしこりや痛みの反応がないため、右膝の訴えをもって患側とする。
　健側である左背部の魄戸辺りに鍼を当てる。皮膚はかなり締まっていて、あまり鍼を受け入れる肌ではない。魄戸辺りに鍼を当てると同時に膝の痛みのあるところへ視線を送り、解剖して内部を視るかのように膝を透視することをゆっくりと何度か繰り返す。1分ほどの後、膝の圧痛部に触れて感触を確認し、患者にも印象を聞く。
　これを何回か繰り返して痛みがある程度ゆるみ、それ以上変化しない時点で、次の穴である同側の志室辺りに鍼を移し、同様のことを繰り返す。さらに膝の痛みが軽減することを確認する。
　次に左神堂辺りで同様のことを繰り返し、膝の痛みがさらに弱くなるのを知る。
　この3穴に鍼を当てた時間は10分ほどで、その結果、患部である右膝の痛みはまったくなくなる。土領域のツボを使用しないで済む。
　冷えが深くて強いことを考慮（軟骨がなくなるほどであるから）し、補助治療として右失眠に米粒大の施灸（全透熱灸）を5壮する。
［治療経過］
　仰臥位で恥骨部の痛みがないのを確認する。治療直後は歩行時痛もない。
　この患者の冷えがどこから来るかが難問であったが、アルコールに見当をつけ、何回かアルコールを飲まない日を作るよう説得する。
　次回以降の経過は次のようである（括弧内は治療回数を示す）。
　1週目（2回目）：右膝の圧痛はあるものの、その日は歩きはじめから膝がまったく痛まない。その週、はじめて2日間アルコールを断った。
　2週目（3回目）：3日前から階段の昇降にも支障がない。しかし、アルコールの習慣は以前に戻る。
　3週目（4回目）：この週、まったく膝の自覚痛はない。

右膝の圧痛、腹部の腎積は治療の度に弱くなり、4回目には圧してもやや痛む程度になる。治療内容は初診時に準じ、治療時間は10分～13分である。
　計4回の治療にて訴えはなくなった。これは身体が温まった結果と判断する。さらに2週間後、膝の自覚痛はもちろん、圧痛もほとんど感じられない。
　以後、月に1度の来院であるが、6カ月後もまったく異常はなく、来院しなくなる。

[考　察]
　この症例は、意識というものが大きな影響を及ぼすことを示していると考えられる。意識の働きの程度を、膝の痛みの変化はもちろん、腹積である腎積にも置いて、腎積の強さの減少と膝の状態の好転とが比例していると判断するところは重要である。
　膝の軟骨ができて痛みがなくなったのかどうかはその後検査を受けていないので不明でありデータ上は不満であるものの、患者の立場では日常生活にまったく支障がないのであれば十分な結果である。

【2】腰殿部の症状

　この部位の症状は、冷え、痛み、熱、痺れ、前屈後屈等の運動障害である。

1. 症状の判断

　この部位の問題は、次の3点に集約することができる。
　①志室　②腰殿部の筋肉　③骨（腰椎、仙骨、尾骨、腸骨、坐骨）である。
(1) 発症の状況
　これらの部位の病はまず圧痛や自覚痛であるが、ほとんどが動作痛である。ひどくなるとじっとしていても痛んだり、あるいは夜も痛むものである。
　骨では叩打痛もある。時にはこれに、熱や痺れを伴うこともあれば冷えることもある。
　動作痛では、腰の動作のみならず下肢の動作によるものもよくみられる。腰の運動では、仰臥位で上体を起こす、股関節を屈曲する、下肢伸展位で腰部を持ち上げる、寝返りをうち伏臥位になる、また仰臥位になるなどで痛み

が出る。また、片足や両足で立位をとる、歩行するなどの運動時にも発症する。あるいは立位での前屈、後屈、側屈、回旋時に腰痛をみることもある。

いずれにしても、ひどくなれば、わずかに身体を動かしても激痛が腰部全体に走り、耐えられない状態になる。

(2) 発症の範囲

またそれらの発症する範囲は、志室、筋肉、骨が単独のこともあれば、2者、3者の複合的なこともある。また、左右両側のもの、片側のもの、中央のものに分けられる。さらに右志室と左殿部などのように、左右交叉性のものもある。

(3) 発症の経過

これらの症状のはじまりと経過を確認することも重要である。つまり、志室からはじまったか、筋肉からはじまったか、あるいは骨からのものか、ということである。

志室は「腎」の反応であり、身体そのものの疲れすなわち冷えが高じると生じる。その重症度は、志室の単なる筋層の凝りから副腎の反応、腎臓の反応へと広がるにつれて重くなる。志室も凝りからはじまり、痛みが出るという過程を基本的にはとるが、凝りにしろ痛みにしろ、程度の強いものは不良であり、それも他覚的な状態から自覚的なものに移るほど病態はよくない。

次の筋部は骨に付着する部分であるからその位置も骨より浅層であり、それに応じてその病状も骨より軽度である。またここには、神経系も含む。ここでいう軽度とは痛みの強さが軽いということではなく、骨よりも障害を起こしやすいが、また治しやすいということである。

骨部は身体の中枢に位置し、その質的な意味は身体のもっとも深層のものであって、簡単には侵されない。逆に、骨部から発したり骨部まで及んでいる病状はかなり難症であることを窺わせる。

2. 発症の原因

腰殿部の病の原因は、大きく2つに分けてみることができる。

1つは腰殿部以外の病の1症状として、もう1つは外傷からくるものであ

る。腰殿部以外の病とは、消化器疾患、婦人科疾患、泌尿器疾患、胸部疾患、頭部疾患、精神科疾患等、ほとんどの病が高じると腰殿部に異常をもたらす。腰殿部の異常の中でも特に志室の反応は顕著で、伏臥位になったときに志室の状態を確認し、志室を指標とするのはこの理由による。これがさらに重症化すれば、筋肉の異常となり骨の異常となる。また、これらの腰殿部とそれ以外の疾患の背景は、いずれも身体の冷えととらえることができる。

次に外傷からくるものは、腰殿部に直接受けた外傷と頚部の損傷からくるものに分けてみることができる。腰殿部の直接的な外傷は判断しやすいが、頚部からのものは見落としがちである。頚部の外傷はむち打ち症のように直接頚部の損傷がはっきりするものと、頭部に打撲等を受けてそのとき頚部に衝撃があったもの、あるいは高いところから墜落し、腰殿部を打ったときに頚部に衝撃があったものなどが考えられる。あるいは逆子のため出生時に鉗子を使う等、出生時に何らかの無理な力が加わり斜頚になる等も原因となりうる。

これらの外傷も必ず身体に冷えをもたらすと考え、どんなに時間が経っていても何らかの処置を講じなければならない。また頚部の損傷は、子宮内膜症や子宮筋腫等の婦人科系疾患や腸ヘルニア等の泌尿器系疾患、もちろん頭部にも影響があるなど、身体の至るところに悪影響があると考えてよい。

腰椎等の外科手術も外傷として扱うが、椎間板ヘルニアの手術をしたことがかえって災いとなることもある。これはヘルニアの原因が除去されずにさらに外傷として手術が加わったような現象で、いわば2次災害のようなものである。このようなものは二重に身体のゆがみを複雑にしているもので、術後の疼痛の再発は、一般になかなか御しにくいものである。

3. 治　療

治療とは、いつも原因を除去することが原則である。

腰痛の原因は冷えであるから、腰痛の治療とは冷えの除去、身体が温まるように工夫することになる。

(1) 基本治療
①腰殿部以外の症状
　腰殿部以外の病である消化器疾患、婦人科疾患、泌尿器疾患、胸部疾患、頭部疾患、精神科疾患等については、それぞれが5種の病症のどれに該当するかを判断し対処する。
　ここでは、これらの病気の一症状として、腰殿部の病がある場合の処置について触れる。
・治療は、基本治療の段階からはじまる。
・患者は伏臥位である。
・背部兪穴の治療に入る前に、腰殿部の指標をよく確認する。
・まず志室の圧痛、凝り、腰椎・仙骨・尾骨の圧痛、違和感、その両側の脊際の圧痛や違和感、殿筋の圧痛や凝り、腸骨稜に沿った圧痛、時には大転子の方までの圧痛等を調べ、印を付ける。
・背部兪穴の最初の1穴を選び、指標を意識し、ときどき指標を押して変化を確認する、変化が止まればツボを移す、という手順を続ける。
・指標の確認には痛みを我慢できる限界まで圧迫することがコツで、何回か繰り返すうちにその指標が徐々に弱くなる様子に注意する。
②腰殿部の症状
・基本治療の段階で脊際穴を十分に補することと、督脈に灸をすることが重要である。
・督脈の灸点は腰椎間の圧痛を丁寧に探すことで、わずかな異常も見逃さないようにする。
・ツボが不明の場合は、椎骨を右の骨際から左方向へ、あるいは左の骨際から右方向へと母指で圧痛を加えれば何らかの反応があり、異常な椎骨がみつかるものである。
・灸は半米粒大の艾柱を3〜5壮の透熱灸とする。
　このような処置で痛みの緩解がみられない場合は、さらに深い気の異常と判断し、他の骨疾患を疑う必要がある。

(2) 補助治療

　以上の基本治療を終えた段階で、まだ痛みが残る場合、次のような補助的手段を使うことができる。

①崑崙、委中

　崑崙や委中の反応を調べ、圧痛のない側、あるいは両側に圧痛があれば弱い側に鍼をする。どちらにも圧痛がない場合は、腰殿部の反応と反対側のツボを用いる。必要に応じて両側に鍼をすることも考えられるが、ドーゼを考慮することが大切である。

②三陰交、復溜

　患者を仰臥位にして、三陰交や復溜を補い、腰の動作を同時に加える。

　これは下腿のツボに刺激を与えながら以下のような動作を加えることで、冷えの位置をさらに下げる効果を期待する。

　痛むところに鍼をして動作を加える動作鍼と違い、鍼をするところはむしろ動かさない。これらのツボは反応にしたがって選ぶが、動作をさせやすいところという点も重要である。例えば三陰交に鍼をしながら患部に意識を置き、下肢を伸展させたままときどきブリッジ状に腰を持ち上げさせる、あるいは腰を捻る等である。これを何回か繰り返し、痛みが徐々にゆるんで、捻りやすくなったりブリッジがしやすくなるのを確認する。

③曲　骨

　膝の症状と同様の方法を応用する。この部位の圧痛は腎積を意味し、かなり冷えが深く強いことを示す。

④骨　痛

　ここでは特に、老人性の骨の疾患である骨粗鬆症について触れる。

　特に原発性のものは全体の90％を占め退行性の病気であるが、更年期からの女性に多く、男性よりも発症が早い。おそらく女性の出産と無関係ではないと思われるが、その他に宇宙飛行士やシンクロナイズドスイミングの選手なども骨密度が低くなるという。

　もちろん残りの10％の後発性のものとの区別は必要である。その原因疾患の主なものは、バセドウ病、クッシング症候群、重症糖尿病、慢性関節リウ

9．臨床の実際　253

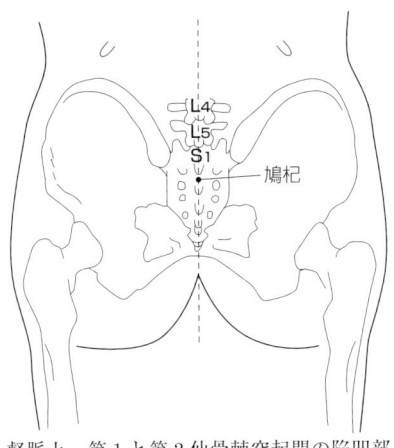

督脈上、第1と第2仙骨棘突起間の陥凹部

図64　腰仙部の図

マチ、胃の手術、アルコール多飲、ステロイド剤服用等である。この病は骨密度が低下することによるといわれるが、それは身体の深い冷えを意味することで、症状としては非常な疼痛を伴うのが特徴である。何もきっかけがないのに腰痛などが強く出て、あたかもぎっくり腰のような状態になったものはこの疑いが強い。病名で圧迫骨折というのは、ほぼこれに相当する。

　いずれにしても強い冷えであるから、灸がもっとも適する。それにはまず施術場所を確認する。

　腰椎から仙骨にかけて正中部を圧す、また左右両側から反対側に力を加える等して、圧痛部を見つける（図64）。患者は往々にして殿部や大腿部の痛みを訴えるが、そこは主訴指標であり、そこには処置をしない。

　上の方法で圧痛部を見つけて、椎骨や仙骨の圧痛部情報からまず3カ所選び、3壮程度灸をし、殿部などの痛部の変化をみるのである。このような処置を何回かの治療に分けて行えば、痛みは消失していくものである。

　なお、このような処置で痛みの緩解がみられない場合は、基本治療のとこ

ろで述べたのと同様さらに深い気の異常と判断し、不良な他の骨疾患を疑う必要がある。

④外傷の場合

外傷が原因の場合は、腰殿部に直接外力が加わった場合と、頚部の損傷による場合がある。腰殿部に直接外力が加わった場合は、必ずその部位の鬱血を取り去る必要がある。

病歴が古い場合や患者が肥満の場合、その部位の断定に経験が要るが、基本治療を何回か行い、指先に意識を集中して他の部位との何らかの違いを見つけ出し、場所を確定する。また、古い傷の場合はあまり深い処置をせず、何回かにわたって行うようにする。

問診などで頚部に損傷があると判断できる場合は、頚部の正中部（督脈）とその左右の筋層あるいは横突起の圧痛を仔細に調べる。頚部の正中部に圧痛がみられるときは、鬱血処置の対象とする。

これも基本治療の前後で圧痛を比較し、治療後に強く残るところを対象とする。頚部両側の圧痛の場合、基本治療の時に意識を置くのは当然であるが、その後巨刺を応用し、健側に鍼をして患側の痛みが緩解するように工夫する。

また、手術も外傷として扱う。しかし術後の痛みは、手術による多量の出血による冷えであって、打撲と同じではない。その部位に鬱血処置をすると、かえってその部位の活力を低下させ、痛みが増すことがある。

志室に外傷を受けた場合も慎重な処置が必要である。志室は身体の深いところに位置するもので、不安定な身体であれば常に冷えを抱えている部位であり、そこに鬱血処置をするのは理に反した行為なのである。志室に打撲を受けた場合等は他の打撲と同じような処置ができないため、知熱灸や灸頭鍼等を用いてかなり慎重に時間をかけて治療を行う。

4．治療経過

この部位の症状は、基本的には痛みと運動障害である。

痛みの確認は単にそれがあるかないかを調べるのでは不十分で、痛む位置が前回の治療の時と同じかどうか、圧痛であれば痛みを感じるまで指をどの

くらい深く押し込めるか、等に注意する。前回の治療に比べて自発痛が弱くなったり、痛みの位置が違っていたり、痛みが出るまでさらに深く指を押し込むことができるようであれば、状態は好転していると理解できる。もちろん動作の可動範囲が広がれば、状態は明らかに好転している。さらに重要な点は、腰殿部の症状の好転は単にその部位の問題の解消だけでなく、身体そのものの状態が好転していることを示していると、術者が強く理解することである。

《症例2》
◎腰痛（椎間板ヘルニア）
・男、19歳
・初診：1999年7月30日
［基礎データ］
・身長：180cm、体重：85kg、血圧：120／70mmHg、視力：R 2.0／L 2.0、平熱：36.0℃
［主　訴］
　少しでも動くと左腰痛が出る。
［既往歴］
　出生は正常（4500g）
　7歳：急性虫垂炎手術
　　　　交通事故（歩行中車にはねられ、右膝打撲。仰向けに倒れ、背部・頭部を打つ）
　10歳：柔道をはじめる。
　13歳：軽い椎間板ヘルニアあり（L4・L5）。
　19歳：1999年2月末より歩行困難となり、3月と4月に入院し神経ブロック治療を受ける。5月はじめに退院するも左下肢が挙がらない。左の腰痛が強く歩行困難であった。医者からは、将来は車椅子を覚悟しなさいといわれる。

［所　見］

　脈診では、脈速は72回／分、右寸口・右関上の陰脈の弱い虚である。

　腹診では、腹部全体に弾力性があり硬結や動気はみられないものの、恥骨結節上縁を圧すと巨体が跳び上がるほど痛がり（腎積）、はっきりした腎虚証であった。

　初診時は、右志室に圧痛と硬結がみられたが、3回目以降は右志室の痛みはなく硬結のみとなった。

　背部兪穴の選穴については、初診時は左の胃倉付近、膏肓付近、志室を用いたが、2回目以降は左大抒付近と志室で済むようになった。

　4回目の時、督脈上でL4の下の鬱血処置を行い、腰痛はまったく出なくなる。

　6回目（9月9日）にはまだ強い恥骨の圧痛（腎積）がみられ、L5と仙骨間から鬱血処置を行った。強い恥骨の痛みは、6回目を最後に出ない。

［考　察］

　この症例は、柔道をやっていて徐々に腰痛が強くなりとうとう歩行困難にまでなったケースであるが、病院ではL4とL5間のヘルニアが原因であるとされた。しかし、柔道をしただけで、しかも19歳という若さでヘルニアになるというのは納得しにくいため問診を詳しくしたところ、7歳のときに交通事故を経験していた。

　それは12年前のことではあるが、それが徐々に身体を蝕み身体の芯が冷え、とうとう柔道という強い力を使う状況に応じられなくなったとみるのが適していると判断した。そこで古い打撲の位置を見分けるため、3度ばかり腹診に応じた治療をして、腰痛がゆるんで何か芯になる痛みが浮き出てこないかと探ったものである。

　この症例は、外傷である打撲がその後の生活にいかに影響するかを示しているが、一般に打撲はそのときの苦痛がなくなれば治まっていると考えがちである。しかし経験から言えることは、そのときに鬱血処置をしないかぎり、打撲の影響つまり強い精気の虚は身体の奥に潜伏し、この例のように過激な運動を続けるとか歳をとって身体の抵抗力が低下する等の状況になると、負

荷のかかっているところや抵抗力の弱いところに具体的な冷えの症状が現れ、動作痛や自発痛が出るものである。

【3】二陰の症状

この部位の症状は、尿・尿道、性器出血、大便の症状に分ける。

◇尿・尿道の症状

1．症状の判断

尿の症状は、尿の出方と性状の異常につきる。

尿の出方の異常とは一般に排尿障害とするもので、その1日量が多すぎる、少なすぎる、出ないあるいは出渋る、尿線が細い（勢いがない）、排尿開始が遅い、排尿痛がある、さらには失禁する等である。

尿の性状の異常で肉眼的に判断できるものでは、色が濃い、血が混ざる、浮遊物がある、臭いがする等である。

尿検査項目では、クレアチニン、尿素窒素（BUN）、電解質濃度（Ca、Na、K、Cl）、尿酸、白血球数、Ph、たんぱく質、ケトン体、潜血等がある。

尿の意味は現代西洋医学的には老廃物の排泄ということであるが、気の観点からみると身体の熱の調節をするものである。尿の排泄は熱を排泄することであるが、これは尿が温かいことから判断できる。だから尿が溜まると身体の熱が吸い取られて身体は冷える、とみることができるし、身体が冷えるとそれ以上に冷えないように身体は尿をたくさん出すようになる、とみる。

また、尿を排泄するには一定の気力がいるから、尿の排泄に障害があるものは身体が冷えていて、その力を出せない。その結果、水分は身体に残ることになり、浮腫みとなる。それが、「出ないあるいは出渋る、尿線が細い、排尿開始が遅い、排尿痛がある」などの症状になる。また、身体がさらに冷えると、尿を溜めることができなくなり、失禁する。

尿による熱の調節は尿量によるだけでなく、その性状によっても行われる。熱を強く含む尿は色が濃くなるが、それが高じると黄色から赤色、コーヒー色になり、さらに固形物が混ざるようになる。糖尿病などで甘い臭いが付くのも、熱を含むことを示している。

検査結果で数値が高いものは腎機能が低下しているものであるが、これは尿が熱を強く含むことを示し、それだけ逆に身体が冷えていると見なすことができる。

前立腺の肥大などの器質的な異常は陰実の要素を強く持つもので、それだけ精気の虚（陰虚）が強いものである。膀胱炎や尿道炎などは痛みを伴い、膀胱粘膜や尿道に炎症があるとするものの、よく観察すると下腹部の冷えは強いものである。腎結石で石が移動し尿道などから出血をみるものがあるが、結石ができる身体そのものがどこかに冷えを持つものと理解し、単に腎臓だけに目を奪われないようにする。

2．治　療
(1) 基本治療

冷えをどの程度と判断するかによって、背部兪穴の手順を順にするか逆にするか、灸を使うかどうかが決まる。

順治であっても、脊際のツボを使うことも考慮する。

一般に尿のことが主訴であれば冷えはかなり強いもので、陽虚的な状態が考えられ逆治ということになる。

灸は、2行線等の鍼の治療の後、督脈に使う。

(2) 補助治療

尿の問題が主訴であればかなり冷えは強いとみるが、補する手段としては灸頭鍼や点灸、鬱血を取る処置が挙げられる。

①灸頭鍼

対象となる場所は志室か腎兪で、両側に行う。1度に2～3回までである。

②点灸

応用範囲の広いツボは鳩杞や足の照海である。鳩杞には米粒大で多壮灸（20～50壮）をするが、志室や委陽等の指標の反応をみながらにする（図62）。照海はかなり熱感の強いところで、半米粒大、透熱灸を5壮程度である。いずれもその場では、治療の結果は判断できない。

また、高齢者の夜間の頻尿は、高齢であることが身体の冷えを示すという

ある程度生理的な面があり、十分に調整しにくい。
③鬱血処置
　これはかなり陰虚の強いものが対象で、尿失禁を呈するものに使うが、往々にして顔が赤い等の上実症状を伴う。部位は背上部の椎間の圧痛、それがなければ椎間の広いところあるいは百会を対象にする。あまり深く処置をせずに十分に行う。
④下腹部の処置
　症状が強い場合は、陰面である下腹部の処置が必要になる。
　膀胱炎などで痛みが強い場合、軽いものは毫鍼、やや重いものは下腹部に知熱灸を5壮、さらに重くなれば点灸を10〜20壮（米粒大、全透熱灸）する。
　下腹部は関元以下曲骨までのツボを選ぶが、重症ほど下方のツボが適する。

3．治療経過

　尿・尿道の症状は、その場ですぐ結果を把握できない。肉眼で判断できる内容でも、少なくとも一晩の経過をみる必要がある。
　検査結果の異常を示すものは、検査を受けた医療機関から出る結果がほぼ1カ月単位であるため、その間治療結果を十分把握できない状態が続くことになる。それだけに種々の指標の確認が重要になる。

◇性器に関する症状

　これは、女性の正常な月経血以外のものを指す。つまり、女性では帯下、不正出血であり、男性ではインポテンツ（陽萎）のことである。

1．症状の判断
(1) 女性の場合
　女性の月経時以外の帯下や性器出血は、いずれも異常である。異常出血は帯下が強くなったものとみることができ、基本的には帯下と同じ診方ができる。これらは、いずれも体液が不必要に漏れることを意味しており、言い換えれば、これらは身体の気が体液となって漏れ出ることであるから、身体に

はそのような液を維持する力が低下していることが窺われる。特に若い女性は通常の帯下は正常の範囲と思っている節があり、注意を促す必要がある。

　一般には帯下や出血は子宮内膜症や子宮筋腫などの性器疾患を疑うが、脾臓や肝臓などの内臓疾患でも発症する。もちろん身体の状態が悪くなれば、ときどきみる程度の帯下から毎日洗浄しなければならない状態にまで悪化する。毎日の膣の洗浄は、たとえ湯を使っていても洗浄すること自体が身体を冷やす行為であるため、状態の回復にはほど遠いことを知るべきである。その質も、はじめは透明な粘液性のものから白濁、黄濁のものとなり、血液が混じるあるいは塊状のものが出る状態へと発展する。これらは徐々に帯下が熱を帯びてくるものとみられ、身体からそれだけ熱が消失することを示す。裏を返せば、身体はそれだけ冷えが強くなってきているということである。つまり、帯下は色が濃いほど、また量が多いほど悪いといえる。

　また逆に、月経量が少ないとか月経がない場合がある。女性の身体は、生理的に毎月一定の出血をみることで調和が取れるようになっている。出血とは熱を排出することであるが、これがないと女性の身体には熱がこもるという現象がみられるわけである。この熱は当然妊娠のためのもので、妊娠時には胎児を養うために多大の熱を必要とするからである。排卵時に体温が上昇するのは、そのことを裏付けている。生理がないときに出る鼻出血などが代償月経といわれるのは、身体にとって出血が必要だからである。

　ところが身体に熱が産生されない状態が続いて、毎月出血するほど気の力がないことがある。糖尿病でも非常に痩せるタイプのものや拒食症のように体重が極端に少ないもの、あるいは精神的に非常に緊張が続く環境に生活している場合等では、身体が極度に冷えているとみられ、往々にして月経をみない。

　月経については、その周期、1回の日数、量、その前後の体調などに注意する。その周期の長いもの、日数の短いもの、量の少ないもの、下腹部痛や腰痛あるいは頭痛等のあるものは、いずれも冷えが強いことを示している。ただこれには年齢を考慮する必要があり、年齢がかさむと生理的に身体は冷える傾向にあるものだから、月経はその力が弱くなり、少量になり、日数は

短く、周期はまばらになり、更年期を迎えついに閉経する。

しかし、一般的には年齢による精気の虚（陰虚）から熱の産生と排出が調和を保てない状態が生じる傾向にあり、いわゆる更年期障害が出るのである。

最近では、更年期障害は更年期症状として正常な通過儀礼的なものとする傾向があるが、苦痛があるのであれば、やはり異常であるとした方が納得しやすい。閉経とは熱の産生力が低下することであり、熱を排出する必要がなくなることでもある。月経時に痛みがあるものは、どんな場合でも異常であって身体の冷えは強い。

(2) 男性の場合

男性の精液は女性の月経に相当するもので、年齢に応じた一定の排泄が必要である。

女性は、妊娠時には胎児の熱が加わり非常に熱くなる。しかし、もともと女性の身体は少し冷えていて、妊娠しても熱で呼吸がせわしくならないようなしくみになっている。このようなことも含めて、女性の身体は陰的であるとする。

それに対して男性の身体は陽的であり元来温かく、それに対して精液は元来白濁のもので陰的である。男性はこの両者で身体の気の調和を保っていると考えることができ、精液がある程度溜まると陰の気力が強くなる分だけ陽気の力も強くなって陽実性となり、男性は逆上（のぼせ）を感じるとすることができる。つまり、男性の精液も体熱の調節に関係するもので、ある程度の排泄が生理的に必要になるのである。

さて、個人的に非常なばらつきがあるものの、精気が充実している年齢で陽萎になることがある。陽萎になる背景は糖尿病等の疾病のこともあれば、種々の環境から精神的な不安定感を抱いたことから生じることもある。

陽萎は精神的に非常な緊張感をもたらし、不安定にさせる。そして性交不能によって精液の排出が不十分であるから、どこかに熱である陽気がこもり身体の不調を訴えるものである。時にはその症状として前立腺肥大などがみられるが、これも精液の長期貯留によるところが大きいと見なすことができる。これらの状態は精液を排出する力がないことを示すもので、身体の冷え

を意味していることになる。

2. 治療

(1) 基本治療

　基本治療は順治を主とするが、子宮筋腫や前立腺炎などの陰実性が強いものには逆治を用いる。また男性の場合も、陽実性が強ければ逆治を用いることになる。

　どの症状も短期的には治まらないものであり、子宮筋腫など腹部から判断がしやすいものはともかく、出血等については客観的に状態の改善をはっきり確認しにくいものであるから、日数をかけた治療と毎回の慎重な問診が重要である。男性で精神的な不安定性が背景にあると判断された場合は、第3方式が有効である。

(2) 補助治療

　まず外傷の有無を確認する。

　これは生後から最近に至るまでのことであるが、自動車や自転車事故によるものや階段からの転落、高所からの墜落等はもちろんのこと、出生時の斜頸から乳幼児の時に抱かれていて落とされた等、本人の記憶にないこともあるから慎重を要する。

　要はそのような状況で、頸部にむち打ちのような振動が加わったかどうかの判断が重要である。なぜかというと、頸部の損傷から、特に女性では月経異常や子宮内膜症になることがかなりみられるからである。

　頸部の診断は、項部正中の督脈と側頸部の痛みと凝りを対象とする。背部兪穴の治療の前にまず確認し、兪穴の治療でどの程度痛みや凝りが緩解するかをみる。項部には瘂門と大椎以外に経穴名はないが、それにこだわらず、椎間の圧痛を確認する。項部に圧痛が強く残っていれば、少なくとも1度は鬱血処置が必要である。側頸部の鬱血処置は不適であり、圧痛のある側の反対側に毫鍼あるいは鍉鍼を使う。月経異常などで側頸部に鍼をするときは、必ず子宮に意識を置くようにする。

　このような処置において、手術をすでに受けた患者や過敏性の患者などで

は、治療後2～3日に反動があり、症状が強く出ることがあることも承知しておく。

　子宮内膜症等が治まるまでにはそれまでの経過日数が関係していて一朝一夕に症状がなくなるものではなく、月経の変化に注意し症状の経過を読むことが必要である。外傷がみられないものでも頸部に圧痛があればそれを指標として治療を行うが、それ以外では鳩杞のツボが重要である。

　特に帯下がみられるものではこのツボを使うが、米粒大の艾柱を全透熱灸とし、時には50壮もすることがある。これも症状によるが、長期にわたって治療を続ける気持ちが大切である。鳩杞は男性の症状にも同様に用いられる。

3．治療経過

　以上の内容は、いずれも治療直後に確認できるものではない。

　女性の帯下は毎日のことであるからその変化を知るのはたやすいものの、出血性であると月経との区別が定かでなかったりするので、慎重を要する。時には、基礎体温を参考にしなければならないこともある。

　子宮筋腫等では出血がむしろ必要なこともあるから、腹部や全身の状態を常に観察していなければならない。つまり、脈や腹部に悪い指標が現れていないか、指標としたものが悪化していないかをみることになる。

　男性の陽萎も、その状況を客観的に観察することは難しい。問診をしながら微妙な応答の変化をチェックし、患者に身体の変化を教える必要がある。

　前立腺肥大では前項で触れた排尿状況にも注意して、その変化を把握する。

《症例3》
◎下腹部痛（子宮内膜症）
・女、27歳、既婚、出産経験なし
・初診：1999年9月10日
[基礎データ]
・身長：160cm、体重：54kg、血圧：90／60mmHg、視力：R1.5／L1.5、平熱：36.5℃

偏食や偏味はなく、酒やたばこ等の嗜癖なし。二便ともに異常なし。睡眠状態は良。

[主　訴]

月経時に下腹部痛が強く、吐き気などで寝込んでしまう。

月経周期は28日、日数は4日と安定しているものの、月経前日と第1日目の下腹部痛が強い。

[既往歴]

出生は4200gで、正常であった。

中学時代：よく捻挫をした。その後左足の甲は歩行時よく痛む。

　　15歳：陸上部で幅跳びをしていてぎっくり腰になる。鍼灸院へ通い治まる。

　　19歳：交通事故に遭い、むち打ちになる。以後、月経がおかしくなり、月経痛がひどくなる。

　　21歳：子宮内膜症と診断される。半年間ホルモン療法を受けるも変化なし。

　　23歳：肺炎（右）を患い、1週間入院加療。

[所　見]

　この症例は、19歳まで軽いぎっくり腰以外には特記するほどの肉体的な疾患はなく、月経異常にはじまり、子宮内膜症と診断される過程が交通事故によるむち打ちによることは明らかと思われた。

[治療内容]

　初診時、脈診では、脈速60回／分、左寸口・関上・尺中の陰脈が非常に力ない。脈の調節に右大陵を使用。

　腹診では、恥骨上縁に強い痛みがあり（腎積）、臍にも軽い痛みがある。硬結は特にみられない。腎虚証とする。志室は左側に、右よりも強い硬結がみられるものの痛みはない。膝の内側の陰陵泉から上曲泉まで、両側ともに圧痛がある。頸部は第2頸椎の両側が痛む。

　腹証の腎虚証にしたがい、背部兪穴は右2行線の胃舎と神堂を使い（逆治）、左第2頸椎外側に鍼をする。

この後の治療パターンもほぼこのようであるが、1月に2度と最後の3月は順治で治療をしている。

頸部の鍼は必ず用い、それ以外のツボは使用しない。

頸部に鍼をするとき、全身はもちろん子宮部に意識を置くことに専念する。

患者の印象は、治療中、肩から何か抜けるような感覚をいつも持つということであった。

[治療経過]

主な症状の経過は次のようである（括弧は治療回数を示す）。

9月30日（4回目）：風呂場で転び、右脛を打つ。

10月4日（5回目）：前日、月経あるも痛みが強く、服薬する。ただし、血液状態は粘性が弱く、さらさらしていて塊状のものはない。少し吐き気があった。

10月12日（6回目）：月経中いつも1日4回の排便があったが、1日1回の普通便となる。

10月19日（7回目）：身体が温まってきた。

10月28日（8回目）：物事に驚かなくなる。

11月5日（9回目）：前々日より前兆なく月経はじまるが腹痛は弱く、服薬せず。2日目より腹痛まったくなし。（11月4日、父親が脳血栓で倒れる）

12月24日（12回目）：6日より9日まで月経。今回は初日のみ痛みがあった。

1月14日（13回目）：月経が1週間遅れたと思ったら妊娠であった。朝方にややむかつき、乳暈の色素沈着多くなる。

表11 腹証の経過

```
腎虚証：9/10  10/19  11/11  2/14
脾虚証：9/18  10/12  12/24  1/14  2/4
肺虚証：9/21  10/4, 10/28  11/5  1/7, 1/21, 1/27  2/22, 2/29, 3/9
肝虚証：9/30
心虚証：12/4
```

1月21日（14回目）：身体の違和感まったくなく、頚部も安定している。

2月4日（16回目）：精神的なショックがあり、1月29日に流産する。前日に出血止まる。

2月14日（17回目）：10日に婦人科の内診を受けてから、左肩が痛む。

3月9日（20回目）：2月29日より月経はじまるもまったく異常なし。

これまでの腹証の経過を追ってみる（表11）。

これからわかることは、最初の2カ月はいろいろな腹証が現れているものの、それらが徐々に肺虚証（肝積）に落ち着いてくる様子がわかる。

流産後は少し身体の不安定さがあり腹証も安定しなかったが、2月の半ば以降は肺虚証に安定している。これは気の偏りが徐々に修正されていく過程を示していると考えられ、おそらくこの患者の本来の腹証は肺虚証であると思われる。

[考　察]

合計20回で治療は終了しているが、これは子宮内膜症の原因が外傷、それも頚部の外傷に由来することを端的に物語る症例である。外傷による頚部の気の滞りが全身の気の巡りに異常をきたし、このケースではそれが子宮の働きに異常をもたらしたものとみることができる。

このような場合、頚部の鬱血を直接処理する必要があることもあるし、今回のように気を巡らしやすいケースでは意識を外傷部から患部へ送る（置く）ことで身体を変化させることができる。

身体が修正されていく様子は、腹証で判断することができる。

《症例4》
◎帯下と膵炎
・女、52歳、既婚（1子）
・初診：1995年12月7日

[基本データ]

・身長：152cm、体重：45kg、血圧：100／65mmHg、視力：R 1.0／L 1.0、平熱：35℃

軽食店を営む。肉類好まず。たばこ飲まず。アルコールをときどき飲む。睡眠は午前2時～午前9時（入眠が悪く、すぐ目が覚める）。大便は1回／3日。頻尿。3年前よりプロポリスを常用する。

［主　訴］

左腰痛で来院するも、1カ月前に健康診断で膵炎が疑われ、検査の結果アミラーゼ値が331IU／ℓで陽性。来院5回目に帯下強いと訴える。

［所　見］

左腰痛が常にある。1カ月前より便秘である。左上腕の後ろがいつもビリビリ痛む。10日ほど前から尿の泡立ちが強い。肛門周囲が痒い。寒がりで冷え性。不眠症。心配性である。

［既往歴］

　　出生正常。
　　小学生時代：トラコーマで両眼手術。ブランコから落ちて頭を打ち、意識
　　　　　　　を失ったことがある。
　　14歳：急性虫垂炎の手術。
　　20歳頃より、帯下が強く、タンポンを使うと血がつく。しょっちゅう婦人
　　　　　科で洗浄。
　　29歳：女児出産。
　　45歳頃より、内痔核あるも痛みや出血はほとんどなし。
　　46歳：閉経。閉経後の現在も強い帯下が続く。

［家族歴］

　　父親は80歳で癌死（内容不明）。
　　母親は77歳のとき胃癌手術。
　　妹（45歳）は来院前日に胃癌初期で入院し、手術の予定。

［治療内容］

　　脈速：80回／分、右寸口の陰脈がかなり弱い。左寸口・関上・尺中の陰脈がやや強い。
　　腹診は臍に痛みが強く（脾積）、左天枢辺りに弱い痛みがある。臍の動気がある。

背部の左志室は強く痛み、右は弱い痛み。

背部の治療パターンは陰実を意識して逆治とし、補助治療は、5回目以降鳩杞の灸を集中的に行った。鳩杞の灸は、半米粒大の透熱灸で、まず50壮の施灸を試み、徐々に症状の緩解に応じて40壮、30壮と壮数を減らしていった。

治療開始1年後の強い帯下がほとんどなくなったころには、主訴であった膵炎がほとんど消炎したのも予想通りであった。

[治療経過]

以下に月毎の経過を概略する（括弧内は月の最終治療回数を示す）。
1996年

1月（6回目）：血尿（＋2）

2月（12回目）：腰痛減、帯下のないときがある。CTスキャンの結果、膵癌の疑いありといわれる。

3月（18回目）：精検の結果、膵癌性（－）。治療直後の帯下少ない。

4月（23回目）：帯下の量、さらに少ないときが増える。腰痛ほとんどなし。

5月（28回目）：玄米食はじめる。

7月（35回目）：アミラーゼ値が220IU／ℓまで下がる

8月（40回目）：自転車が倒れて、左第3肋骨を打つ。このところ、手掌など肌が黄色いといわれる。このころより、スッポン卵加工食品を飲む（これは必要ないと忠告した）。

11月（47回目）：尿失禁あり。帯下、さらさらした状態になる。自転車で転んで右乳下を打つ。

12月（49回目）：ほとんど帯下なし。

[考　察]

この症例は内臓の炎症を鍼灸でコントロールした例ともいえるが、女性の場合、帯下と腰痛は内臓疾患の状況をかなり表現しているとみることができる。

内臓疾患は積聚治療では陰実性のものとして把握しているが、これは強い精気の虚が根底にあることを同時に示すものである。

ところで帯下やそれと同時に生じる腰痛は単に性器疾患というだけでなく、身体の強い冷えを端的に表現する指標なのである。つまり、帯下をみることで内臓の状態を類推することができるもので、治療効果の状況もそこで判断できるとするものである。

◇大便・肛門の症状

大便は尿とともに毎日みることを原則とするが、単に消化器の状態をみるものではなく、全身の状況を判断する情報である。

大便の状況を、回数、性状、量、ガス、排便痛、肛門の痒みに分けてみる。

1. 症状の判断

(1) 回　数

これは1日あるいは2日に1回を正常とするが、1日数回のこともあれば、数日に1回ということもある。

排便作用をただ消化したもののカスを排泄するという意味にはとらないで、身体の気の巡りの善し悪しをみる重要な情報とすれば、身体の気力を測ることができる。

1日数回の場合では、便の状態が正常であれば気の巡りは正しくて身体は冷えていないとみることができるが、下痢状であれば身体は冷えて便中の水分を吸収する力が身体にないことを示していると判断する。

数日に1回という便秘の状態では身体に冷えがあり排便する力が弱く、それに加えて便が長く腹中にあるため熱を吸収して水分がなくなり、一層硬くなっているとみることができる。

下痢と便秘は両方ともに冷えであるが、状況は便を留める力がない下痢の方が不良である。往々にして下痢の後に便秘を訴える患者がいるが、下痢の後には便がない状態が考えられ、これは便秘ではない。

(2) 性　状

大便の性状は、色、硬さ、太さ、長さの点からみる。

気力の充実した身体であれば、便色は明るい黄色で太く、切れずに長く、

適度の硬さであり、排便困難がない。それに対して、色が濃く黒みを帯びたり、血液が混ざったり、あるいは真っ黒である等、便色は濃くなるほど熱を帯びていると解釈し、身体は熱を発している、便に熱が吸収されている、身体に熱を保持する力がない等と判断する。反対に灰白色を帯びて、便に正常な色が付かないものもある。これは胆囊の障害によくみられるが、身体の冷えを端的に意味するものである。

その状況によって、便の半分だけが白っぽい等ということもある。また、便が硬いのは熱を含むものであるが、さらに熱が強くなると兎糞状になったり、線維性のもの等は食べたときの形状が残り消化不良の状態も観察される。これらは、身体の芯が強く冷えていることになる。

便の太さは、太いに越したことはない。逆に細いのは便を形作る力に欠けることであり、それだけ熱の力が足りない。長さについても同様に判断することができる。

(3) 量

大便の量は摂食量やその質にも関係するが、排泄時の快感を伴うようであれば量の多少は構わない。しかし、下痢のように一度に多量の不愉快な排泄があると、身体はさらに気力を失い冷える。

神経質に毎日排便がないことを苦にして浣腸などを頻繁にすると身体がさらに冷えることになるので、最小限に止めなければいけない。

(4) ガ　ス

ガスは、一般にいうように便の発酵によるものとは限らない。便がなくてもガスは出るもので、便の発酵によるものはだいたい有臭であり、熱のこもっていることを示している。大便がなくてもガスが出るのは、ガスが気そのものであり、身体の力が低下すると身体から漏れるからである。歳をとるとガスは出やすくなるが、それはこのことを示していて、つまり気を保持する力が弱くなりガスが粘膜から漏れやすくなるのである。

ガスができるのは原則としてよくないが、腹中にできたガスが出ないあるいは出せないのはさらによくない。これは腹が張るという感触になるが、身体が冷えていてガスを出す力が弱いことを示している。

(5) 排便痛

　排便痛はいわゆる痔の痛みであって、便が非常に太く硬いため肛門に無理がかかり物理的に痛むものもあるが、一般に肛門粘膜に熱があり粘膜が過敏になっていることを示している。その熱が溜まって膨らみとなっていれば、疣痔と称する。肛門粘膜に熱があるということはその裏に冷えが潜むと理解するもので、便秘状であっても下痢状であっても痛みは生じる。

　時には粘膜が切れて出血をみることがある。これは便に混ざる出血とは区別するものの、その本質は熱でありその裏に冷えがあると理解すれば共通する現象である。

　女性では、前陰からの出血との区別も必要である。

　肛門周囲が腫脹していわゆる疣痔となり痛みが強い場合、時には排膿をみることもあるが、これも熱がこもって腫れていると理解する。

(6) 肛門の痒み

　痒みは、どの場合も皮膚や粘膜が充血することによる。しかし、普通に排便の処理をしていれば、肛門が痒くなることはないものである。以前は、小児等で腸に蟯虫がいると、夜間それが肛門まで這い出てきて痒くなるという話がよくあったが、最近ではほとんど耳にしない。

2．治　療

(1) 基本治療

　これまで述べた大便の性状は、結局身体が冷えて熱があるとみるか、あるいはただ冷えが強いとみるかの違いとして区別できる。つまり、治療は基本治療が非常に重要で、ほとんどは基本治療で処理できるものなのである。

　便秘では、歳をとった女性、ダイエット等で身体を冷やす食生活を長く続けた者等は、なかなか治療の力が及ばないことが多いことも承知する。

　下痢は一般に、原因がはっきりしているものが多く、それだけに御しやすい。ただ、過敏性大腸炎等の病名をつけられるほど長期に下痢が続くような重症のケースでは、背部兪穴の強刺激は禁物で、毫鍼であれば刺入をせず、むしろ鍉鍼を兪穴に当てる程度にして、背部から大腸の走行に沿って意識を

置くということを繰り返すことで効を奏する。つまり、伏臥位の患者の右側の上行結腸から横行結腸、そして左側の下行結腸、肛門へと背面から視線を送り意識を大腸に置くのである。痔痛や痔出血もこれに準じた方法でよい。

(2) 補助治療

補助治療としては灸を使うことになるが、仙骨部の督脈のツボが有効である。そのなかでも鳩杞はよい。疣痔などになれば、鳩杞に30壮ほどの施灸をすることになる。ただし、いつもいえることであるが、基本治療が不十分であれば鳩杞の効果も半減する。

3．治療経過

大便や肛門の症状の変化では、時には治療直後に排便をみる等のこともあるが、少なくとも1日待たなければならない。治療をしたあとに指標の反応が消えていて下半身が温まるようであれば、治療は成功しているとみてよい。

患者には、いつも便を観察するように指導することも大切である。最近では便器もかなり改良されてきているから、便を観察する習慣を患者につけさせることも大切である。

《症例5》

◎痔出血

・男、60歳
・初診：1999年8月10日

[基礎データ]

・身長：169cm、体重：63kg、血圧：110／80mmHg、視力：R 0.9／L 0.9、平熱：36.2℃

偏食なし。酒量多い。たばこは20本／日。睡眠良。いびき有り。大便：1回／日。前日は尿の出が悪かった。風邪薬使用。

[主　訴]

2、3日前から肛門がおかしかったが、昨日急に痛みだし、強い脱肛となり耐えられない。

1週間前から痔出血はあった。咳が少し出る。

8月2日には38℃の発熱で会社を休んだ。

7月31日に退職し、転社する。

［既往歴］

出生時、逆子であった。

55歳：腸にガスが溜まったか、2週間苦しくてのたうちまわり、入院。ドレーンで腸の内容物を出し、治まる。原因不明（ストレス？）。大腸検査で痔がみつかる。血便あり。大腸ポリープを5カ所切除する。

58歳：最後の検査では異常なし。

［所　見］

脈速：68回／分、右寸口・関上・尺中と左寸口、関上の脈が非常に弱い。

腹診では、曲骨に鋭い圧痛があり、その他の積はみられない。

背部では、両志室に圧痛があるものの右の方が強い。また、両側とも硬結が同じ程度ある。

左右の委陽、上曲泉に圧痛が強く、右頚部に圧痛がみられる。

［治療内容］

初診時、腎積にしたがい腎虚証とし、強い陰虚性を考慮し逆治を用いる。

左胃舎、肩中兪辺り、志室に十分時間をかけ、意識を積と肛門周囲に置くことを続ける。

12日（2回目）：脱肛が治まるようになり、痔痛も軽くなる。恥骨部の圧痛がやや薄らぎ、肌に張りが出てくる。咳軽くなる。志室の圧痛は右に少し残るのみで、左はなくなる。硬結は変化なし。治療内容は前回同様である。全体の治療時間は15分程度。

14日（3回目）：大便はよく出るようになる。排便時少し痛む程度で脱肛なし。咳もほとんどなく、生活はまったく以前に戻る。腹診では、恥骨の痛みはまったくなく、臍のすぐ左にわずかな圧痛（脾積）がみられるのみとなる。

腹証を脾虚証とし、左の神堂、胃舎、志室に、順治で前回同様に意識を患部に十分に置く治療をする。治療時間15分程度。

［考　察］

　非常に陰虚が強くて、手拳大の強度の脱肛にもなれば外気で腸粘膜が乾燥し痛むのであるが、それほどではないものは痔疾そのものの痛みである。これは先にも書いたように熱を意味するもので、充血現象と見なし逆治を用いた。

　症状が治まれば順治に戻すのがよい。

　よく痔には百会といわれるが、そのような単純な取穴で治まるものでないことは誰でもよく知っている。この症例では、肛門や大腸に原因があるという診方をせず、既往歴から疲労の蓄積が腸に集中する傾向を示す体質であると判断して、これらの症状は疲労つまり精気の虚が強いことを示す指標に過ぎないと把握している。そのため、背部兪穴から意識を肛門や積に置くだけで症状が変わっていくのである。

　もちろんこの症例では、体力が基本的に十分あることから結果を早く出せたといえる。

【4】大腿の症状

1．症状の判断

　この部位の症状は、ほとんどが痛み、痺れと痙攣であろう。

　腰殿部の痛みが大腿まで下がっている場合、逆に膝の痛みが大腿まで広がっている場合がある。

　痛みは、大腿の外側や内側、あるいは前面や後側とどこにでもみられる。あるいは大腿骨、特に股関節、大転子に異常をきたし、痛みを発するものがある。あるいは大腿四頭筋や内転筋などの痙攣や肉離れがある。

　これらの発症は左右どちらかの場合が多いが、両側のものもある。骨に痛みを発するものはかなり深い症状であり、症状の緩解に時間がかかる。これらの症状によって、基本的には歩行に支障をきたすことになる。または、腰殿部や膝の障害から波及したものはそれらの原因に帰するもので、身体の冷えという点に重点を置いてよい。

　まれにスケートで転ぶ等の外傷で大腿部に強い力が加わって、筋肉や骨に

9．臨床の実際　　　　275

障害ができ、痛みなどを発することがある。これは障害部の組織が死んでいると理解でき、その部位は鬱血があって強烈に冷えていることになる。この冷えは時間が経てば徐々に全身に影響が及ぶものであるから、できるだけ早い時期の処置が必要である。

2．治　療
(1) 基本治療

この治療は、腰殿部や膝の治療に準じるが、圧痛部などの大腿の指標を的確に確認し、そこに意識を置くことが重要である。

(2) 補助治療

外傷の場合には、障害部の鬱血処置を行う。

3．治療経過

ほとんどのケースで、治療中に症状は変化あるいは緩解しはじめる。それがみられないものは一応重症と見なす。

膝の腫脹が大腿四頭筋にまで広がったものでは、大腿部の症状でも膝のところで述べた処置に準ずる。

【5】下腿の症状

ここでよくみられるものは、ふくら脛（こむら：腓）の痙攣とそれに伴う痛みである。冷え性もよくみられる。また、下腿はよく浮腫みが現れるところである。外傷も受けやすい。

1．症状の判断

こむら返りといわれるふくら脛の痙攣は乳酸の蓄積によるとされるが、これはつまり下腿三頭筋などの疲労であり、冷えである。

歳をとるとこの部位の痙攣はよくみられるが、結局はその年齢の体力以上に身体を使ったということであり、疲労を示している。また、水泳や登山でこの部位に痙攣をきたすのも、体力を越えた運動と海水や発汗による冷えが

加わったためである。さらに坐骨神経痛など腰殿部の痛みがここまで波及したものもあるが、概ね下腿外側か後側に痛みを訴えることが多い。

あるいは冷え性を訴える患者で、ソックスの高さまで冷たいという表現がよく聞かれる。その場合には、単に脛だけが冷えるのではなく、足先はもちろんのこと膝、腰まで注意を向け、冷えの状態を確認する。

冷え性が強くなったと理解できるものに、下腿の浮腫みがある。一般には心臓性の疾患があれば立位で下腿や踝部が、坐位で陰嚢、陰唇、前腹壁が、床に横になっていれば仙骨部が浮腫むとされるが、これらの位置に浮腫みがみられるのは重力が影響しているからである。

下腿の浮腫みに心臓が関係するのは、下方の冷えと上方の熱の分離を窺わせるもので、気の循環が障害を受けていることを表している。しかし、これらはいずれも初期症状であって、当然腎臓も、たとえ病名が付いていなくても無関係ではなく、浮腫みというのはそれだけ重い背景を持っていることになる。

それはかなり強い冷えを意味する。つまり浮腫みは、身体の冷えが強いために体液を排泄する力が低下し、また貯留した体液がさらに身体の冷えを強めているという悪循環に陥っているもので軽く見過ごせない。

また、この部位は、外傷を受けやすいところでもある。特に脛骨など骨部に直接障害が及ぶことが多く、その処置は迅速にする必要がある。

この部位の障害は、歩行に支障をきたし、下肢の冷えに関係することが多い。病歴として、足関節や足趾の骨折などがなかったかを確認する。骨折は、治ったかのようにみえても生涯マイナス要因として、つまり身体を冷やすものとして影響を及ぼし続けるものである。

2. 治　療

(1) 基本治療

一般的な筋肉の疲労であれば、基本治療で十分である。

治療の内容も順治でよいが、意識を指標の患部に1カ所ごとに十分に置き、押手で確認しながら治療を進めることが求められる。

腰からくるものであれば、腰殿部の治療に準じる。
　浮腫みが強いケースでは、督脈の施灸が必要になる。
　この場合は逆治で行い、督脈の1～2カ所に5～10壮程の透熱灸（概ね半米粒大）をする。
(2) 補助治療（図65）
　補助治療で有効なのは、委陽や委中への鍼である。特にこむら返りの場合には、このツボは重要である。
　冷え性など冷えが特に強いものは、督脈の施灸が必要になるが、足の井穴の灸も有効である。井穴の選択は、鍉鍼による。
　浮腫みには、失眠の灸がよい。両側に米粒大で10壮ほど行う。
　最近ではスポーツが盛んになってきたが、肉離れをきたしたものは、できるだけ基本治療で痛みの範囲を狭め、その後に患部に鍼をする。
肉離れは、外傷に類する現象であり、基本治療で治まらなければ患部に直接施鍼してよい。
　打撲等の外傷の場合は、その部位の鬱血処置が必要である。

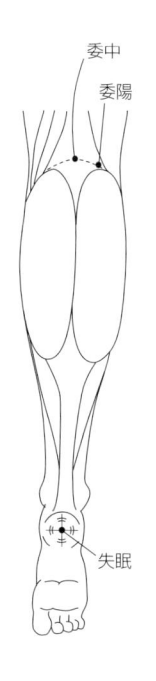

図65　下肢のツボ

3．治療経過

　こむら返りなど運動障害性のものはその場で変化が期待できるが、なりにくくするには基本治療をしっかりする必要がある。
　おそらく簡単でないのは冷え性の類で、根気よく治療をすることになる。
　これには便秘症を併発していたり、その他の冷え症状にも注意する。特に浮腫みについては食生活と仕事の内容とをよく確認し、生活を正すという患者の協力を特に求める必要がある。

【6】足関節の症状

この部位では、捻挫がよく問題になるし、時にはアキレス腱の損傷もみられる。また、外果が浮腫み腫脹することもよくある。

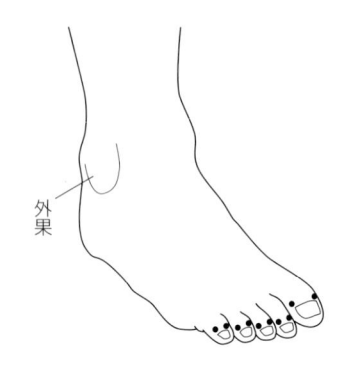

図66　足の井穴

1. 症状の判断

捻挫やアキレス腱の損傷は、強い外力が加わったときに起こると考えがちである。ところがいろいろなケースを経験すると、必ずしもそうとは限らないことがわかる。ちょっとした段差で足首を挫くこともあれば、ちょっと走り込んだだけでアキレス腱が痛くなるなどのことはよく耳にする。

つまり、外力の強さに比例して損傷の程度が測れるというものではなく、むしろ身体の方の状況に主たる原因があると考えられる。それは身体のどこかに冷えがあり、外果や内果の周りの腱や筋肉の抵抗力が弱くなっていることが基本的な問題となる、ということである。外果に水が溜まる、つまり外果が腫脹するのも共通の背景を持つもので、外果に障害があるわけではない。

浮腫みそのものについては、前項を参照のこと。

身体は冷えればまず下方にその影響は強く出る。つまり、下腿や足ほど強く冷えるとみるのである。

足首に打撲などの外傷を受ければ、それは即身体が冷える原因となる。

2. 治　療

(1) 基本治療

指標は足首の痛みであり、腫脹である。

背部兪穴の治療手順は順治で十分と思われるが、身体が特に冷えているこ

とを考慮し、1穴1穴に時間をかけ、指標に十分意識を置く。指標の痛みが軽減したり腫脹の硬さが和らぐなどがみられれば、かなり全身の気は巡っていると考えてよい。

(2) 補助治療（図66）

　足首の捻挫による痛みには、足の井穴に灸をする。

　外果や内果あるいはアキレス腱の痛むところに印を付けて指標とし、足の井穴に鍉鍼の重さを置く程度の圧をかけて、反応のないところを見つける。そこに半米粒大の艾柱を置き、全透熱灸をする。2～3壮ごとに患部の印を圧迫し、痛みが弱くなるのを確認する。

　井穴は熱感が強いため、1度に完全に治めようとするには患者の負担が少し大きい。

　足の伸展位や背屈位でも発痛するものは、ときどきその動作を他動的にする。

　外傷を受けた直後であれば患部の鬱血処置も1度は意味があるが、身体の方に主たる原因があるわけだから、鬱血処置だけで治まるものではない。また、受傷直後であれば、圧痛部に知熱灸を強めに4～5壮、4～5回行えば痛みや腫れは引いてくる。これは井穴の施灸に耐えられない小児、過敏な体質の人あるいは妊婦などに応用できる。足首の腫脹も同様に見なすが、身体の状況が変わらなければ簡単に治まらないし、治まったとしても安定しない。

　つまり基本治療の方が重要ということである。

3. 治療経過

　治療するにしたがって足首の動作痛はなくなるものの、圧痛がいつまでも残ることがある。これについては、圧痛がなくなるまで治療を継続することが肝心で、その部位は身体の弱点となっているため、途中で止めるといずれ時間が経ってから再発することは間違いない。逆に、その部位の痛みなどが再発するようなことがあれば、それは身体が疲れてきてどこかに冷えが生じていることを示していると理解する。

《症例6》
◎足首の捻挫
・女、47歳、既婚（1子）
・初診：2000年6月6日
[基礎データ]
・身長：165cm、体重：58kg、血圧：120／60mmHg、視力：R0.8／L0.7、平熱：36.0℃

偏食や偏味はなく、酒、たばこ少々。寝つき悪く、時に寝汗多い。大便2回／日、小便回数多い。月経異常なし。

職業はギタリスト。

[主　訴]
右足全体が浮腫み、足関節、第5趾痛く歩けない。松葉杖使用。
1月26日に、段差のあるところで右足首を捻挫する。
2月初旬、右の捻挫部を捻り腫れる。
X線検査（4／26）では異常なし。血液検査異常なし。

[既往歴]
出生は正常。
6歳までに、肺炎を3回患っている。
高校生の時、心臓弁膜に異常有りといわれるが、特に処置せず。
31歳：出産（正常）。これ以前から子宮筋腫があった（右）。
35歳：急に両足が痛くなり（右＞左）歩けなくなる。1ヵ月検査入院するも異常なし。自力で歩けるようになり退院する。当時編み物に夢中で、こたつに入って長い時間足を使っていなかった。またその時、下腿全体が氷の上に立ったような感じでジンジンしていた。
45歳：右第2趾の付け根が腫れて痛んだ。

[所　見]
右足全体が腫れて浮腫んでいるが、足底はそれほどではない。内果の下縁に自発痛、圧痛があり、圧すと足関節に響く。また、第5趾基節骨の外側が強く痛む。

脈速は60回／分、左寸口・関上・尺中・右関上・尺中の陰脈が強く虚しており、右寸口の陰脈にわずかに脈を触れる。

腹診では、下腹部中央と右に筋腫（牢積）を触れ、恥骨の右端が強く痛み（腎積）、右季肋部下縁（期門辺り）に圧痛が少しある（腎虚証）。

背部では、左右の志室ともに圧痛があるが、右の方が強い。また両側とも同程度の硬結がある。

［治療内容］

治療内容は、脈の調整では大陵1穴を使った。

背部兪穴の治療では、子宮筋腫があることから、強い冷えに基づく陰実病症と考え、逆治をもっぱらとした。

腎虚証の逆治として、胃倉あるいは胃舎、魄戸、志室などに毫鍼を用いた。

補助治療として、右の第1趾と第5趾の内外の爪甲根部に灸をする。この灸は熱感が強く、普通はなかなか耐えられないが、病状が強い場合は耐える精神力が沸いてくるものである。

この部位に3～6壮をすえる。つまり計12～24壮になるが、2壮ほどすえては圧痛の変化を確認し、灸が効いているということを患者に納得させながら行うのがコツである。

脈は5回目頃から力が出てきて、右寸口と関上の陰脈が少し弱い程度になってきた。

時々志室の痛みに左右の揺れがみられたが、腹診の所見はほとんど変わらない。

［治療経過］

症状の軽減する様子は次のようであった（括弧内の数字は治療回数）。

6月9日（2回目）：元気が出てくる。右足関節の痛みは強くならない。

6月13日（3回目）：歩行、楽になってきた。腫れは引かない。

6月15日（4回目）：パンプスを履いて来院。

6月20日（5回目）：朝、1歩が痛むが、普通に歩けるようになる。

6月23日（6回目）：重いものを運べるようになる。

6月30日（8回目）：浮腫みが減りはじめる。

7月7日（9回目）：クーラーで風邪を引く。右内果の痛みが強くなる。
 7月21日（11回目）：浮腫みはさらに減り、歩行楽になる。
 8月7日（14回目）：足関節の芯の痛みが歩きはじめに出る。
 8月15日（16回目）：右足を伸展すると内果痛あり。朝の着地が楽になる。
 9月1日（18回目）：歩行時の痛むところがはっきりしなくなる。爪先の浮腫みなくなる。
 9月26日（22回目）：右足関節、第5趾の痛みまったくなし。浮腫みなし。足底に少し突っ張り感が残る。

［考　察］
　この症例は子宮筋腫を抱えていることもあり、腎積が簡単に消えない例であるが、初期の季肋部下縁の症状はすぐ消失している。この症例でみるかぎり、捻挫には井穴の灸と思いがちであるが、あくまでも補助治療として効果が出ているもので、背部兪穴の治療をすることによって身体が温まり、その結果、井穴の灸がさらに効果をあげているとみるべきである。
　実際の治療では、まず最初に足の痛みを確認し、背部兪穴の治療の後、痛みの変化をもう一度確認し、そして井穴の灸をしながら圧痛の変化を確認するという手順を踏んでいる。

【7】足の症状

　ここでよくみられるのは、足底の痛み、踵を着くと痛む、足の甲の痛み、足の内側や外側の痛み等である。
　足趾がつる、足底などに魚の目ができて痛む、等もよくある。また、足の甲や足底が浮腫むこともある。当然足が冷えることもよくみられるが、逆に火照ることもある。

1．症状の判断

　足は身体の最下部に位置するもので、地面の冷えをもっとも直接に受けるところであるが、それだけにもともと冷えに対する抵抗力も強い。そのような足の底面がジンジンしてじっとしていられないとか、立てないほどの痛み

を感じたり、足底が浮腫む等はもっとも悪い徴候で、足の抵抗力が非常に衰えてきていることを示し、予後不良である。

　足底の浮腫みは非常な下虚（陰虚）であるから、往々にして強い上実、例えば脳出血等を起こしていることが考えられる。それは、とりもなおさず全身の気の衰えを意味する。

　それより軽い症状が、踵の痛み、足の甲の痛み、足の内側や外側の痛みであるが、これはかなり身体の疲労があり冷えていることを示すもので、これも簡単に見過ごせない症状である。

　足底にできる魚の目は、繰り返し外力を受けてできる胼胝（たこ）と違い身体の中の異常を示すもので、身体の状況が整えば自然に消える性質のものである。

　足の甲が浮腫むものはその上の下腿にも浮腫みがみられるものであるが、足底の浮腫みよりまだ軽い症状である。これは、下腿の浮腫みに準じて判断する。

　足の冷えはすべての身体の異常に通じるが、時にはそれが強くなって表面に熱を持ち火照ることがある。この熱は温かいというより不愉快なもので、身体が冷えて熱の調節が効かなくなったためにみられる症状である。

2．治　療

(1) 基本治療

　下半身全体の症状にもいえることだが、ここの症状は陰虚症状が主であるため、基本治療は順治が主である。

　足の痛むところを指標として十分に意識を置くように心がければ、かなりのものが、痛む部位に鍼などをしなくてもゆるんでくる。1度で緩解しない症状はそれだけ深い冷えを抱えていると判断して、あせらず2回3回と続けることが必要である。

　治療は志室等を指標とすることは当然であるから、志室等の痛みや凝りの緩解を知ることで足にも気の巡りが及んでいると判断するが、それが及びきらないで志室の痛みがゆるまない場合は、患者の冷えの程度が強いとみる。

(2) 補助治療

足には、補助治療をほとんどしないで済む。

外反母趾にしても、基本治療の段階で痛みは消失するものである。どうしても必要ならば巨刺を応用し、痛む個所と対象の点を選び鍼をする。

魚の目も足底にできやすいが、弱いものは基本治療で消失し、強いものは目を深く削り取り、粗い艾で焼灼する。これを何回か行えば治まるが、基本治療がなおざりであると簡単に再発する。

打撲の外傷があれば、患部の鬱血処置をする。

年配者に多いのが第5趾などの足趾の骨折で、その場合、ギプスを外したあとの処置として、井穴の灸は必要である。第1趾の巻爪で苦しむ患者には、患者自身が根気よく井穴に灸をするように指導する。

3．治療経過

足の裏を指圧したりマッサージすることで全身に影響を与える方法があるが、これはとりもなおさず足の症状は全身の状態の現れということを示しているもので、足の問題は簡単に見過ごせないものがある。

それだけに治療の影響がなかなか出ないこともあり、それにはかなり身体の冷えが深いという認識で対処する必要がある。

〔2〕上半身の病症

【1】脳頭蓋骨部の症状

ここの症状は、頭部や耳の痛みが第一である。

耳では、痛み以外に難聴、耳鳴り、耳だれ等の症状がある。この部位の他の症状は、頭が重い、頭が痒い、眩暈、フケ、脱毛等がある。

老人性の痴呆や精神障害など人格的な面での障害は、「全身の病症」の項で扱う。

1. 症状の判断

　ここは、人間の身体で最も陽的な部位である。

　それは、陽的な要素のものが集まりやすいということであり、具体的には熱がこもりやすいということで実という内容に相当する。

　熱気は陰の気より密度が低く軽いと判断し、それは常に上昇する傾向にある。

　頭頂部、側頭部、後頭部の充血やそれからくる頭痛、あるいは耳の炎症や痛み、耳鳴りやそれに伴う難聴等は、いずれも熱気の貯留が背景にあるとし、その貯留の強さは痛み等の症状の強さの程度に比例すると判断する。

　まず頭重感からはじまり痛みになるが、その程度が強いほど、またその範囲が広いほど不良である。さらにその延長線上で意識を失うこと等があれば、重症である。

　熱気の貯留する原因は、第１に熱気を下にさげて気を循環させる力が弱いことである。これはいわゆる上実下虚に相当する状況であるが、単に上下の関係だけでなく、身体の表裏（内外）の関係においてもみられる。これは表実裏虚ともいうべきことで、この場合は、頭部に実がみられても身体下部に虚の症状がみられず、これも身体が冷えていることを裏付けていると判断する。

　往々にして頭部以外のところに問題があり、それが頭痛等をもたらしていることがある。例えば歯の調整不良や虫歯の痛みである。

　熱気の貯留する原因のその２は、頭部に強い熱気を受けている場合である。熱射病等はその典型であるが、そうでなくてもいつもヘッドフォンで大きい音で音楽を聴いているとか、ＯＡ機器を操作する等目の疲れる作業をいつもしているとか、あるいは深刻な悩み事を抱えていても起こりうることである。

　頭のフケや脱毛もこの類を示す症状で、頭部の充血を示している。

　あるいは外傷を頭部に受けることがあるが、これはその直後から患部に充血現象がはじまり、処置をしないかぎり治まらない。

　時には充血とは反対に貧血になることもあり、これでも痛みが生じる。貧血であるかどうかは現代西洋医学では血液量の現象やヘモグロビン値の低下

でみるが、顔色や上眼瞼の裏をみることで概ね判断できる。これは熱気を身体の上部まで巡らす力がないことを示しているもので、非常な陰虚性の状態である。この場合の症状としては、痛みのほかに眩暈や失神をみることがある。

2. 治　療
(1) 基本治療

　この症状は陽実病症か陽虚病症であるから、背部の治療にはまず逆治を用いるのが原則である。

　充血であっても貧血であっても、背部兪穴に鍼を当て患部に意識を置くが、そのとき脳を意識し、脳内を意識が巡るように目で脳を透視するとよい。指標は、患部はもちろんのこと、側頭部や項部の圧痛部位を加える。貧血性のものには、督脈の灸が必要である。

(2) 補助治療

　強い陽実性の場合は、基本治療で陰虚を補ってもなかなか気が下がらないことが多い。手あるいは足の井穴をみて、充血があれば井穴の鬱血処置をする。百会に圧痛があったり頭皮がゆるんでぶよぶよしている場合は、百会の鬱血処置が必要である。特に過去に外傷を頭部に受けていて腹証が心虚証であれば、間違いなく項部の督脈に圧痛があるもので、基本治療でできるだけ指標を絞り、残った圧痛部から鬱血処置をする。

　頭部も、外傷部がはっきりしていれば鬱血処置をする。

　耳の充血には、手の滎穴や兪穴等の反応にしたがい、鍼で巨刺を応用するか反応部に灸をする。

　円形脱毛等も頭部の充血を示すが、これは多分に精神的な問題が背景にあり、治療を受けにくることが気持ちを癒すような環境であるのが望ましい。

　補助的には、脱毛部周囲の灸、脱毛部の接触鍼がよい。

3. 治療経過

　頭痛は、片頭痛のように慢性的なものもあり、1度や2度の処置で治まら

ないものがある。しかし、慢性的であればなお、その患者の冷えが慢性的であることを示しているわけで、その原因を単に治療の範囲だけでなく、生活の中に探す必要がある。そのように考えると、貧血性のものはかなり根気よく治療を続ける必要があることになる。

外傷性のものも、時間が経っていれば治療にある程度時間が必要である。時には、外傷を受けたとき意識を失って、どのような状況で頭を打ったかなどが不明なこともあり、慎重な触診が望まれる。

頭部の全脱毛に近いものでは、一度完全に脱毛してから新しい毛が生えはじめることもあり、長い期間の観察と治療が必要である。

《症例7》
◎耳鳴り
・男、64歳、会社経営
・初診：2000年6月9日
［基礎データ］
・身長：162cm、体重：68kg、血圧：130／85mmHg、視力：R0.7／L1.0、平熱不明（以上は1996年の初診時）

食欲あり。肉よりも野菜を好む。酒毎日、たばこ40本／日、水や茶を多く飲むようにしている。睡眠不規則。二便正常。
［主　訴］
半年前から両耳の耳鳴りがしはじめた。血圧は160／100mmHgであった。
左上肢全体が痺れる。
左前腕の上1／3の外側、1／2の内側に皮下出血をみる（本人に記憶なし）。
［既往歴］
10歳：虫垂炎の手術後、術創にガーゼが残って、腹膜炎を起こした。
57歳：寒い日に合気道の練習をしていて、左足首の痛みが出る。
60歳：歩行時、左足首（足背外側、中央、足首前面）の痛みが強い。
63歳：大腸ポリープを切除。

［所　見］

　脈速は70回／分、右寸口の陰脈が極端に弱い。

　腹診では、恥骨結節の右端の圧痛が強い（腎積）。右下腹に虫垂炎の手術創があるが、他の腹部異常なし。

　背部では、左志室に硬結がみられる。

　右頚部に少し突っ張り感、左第3と第4の中手骨間にわずかな圧痛あり。

［治療内容］

　腹証は腎虚証であるが、背部兪穴の治療手順は耳鳴りを考慮して第3方式を用いた。すなわち水領域→金領域→土領域→火領域の手順である。

　補助治療として、右第3と第4の中手骨間に鍼（2回）、虫垂炎の手術創に対して灸をした（5回）。

［治療経過］

　腹証は、腎虚証の時は症状が悪く、その他の腹証の時には軽い傾向にあった。心虚証になることはなかった。

　左第3と第4の中手骨間のわずかな圧痛は、初回と次回で消失した。

　虫垂炎の手術創の灸は3回目から5回続けたが、灸痕が化膿したため中止し、以後補助治療なしとした。

　6月16日（2回目）：キーンという音が取れてきた。臍の左に時々鋭い痛みが走る。

　6月23日（3回目）：3日間耳鳴りが強かったが、今日は鳴らない。上肢の痺れなし。

　6月30日（4回目）：耳鳴りが低音になる。

　7月14日（6回目）：時々突発的に耳鳴りがする程度になる。

　8月4日（9回目）：キーン音がなくなり、音が低くなる。

　8月18日（10回目）：耳鳴りは週に2日ほどになるが、睡眠が足らないと鳴るようだ。

　9月8日（12回目）：耳鳴りなし。

［考　察］

　一般に感覚器官の症状は、その構造が微妙なだけになかなか好転しにくい

ものであるが、耳鳴りや難聴も改善させるのが難しい病症である。

最近わかってきたことであるが、背部兪穴の治療序列を腹証にしたがった第3方式にすると、中枢神経系の疾患にかなり有効性がみられる。その中でも、特に耳鳴りをはじめとして鬱症状や言語障害などの、気の上実性の強い症状に対して気を下げる働きがみられる。

【2】顔面・口腔・咽喉頭の症状

顔面部の症状では、まず目の痛み、さらに三叉神経痛や顎関節あるいは歯の痛みが代表的である。また、表情筋の痙攣や麻痺、眼瞼の麻痺（下垂）も多くみられる。さらに目、鼻や唇、口腔あるいは粘膜の乾燥や充血がある。

風邪症状になると、鼻詰まり、咳、痰、嗄声、あるいは嗅覚がない等がみられる。

舌の異常もここの症状で、ヘルペス、アフタ、痛み、舌苔の厚薄、舌色の異常、味覚が過敏になったりわからない等の障害、舌のもつれ、舌尖の偏り等がある。

また、眼瞼や顔面の浮腫みがある。

目の機能は複雑で、充血や浮腫み以外にもいろいろな症状がある。すなわち、視力障害（近視、遠視、老眼）、乱視、眼圧上昇（痛み）、視野狭窄、明度障害、斜視、眼球の振戦、眼球突出、目やにといったもので、症状は一般には左右どちらかであるが、両側のことも観察される。

1．症状の判断

顔の症状も陽実性を強く示すもので、痛みは実性のものである。しかし、それぞれの症状をよく観察すると、必ず身体が疲れてくると痛みが強くなるという傾向にあることがわかる。

目の痛み、三叉神経痛、顎関節症、歯痛のいずれも、身体が疲れれば痛み、痛んでいるものはさらに強くなる。疲れとは身体が冷えることを意味するから、身体が冷えて熱気が滞り、痛みが強くなるというものである。

抜歯は外傷の1種であるが、抜歯後の歯痛等は身体の疲れが強いとなかな

か治まらないものである。反対に、身体の冷えが顔面まで上っていると理解できるのが、表情筋の麻痺である。

　顔面神経麻痺の発症の原因として、顔を長い時間冷気に当てたということがよくあるのはそれを裏付けるが、そうでなくても身体が非常に疲労すると、ある朝起きたときに麻痺を起こしているなどという症状がみられる。

　チックといわれる痙攣等は、陽実性のものである。

　蓄膿症といわれる鼻詰まりも陽実性のもので、粘膜の肥厚である。

　鼻出血は陽実性が極まったものの1症状であり、それだけ気の陰虚性が強いと判断するが、ただ出血を止めれば事足りることではない。

　風邪等を引いたときに嗅覚が麻痺することもよくみられるが、気の滞りがもたらすもので、陽実性である。

　陽実性の症状が口腔粘膜に出るものがあるが、それが渇きであり、ヘルペス等の粘膜の充血である。

　年寄りには使っている入れ歯が合わなくなり痛むという訴えがよくあるが、これは身体の方が変形したために硬い入れ歯が刺激となるもので、これもいわば外傷である。

　顎関節症も歯列の問題として生じるものと、身体の疲れが歯列を狂わせる場合とがあるが、いずれも顎関節に実症状が生じているものである。

　咽喉頭の症状も熱気の貯留とみることができ、そのため粘膜が肥厚し、粘液は乾燥して咳や痰が出ることになる。あるいは鼻が詰まり鼻炎や蓄膿となる。

　痰は粘液が乾燥して熱を含むものであるが、透明なものは痰の初期であり、色が濃く黄色味を帯びたものほど、あるいは強く固まるほど熱の程度は強く、血が混ざっていればさらに熱の強いことを意味して、身体の芯の冷えが強いと理解する。風邪の治る過程で痰が出るが、最初は清痰、後に濁痰となるのは、身体の冷えが解消しつつあることを示していて、よい徴候である。

　咳は身体から異物を排泄する作用とよくいわれるが、その時に呼気が強く出ることを考えれば、気を排泄する作用と言い換えることができる。この気を身体の中に潜む冷気とみれば、咳によって身体は冷えを取り除き温めよう

9．臨床の実際

としていると解釈することができる。

嗄声は、粘膜が肥厚し声帯の動きが制限されることによる。

舌は「心」の現れとされるが、もちろん心だけではなく全身の状態を表す。また舌は、五味を主るのであるから、消化器系の粘膜症状と同じとみる。いずれにしても、舌は精気の虚の状態を表しているといえる。

舌の色は紅いほど熱を示すが、それは上（陽）実下虚性を意味し、暗色に近いほど上部にまで冷えが上ってきていることを示す。

舌根の痛み、ヘルペスやアフタなどは実症状で、一般的に胃粘膜の実症状と連係する。

舌苔の厚いものには舌を冷えから保護する意味があるが、それはとりもなおさず身体が冷えていることを示しているものである。

また、舌がひりひりして痛むものは舌が薄いことを意味し、舌の気力がないことを指す。薄い舌は、ひりひりして痛む。

味覚は、先天的に障害を持つ人がいるものの、当然のことながら本人の訴えがなければわからない。後天的には風邪を引いたときなどに味覚障害を経験するが、この場合は精気が虚して気力が落ちたことによる五味の摂取障害であり、五蔵の働きに影響を与える。先天的なものの障害性は不明である。

舌のもつれや舌尖の片寄りは舌の運動が制限されていることであるから、精気の虚の程度が特に強く陽実性も強い。あるいはさらに進んで、陽虚的である。

舌を噛むという外傷もあるが、これは自然治癒を待つ。

朝起きたときに眼瞼や顔が浮腫むのは腎性の浮腫みとされるが、これは冷えが上方まで及んでいることを意味し、いわば全身に浮腫みがあることを示している。

目は非常に複雑な器官であるだけに、症状も多岐にわたる。しかし、いずれも上実症状がもたらすもので、その症状の出方はまったく患者個人の特性に委ねられる。つまりこの部位の症状については、いちいち症状の意味合いを区別する必要はないことになる。

2. 治 療

(1) 基本治療

　この項も逆治が基本になる。

　指標として痛みのあるところを取るのは当然だが、それ以外に頚部が重要である。両側の側頚部の圧痛や項部の圧痛を確認する。胸鎖乳突筋前縁の天容辺りの圧痛は、特に咳が出る場合に顕著である。背部兪穴を施術しながら、口中や咽喉頭あるいは鼻の粘膜を背部から透視して意識を置く。

　身体に発熱を伴った症状であれば、督脈の施灸も考慮する。2行線の1、2穴を使ってから、督脈のツボを状況に応じて1〜4穴選び、半米粒大の透熱灸を2〜5壮程度すえる。施灸をしながら唾液をのみ込ませたりして、指標である咽の痛みの強さはどうかなどと患者に聞き、その変化を確認する。

(2) 補助治療

　これは症状によりまちまちである。

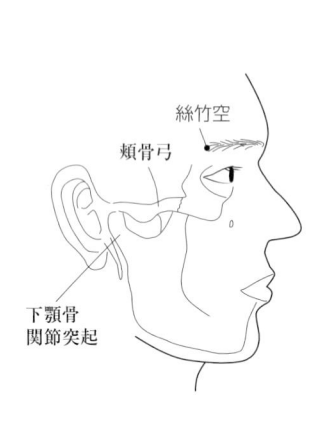

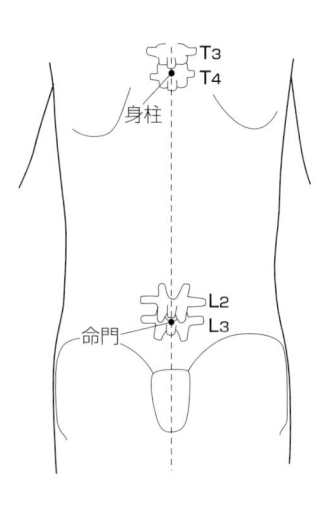

図67　絲竹空、顎の図　　　　図68　命門、身柱の図

三叉神経痛では、健側の絲竹空に鍼を用いる。この部位はかなり深く鍼が入るところである。もし腹部に虫垂炎の手術創などがあれば、この神経痛との関係を疑い、そこに灸をする。灸は、半米粒大、全透熱灸を5～10壮である。

　顎関節症では、巨刺を応用する。つまり、患側の痛部と対称点を健側に取り、鍼をする（図67）。

　顔面神経麻痺は、冷気等により発症するが、発症直後では患部の鍼が効を奏するものの、発症後時間が経っているものには督脈の灸が必要である。「金」か「火」の領域の督脈を観察し、圧痛があるか椎間の広いところを決め、10壮ほど米粒大の灸（透熱灸）をする。もちろん状態によって、必要回数にはばらつきがある。

　鼻詰まりや鼻出血には督脈の命門が功を奏する。ここに米粒大の透熱灸で10壮以上の多壮灸をする（図68）。

　歯痛は顔面部から痛部をめがけて鍼をするが、鍼を十分に痛部に到達させる。これは、抜歯後の痛みや齲歯などに著効をみる。歯周病まで進行したものは、食生活の改善が必要である。入れ歯の痛みは、顔面表面から痛むところを狙って鍼を刺入することで治まる。つまり、歯に身体を合わせることになり、これにより老人は入れ歯を作り替えなくても済むようになる。

　目の症状一般、特に眼圧亢進には、承泣の鍼（寸3-3番、銀鍼あるいは鍉鍼）が有効である。

　舌の症状に対しては、基本治療で十分である。

3．治療経過

　補助治療はあくまでも基本治療が前提で、できるだけ基本治療の段階で気を巡らし、状態を改善させることが求められる。それを怠ると、一見治療で症状が改善されたかにみえても同じ症状を繰り返すだけになるものである。

　熱気の強固な貯留によるものはなかなか状態の好転がみられないが、時には脳の腫瘍であったりすることがある。脳腫瘍は、熱気が非常に強固に貯留したものの代表である。

《症例8》
◎顔面神経麻痺
・女、26歳、未婚
・初診：1998年2月3日
[基礎データ]
・身長：150cm、体重：48kg、血圧：120／90mmHg、視力：R1.2／L1.2、平熱：36.5℃

　偏食なし。酒少々。たばこ吸わず。睡眠良。二便異常なし。月経は周期35日、期間6日。精神的に不安定になると腹痛強くなる。
[主　訴]
　右顔面神経麻痺。2年前から再びはじまった症状を治したい。
[既往歴]
　10歳冬：朝起きたら右の顔面神経麻痺になっていた。ブロック注射は特に効果はなく、鍼灸治療で改善された。時々症状が出ていたが、問題にするほどではなかった。
　15歳：右下の逆さ睫毛を防ぐための眼瞼整形術を受ける。
　16歳：急性虫垂炎手術。
　21歳：交通事故で右腓骨骨折（二輪車で自動車にぶつかった）。
　24歳：目のまわりがひくひくしはじめ、右側にはちまきがあるように感じる。右耳のまわりや後頭部に圧迫感があり、急いで食事をすると右目から涙が出る。右手が震える。
[所　見]
　他覚的には、麻痺はよほど注意しなければわからない程度であるが、表情を自由に作れず、発音に抵抗感がある様子である。
　右の口腔内に横に白線が1本みられ、口の中も痺れている。まったく笑わない。
　脈速は76回／分、右寸口の陰脈が弱く、右関上の陰脈がやや弱い。
　腹診では、右大巨辺りに圧痛と硬結（肺積）がみられる。
　背部では、右の志室に痛みと硬結がある。

両側の上曲泉、右の曲泉、第4頸椎棘突起下に圧痛がある。

［治療内容］

脈は左の太淵を使い、整えることに終始した。

腹証にしたがった背部兪穴の治療では、陰虚の程度はそれほど強くないと判断し、順治で通した。

背部兪穴の治療をしているときにも顔面に意識を置くが、その時の患者の印象は、顔にむずむずとする感触があるということであった。背部兪穴の後の補助治療としては、麻痺側の反対側に巨刺を応用することを20回ほど続けた。

21回目（3／21）から、背部の身柱に半米粒大の透熱灸を10壮ずつしはじめた。これは顔面の巨刺だけでは症状の戻りがみられるため、症状の安定を考えてのことである。

［治療経過］

腹部は、初診時は肺虚証であったが、その後も肺虚証になるときは、概ね症状が前回よりわずかにもどる傾向にあった。肺虚証の回数は、7回／34回（21％）であった。その他はほとんどが脾虚証（脾積の位置はほとんど臍部）で、18回／34回（53％）であった。さらにその他では、肝虚証（積の位置は左天枢）が6回、腎虚証が2回、心虚証が1回である。

しかし来院日は、2月が12回、3月が10回、4月が4回、5月が3回、6月が1回、7月が2回、8月が2回であり、4月まででかなり症状は治まってきた。

肺虚証になったのは、7回のうち5回が2月と3月で、間を空けて来院した6月と7月に1回ずつとなっている。

腎虚証（腎積の位置は中極）は2回とも月経の時で、2月と3月である。

心虚証（鳩尾の右）は2月に1度あるが、月経が長引いたときであった。

概ねこの症例では、脾虚証になっているときを安定している状態とみることができ、患者自身の表現と腹証を重ねてみることで、身体の気の状況を一層よく読み取ることができる。

2月7日：右の顔面が広がった感じを持つ。はじめて笑う。

2月19日：右口腔内の痺れ感が弱くなる。
3月7日：右頬や口元がぴくぴくするようになる。
3月27日：本を読んだり、食事をするときに少し突っ張り感あり。
4月11日：この1週間、ほとんど違和感なし。
4月25日：右の顔に手をやることが少なくなる。
5月16日：右親知らずを抜くも、影響なし。
6月19日：いーう、えーうの発音がほとんど違和感なく言える。
7月18日：変化なし。
8月24日：最終回。月経になったが顔の訴えはなかった。

［考　察］

　背部兪穴の治療時、顔面の麻痺にも意識を置くことでかなり気の動きがみられることがわかる。また、顔面に巨刺を使うことは当然有効であるが、背上部の督脈のツボ、例えば身柱などは気を下げる力を持つ部位であり、上実症状にいろいろと応用できる。

《症例9》

◎頑固な鼻血

・女、20歳、学生
・初診：1999年4月20日

［基礎データ］

・身長：138.5cm、体重：34kg、脈速：80回／分、血圧不明
　セロリ好まず。初潮13歳。

［主　訴］

　今朝から鼻血が止まらない。

［既往歴］

　毎年、春になると何回か鼻血が強く出る。ときに片頭痛、胃痛がある。よく腸鳴がする。胸椎、腰椎、膝関節などを曲げたときに、ときどきバシッと小枝を折るような音がする。春から花粉のためか、目がたまらなく痒くなることが多い。月経異常はない。

［所　見］

　朝から鼻血が止まらず、鼻を押さえながら来院。中脘あたりに緊張（脾積）があるだけで、腹部症状は特記するものなし。顔はやや赤ら顔、肺・脾の脈が弱い。特別な既往歴なし。母方の祖母も若いころ鼻血が出やすかった。

［治療内容］

　腹部の接触鍼、脈調整の後、背部にも接触鍼をする。右志室に凝りと圧痛があるため、木領域の左陽綱と水領域の左志室に鍼をする（治療パターンは逆治）。右志室の症状がなくなり、鼻血がやや弱くなったところで患者を坐位にさせ、命門に米粒大の透熱灸をする。

　透熱灸をしながら鼻血の出方に注意し、鼻血が完全に止まるのを確認する。壮数は60壮であった。

［治療経過］

　2回目（4月）、治療翌日にティッシュに軽く付く程度の鼻出血があったが、その後まったく止まっていて不安感はない。

　脈速は72回／分に落ち着く。血圧不明。右寸口・右関上の陰脈が弱いものの、前回よりしっかりしている。左天枢に著明な圧痛としこり（肝積）がみられる。志室の痛みはなく、右に凝りが軽く残るだけである。

　今回は背部兪穴の胃倉と魄戸を使い（肺虚証、順治）、右志室の凝りのゆるみを待つ。その後、前回同様、坐位にて命門に施灸する（40壮）

［考　察］

　鼻血はかなり身近にみられる症状である。

　一過性の軽いものは、体を横にするとか膝蓋腱を叩くなどで治まるが、常習的なものはその背景をいろいろ考える必要があり、一般に肺臓、心臓や肝臓などの臓器疾患を疑う。また月経がなくなる前や、月経異常で出血が少なかったりみられない場合などの鼻血は、代償性のものとされる。また、理由もわからず鼻血をみることがあり、時には目から出血することもある。

　しかし、この鼻血という共通した症状を理解するには、上に書いた諸々の原因の背景に、さらに何か共通した原因があるとすればわかりやすい。鼻血は頭蓋部の充血の結果と見なすが、そのような現象は積聚治療的には身体の

下部あるいは深部の気の虚によって生じるとしている。この気の虚を「冷え」と理解し、根源的な生命力の低下とする。何か共通した原因とはこの気の虚のことであって、それが例えば臓器の異常となって具体化することもあればわからないこともあるのである。今回の例は、何か先天的な要因を窺わせるもので、勉強のし過ぎや睡眠不足が背景にあって、鼻血という反作用がみられたと解釈できる。

ここで使った命門辺りの督脈のツボは、そのような虚を補う力が絶大という印象を受ける。

上地栄の復刻による『鍼灸孔穴類聚』（松本四郎平著、積文堂）では、臍の真後ろの脊柱上の圧痛部に取穴するとしている。そして『阿是要穴』記載として、第14椎（第2腰椎）が精血の室である腎に属するからあらゆる「失血病」に有効とし、また『類経』の引用では「灸七壮、再発すればまた七壮」と壮数が書いてある。

ただ、ここでは伏臥位で取穴するとしているが、出血が止まらなくて伏臥位になれないことがよくあるから坐位を勧める。

鼻血は現象としては驚くものであるが、身体は出血することによって自らの機能の平衡を保とうとしているはずであるから、出血が脳内に起きなかったと判断すればむしろ幸いなことである。

【3】頸部の症状

この部位の症状には、痛みと凝り、それに伴う運動障害がある。また、甲状腺肥大のような腫脹がみられる。

1．症状の判断

この部位は、顔面や頭部と同様に、陽実性が強く出るところである。生活習慣から身体が冷えて気の上実傾向が強くなるものが多いが、それに勝るとも劣らず、外傷の影響を強く受けるところでもある。

生活習慣としては、仕事をするときの姿勢がかなり影響するが、単に物理的な状況が問題ではなく、そのような状況に耐えられない身体の陰虚性を呈

している状況が背景にあることを認識する。

　頸部の外傷は直接そこに受けるものもあるが、かなりの部分は頭部との関係で生じるものである。その典型が交通事故によるむち打ち症であるが、それに類するものとして、頭部の打撲、胸椎の打撲、あるいは出生時の斜頸や逆子などの状況がすべて関係する。これらは損傷を受けた骨部や筋肉がそのとき修復されないままに時間が経ち、身体を冷やす要因として影響を与え続けているものである。

　頸腕症候群などの病名がついていても、その本質は表面の気の実性、内裏の気の虚性である。身体が、その患部を修正しようとして気力を集める結果、その部位が腫脹したり、圧痛があったりするのである。甲状腺の肥大などもその1つの現象で、身体は頸部を腫脹させることによって均衡を保とうとしていると理解する。

　高齢者の場合は頸椎の骨粗鬆症からくる痛みや凝りも重要で、頸椎そのものの脆弱化つまり冷えがあるため、熱気が不安定になり陽的な表面に実症状をもたらしていると理解できる。

　頸部の運動障害は、痛みと凝りがなくなればまず解消する。

2. 治　療

(1) 基本治療

　この症状は基本的に陽実性であるから、逆治が必要である。

　それが甲状腺肥大までになれば督脈の鍼が必要であるし、時には灸が必要なこともある。

　指標には、頸椎の左右側や正中部（項部）の圧痛や凝りを加える。

　背部兪穴の治療で、できるだけ指標を消去する努力が必要で

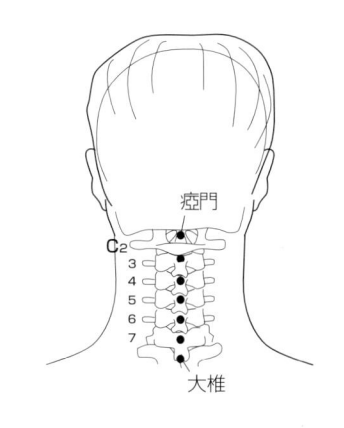

図69　後頸部の図

ある。

(2) 補助治療

基本治療の後になお頚部に圧痛がある場合、毫鍼による巨刺の応用を原則とする。複数の圧痛反応があれば、まず強い反応点を対象として巨刺を利用する。

外傷がはっきりしていれば、ほとんどのケースで項部に圧痛が出る（図69）。

項部の圧痛には、鬱血処置をする。

鬱血処置の部位は、督脈から外れないようにする。

年配の患者で頚・肩の痛みが強い場合や頚椎の圧迫骨折があるなどの場合は、骨の密度がかなり低下しているとみて後頚部督脈の圧痛部に灸を2～3壮することをくり返す（半米粒大、全透熱灸）。

3．治療経過

ここの症状を訴える患者は陽実性であるだけに非常に熱さに弱く、灸を嫌がる傾向がある。

外傷性のものは、時間が経てば経つほど頚部の損傷にとどまらず、生殖器をはじめとして身体の至るところにその影響は及んで行く。そのため全身の状況をよく観察して、頚部の影響の有無を確認しなければならない。つまり、頚部の反応がなくなっただけでは、問題が治まったなどと簡単に断定できない。

【4】肩・肩関節・肩甲部の症状

ここではまず凝りが挙げられる。それに伴う痛み、そして運動障害である。

1．症状の判断

凝りとは気が必要以上に集まって硬くなった状態で、その密度が高い。だから実性のものをいい、体表面にあれば陽実性と表現する。

肩の凝りはその典型で、さわれば硬くごりごりとしたものを触れる。それが一層強くなれば圧痛、さらに強くなれば自発痛がみられる。

この痛みは実性で、熱性である。その凝りの範囲が、肩関節周囲や肩甲骨周囲あるいは肩甲間部にまで広がるものがあるが、これらは関節を構成している筋肉に生じる凝りであるため、そこに運動障害がみられる。

凝りとともにみられる圧痛部位は、肩部の僧帽筋、烏口突起、肩峰端、肩甲骨外縁にまで広がるもので、それらはいずれも治療の時の指標となる。よく耳にする五十肩というものも、以上の状態が特に強く出ているもので、その範囲は上腕部にまで及ぶ。この五十肩は、強い上実性である脳梗塞の前駆症状であることもあり、軽く考えられない。

これらの上実性は、背景に必ず虚の部分が身体の中にあるものである。50歳前後にこのような症状が出やすいということは、年齢的な陰虚に加えて、仕事内容が若いときとさほど違わないときにその陰虚の程度がさらに強くなったり、その反動として陽実性が強くなったものと理解する。

どんな肩凝りでも治せれば名人といわれるのは、その背景の陰虚の部分にまで治療を行きわたらせることが難しいことを意味している。だから、具体的にはあらゆる症状が背景にあることになるし、裏を返せばどんな病症でも肩の凝りを確認する必要があることになる。

凝りの背景には外傷があることもある。鎖骨の骨折や肩甲骨などを強打すると、その部位の気力が低下し、凝りは出やすくなるものである。

2. 治 療

(1) 基本治療

この病症は上実性であるから、逆治がかなり効果的である。しかし、その程度が弱ければ、順治でも御すことができる。五十肩でも発症から時間が経っていないものは、脈の調整の段階で痛みも運動障害も解消することがある。

背部兪穴の治療では上に述べた指標を確認しながら行うが、その時、指標を十分に圧迫し、何度も圧痛と凝りの変化を把握するのがコツである。兪穴は概ね2行線でよいが、多数穴を使用するより、1穴1穴に十分時間をかけるとよい。

(2) 補助治療

　補助治療の原則の1つは巨刺であるが、ここでもそれを応用する。

　片側に鍼を当て、反対側の患部の変化を待つのである。五十肩で夜間に自発痛が強く眠れないほどの場合は、手の井穴の施灸が有効である。井穴の確認には鍉鍼を用い、時には使用穴を1穴に限らず、半米粒大の透熱灸を1〜2壮ずつ行う。この灸もかなりつらいものであるが、夜間痛を考えれば我慢できるはずで、1壮目からその場で痛みの緩解がみられて患者は納得する。

　運動障害には、他動的に患肢の運動を加えることも時に有効である。伏臥位の患者の頭部に立ち、肩関節の上方挙上や後方内転挙上位をできる限界まで介助したりする。この時、患者の苦痛の限界をみながら、運動を3〜5回繰り返す。

　後方内転挙上位は、坐位でも同様に可能である。外傷部位がはっきりしていれば、1度は鬱血処置をする必要がある。

3. 治療経過

　この部位の状況を、程度の強い順に表現すれば次のようになる。
①自発痛があって、運動制限がある。
②運動障害はないが、自発痛がある。
③自発痛はないが、運動痛や可動域制限がある。
④日常生活に不自由しない程度の運動障害がある。
⑤圧痛と凝り感がある。
⑥凝り感だけがある。

　いずれの内容も、時間が経てばそれだけ陽実性は強く固まり、身体の陰虚性は強くなっているもので、その緩解には時間と工夫が必要である。

　魚の目を取ったら肩凝りがなくなったとか、子宮筋腫を取ったら肩が楽になったという症例もあるので、常に全身に注意を行きわたらせる。また、生活内容もかなり重要で、身体に冷えをもたらす要素を問診の中から嗅ぎ取る注意深さが求められる。治療によって好転した症状を安定させるのは、この生活の仕方にかかっているといってもよい。

【5】胸部の症状

　この部位の症状は、動悸を感じる、呼吸が苦しい、長期にわたり深い咳が出る、胸痛があるなどである。女性では、乳房の凝りや授乳障害がある。

1．症状の判断

　ここは、心臓、肺臓、気管、胸骨、肋骨に関係する症状である。
　いずれも腹部症状と直接的な関係にあるところで、心積、肺積、肝積の判断の材料になる。
　動悸を感じるのは気の動きが速いことを意味するもので、異常に熱気の盛んな様を示している。食事をするなどの身体のわずかな活動でも、胸に動悸を感じたり脈拍が速くなったりする。
　反対に気の動きが非常に滞っているのが、脈の拍動数が１分間に50拍を切るような遅脈の状態や、喘息などの呼吸の苦しい状況である。もっともスポーツ選手のように、スポーツをするときに息が上がらないように普段は遅脈になっている場合もあるが、これは異常とはしない。
　胸部にみる症状では胸骨の自発痛や圧痛がつきものであるが、この痛みは気の動きが盛んで熱を帯びていても、または滞って冷えていてもみられるものである。つまり、身体の冷えが胸まで上がってきている場合は気の滞りとなるし、気の交流が上下に分離したものは熱気の滞りになると理解できる。時には頚部に損傷があり、その影響で気の動きに異常がみられ、胸部に症状が出ることがある。
　生命に直接関係する心臓は、元来容易に異常をきたさないものである。言い換えれば、心臓の異常は全身の異常として把握し、一見何でもないような状態でも、どこか根源的に問題となる強い冷えがあるとする必要がある。気の巡りが何かで阻害されて交流しなくなり、冷と熱が分離したような状況を想定してよい。
　心臓の病がなかなか御しがたいのは、このような理由による。
　身体の冷えが胸まで上がってくれば、肺臓や気管の病となりやすい。気管の病は気管支炎や喘息がよく知られているし、肺臓では肺癌や、最近また注

目されてきた肺結核である。いずれも冷えが強く、それが陽実症状をもたらして気管支粘膜が肥厚したり、肺臓の中に癌のような陰実症状が現れたものである。これらに伴うしつこい咳は、時に胸郭全体の痛みとなることもある。

胸部の痛みでは肋間神経痛があるが、これも身体の冷えを表現するものである。

また、胸腹部に発生した帯状疱疹の後遺症として、冷え症状の肋間神経痛をみることがある。帯状疱疹は熱症状であるが、その背景に冷えがあることをこの現象は示していると理解できる。

女性の乳房の張りや凝りは、これも熱気の凝縮したもので、冷気と熱気の分離を窺わせるものである。その背景には多分に精神的あるいは心理的に発散されないものがあり、それが身体の中の気の交流を妨げている。

この部位でも外傷をみることがある。

最も多いのが、風呂場などで転び、肋骨を打つケースである。このようなケースは年配者に多いが、肋骨を強打すると骨折あるいはひびが入るなどし

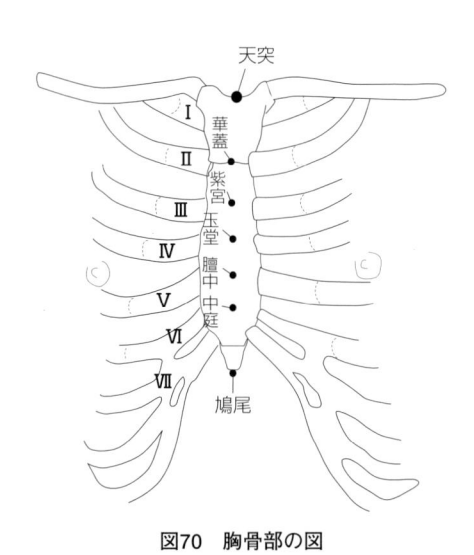

図70　胸骨部の図

て苦痛は大きい。また、呼吸に関係する部位だけに、ギブス固定などもできず処置に困るところである。

　一晩おいても痛みが取れずむしろ悪化するようであれば、骨にひびが入ったとか骨折が疑われる。

2．治　療
(1) 基本治療

　ここの症状に対しては逆治を原則とするが、長期にわたって治療を続けるケースが多いもので、時には順治を施し、治療による身体の負担をゆるめる。長い期間逆治を使う場合には、このような処置はいつも必要である。

　鍼は深く刺入しないことがコツで、時間をかけ胸郭全体を見透すように意識を置くとよい。背部兪穴の選穴には、脊際や督脈のツボを必ず用いる。

(2) 補助治療（図70）

　熱気がこもっている心臓の病では、命門辺りの督脈のツボに多壮灸が必要である。命門にするかどうかは、椎間の痛みやゆるみをみて判断するが、おそらく半米粒大で30壮ほどの透熱灸とする。

　肺臓や気管の病で重症になれば、陽面の背部だけでは力が及ばず、陰面のツボを使うことになる。大体は膻中に反応が強く出るものだが、状況によって紫宮であったり華蓋であったりする。しかもその反応は何回か治療するうちに移動することがあるから、常に確認する。

　ここにも時には100壮もの多壮灸が必要で、長期間のしつこい咳がみられれば必ずこのようなことを考慮する。

　肋間神経痛では督脈の灸が有効であるが、往々にして灸の熱感を強く感じる患者が多く、灸を使えないケースが多い。

　女性の乳腺炎のような乳房の張りには、授乳中であれば乳房マッサージでもよい。乳腺炎の初期で熱を持つような場合には乳首から鬱血処置をするが、時間が経って硬く凝ったものでは患部に多壮灸をする。

　肋骨等に打撲があればこれも必ず鬱血処置をするが、胸部の打撲は損傷範囲が意外に広く、1度の処置で済まないことが多い。また、鬱血処置は、肋

間でなく肋骨を対象とすること。

3．治療経過

　いずれの症状も数カ月以上の長期にわたる治療が必要で、それだけに子細な観察が求められる。

　動悸では、昼間何かをすればすぐ症状が出る、食事の後に胸がどきどきする、夜、床に付くと胸の鼓動を感じる、脈も同時に乱れたり止まることがある、などの点を確認しておいて、それらの回数、間隔、程度などを常に問診し状況の変化をつかむ。時には何も変わらない状態が続くこともあるが、悪化していかないのであれば、状況の変わるのを待つ余裕も必要である。

　呼吸の問題は治療後にはまず改善されるのが好ましく、あまり日を置かず加療することである。

　長期の咳についてもその出方をよく観察し、1日何回ぐらい、朝起きたときか、夜間か、昼間か、どのような時に出るのか、1度出ると何回ぐらい続くか、痰も一緒に出るか、胸の痛むところはないか等に注意し、治療が効を奏しているかどうか判断する。

　胸骨痛は胸部の症状にはほとんどみられるもので、それがなくなることは胸部の症状が消失する傾向にあることを窺わせる。

　女性の乳房の症状は初期のものは治まりが早いが、時間の経ったものは根気よくあせらずに治療する必要がある。同時に生活環境をよく見渡し、ゆったりした精神環境を作り、リラックスした生活をするように心がける。

　胸部打撲の処理では、特に術後の呼吸の改善が目安である。しばらくは呼吸時に胸が痛むことがあるが、日に日に軽くなっていくものである。呼吸が徐々に楽になるのを確認して、経過がいいとする。その場合でも、鬱血処置部に湿布をしてはいけない。たとえ肋骨骨折でも、軽く晒しを巻く程度のことを加えるとしても、処置の内容は同様である。

《症例10》
◎深い咳

・女、67歳、主婦
・初診：1999年10月13日
[基礎データ]
・身長：150cm、体重：48kg、血圧：130／80mmHg、視力：R0.1／L0.1、平熱：36.0℃
[主　訴]
　空咳がひっきりなしに出る。
[既往歴]
　痰はほとんどなく、ただ咳が深いのでX線検査を受けたところ、右第5肋骨裏に直径1cmほどの影が見える。「明日内視鏡検査をする」と宣告された。
　その後の検査結果は、右胸部に2つの影があり、1つはつぶれているが、もう1つが疑わしい。11月17日に内視鏡切除するとのことであった。
[所　見]
　膻中に軽い圧痛がある。左右の胸部に軽い熱感がある。左右の志室は、しこり・圧痛も強い。右がより強い。
　心窩部の圧痛（心積）が強い。
[治療経過]
　17日までに、計10回の治療を行った。
　咳は6回目の治療の頃より目立って減少し、手術直前にはまったくなくなり、手術を受けるときの体調は万全であったようだ。
　手術は右背部の3カ所から内視鏡を入れ病巣を切除、担当教授は癌反応が通常の200倍もあるため、かなり癌を疑っていたようだとの話。結果はシロに終り24日に退院した。
　結局、古い結核巣に病巣が付着したものという診断に終った。
　腹証は心虚証で、背部兪穴には逆治を用い、日により右あるいは左の志室穴（水行）、T2・T3間脊際穴（金行）、T4・T5間脊際穴（火行）などを用いた基本治療の後、膻中穴に集中的に施灸を行った。
　初回時、100壮の米粒大の全透熱灸。次回より毎回60壮を同様に行った。
　患者の印象は、熱が胸に浸透するようで爽快ということであった。

［考　察］

　あまり時間経過のない軽い咳であれば、背部の治療をすれば治まってくるが、重くなると督脈の施灸、さらに重くなると大包の施灸、そしてさらに深くなれば今回のように任脈を対象とする施灸が功を奏する。

　症状が深く重くなるにしたがって、陽面から陰面へと治療部位が移っていくのがわかる。ここでは咳を身体の「冷え」を排出する行為とし、身体が自らを温めようとして咳をすると解釈する。そうすると施灸をすることが意味付けられて、いろいろとつじつまが合う。

　今回は咳の状態もさることながら、医学的検査の結果を大切にしたケースである。検査の結果の影は「物」であるが、それができる背景には身体の深いところに強い冷えがあるからと判断し、鍼だけでは及ばないため多壮灸を間隔を詰めて行った。

　膻中の使用は任脈の反応にしたがった。ケースによっては中庭であったり紫宮であったりするし、状態の経過から同じツボでも位置が微妙に動くこともある。

　選穴は圧痛を第１とするが、それがなければ圧して違和感の強いところとすればよい。心窩部の圧痛が軽減するとともに、咳が少なくなったのは印象的だった。

【６】上腕の症状

　この部位の症状は、痛みと痺れである。

１．症状の判断

　痛みで多いのは、五十肩によるものや重いものを持ち上げるなど、腕の使いすぎによるものと打撲などの外傷によるものである。

　五十肩によるものは三角筋や上腕二頭筋（腱）などの筋肉の痛みといってよく、これは「【４】肩・肩関節・肩甲部の症状」のところで触れた内容と同じである。

　腕の使いすぎの場合は、その作業からそんなに時間が経っていなければ上

腕二頭筋や三頭筋などの異常で止まるが、時間が経ったものは全身に影響が及んで疲労している（冷えている）と考える。腕の使いすぎといっても、力を込めた使い方でなく、パソコンに向うなど、ある一定の動作を長い時間することでも疲労は生じる。

外傷は、自転車やバイクで転んだなどの転倒による打撲や擦過傷が多い。これも事故後すぐの処置であれば全身への影響は少ないが、処置をせずなんとなく治ったようなものは、後日影響が全体に出ることを考えなければならない。

上腕の痺れは、上肢全体と関係するとみてよい。

2．治　療
(1) 基本治療

基本治療の考え方も「【4】肩・肩関節・肩甲部の症状」に準ずるが、その時の指標に上腕部を加えるようにする。

打撲でも、転んだところに居合わせたりその直後でもない限り、基本治療を行ってからその処置をする。

痺れの症状では基本治療が重要であるが、これは「全身の病症」の項にゆずる。

(2) 補助治療

運動による筋痛は、そこを指標として基本治療を行えばかなりの症状が緩解するが、さらに必要であれば巨刺を利用する。

五十肩については「【4】肩・肩関節・肩甲部の症状」に準ずるが、必要に応じて巨刺を応用する。

打撲については鬱血処置を行い、擦過傷では傷口に艾を直接添付しガーゼを当てて固定する。傷口は治まれば艾を吐き出すもので、艾は非常に殺菌力のある薬草であることを覚えておくとよい。

3．治療経過

上腕に限定した病症としては外傷性のものが多く、その他のものは他の病

症が上腕にまで波及した結果のものが多い。

【7】肘の症状
この部位では、痛みと屈伸障害（運動障害あるいはこわばり）である。

1. 症状の判断
どの関節でも同様であるが、関節は柔軟な状態が好ましい。

関節では骨が断絶しているため、そこから身体のもっとも深いところである骨に外気が直接入ると考えるし、またここから身体の深い気が漏れやすいと見なす。

関節が柔軟であるためには、可動域が十分であり可動に無理がなく、痛みなどの違和感がないことが求められる。しかし往々にして人間はある一定の動作を長い時間しがちで、それによって関節の角度が固定されることが多い。長い時間パソコンに向ってキーボードを操作するとか、テニスを頻繁に長時間する（テニス肘）などで、肘関節が障害を受ける。

これらも長時間のことであるから必ず全身に影響の出るもので、肘にとらわれず、身体をみることが求められる。

尺骨頭を強く打ったような場合は、必ず肩先や指先まで刺激が行っているもので、異常がないかの確認を怠らない。痛みがあれば、それは身体の冷えを強く示しており、特に関節の痛みは軽く見過ごすことができない。

肘の痛みはわずかな姿勢の違いで疼痛部位がかなりずれるもので、姿勢をはっきり決めて痛む位置を確認する。

2. 治　療
(1) 基本治療

この症状はほとんどが陰虚性なので、順治で十分と思われる。

肘の痛みを指標として、背部の治療をしながら、ときどき肘の指標に触れて痛みを確認する、ということを繰り返す。

(2) 補助治療

テニス肘のように時間の経ったものは背部兪穴の治療だけでは御しにくいもので、手指の井穴に点灸をするのがよい。井穴の点灸は半米粒大の透熱灸で厳しい熱さだが、有効である。井穴の選択は鍉鍼で反応の弱いところとし、痛みを確認しながら1～2壮ずつ施灸する。
　外傷、特に打撲ではその部位の処置が必要である。それでも痛みが残る場合は、巨刺を使い、さらには患部へ直接鍼をするなどが必要になる。

3．治療経過
　肘はその角度によって痛み方が微妙に違うので、症状の確認には細心の注意が必要である。また、手先や肩先にまで及んだ影響についても、十分確認する。

【8】前腕の症状
　ここの症状は痛みがほとんどで、時にだるさや痺れがある。寸口の脈では、脈の乱れを感じる。

1．症状の判断
　前腕の働きの特徴は手指の働きと同調していることで、前腕の異常は手指の働きに影響する。また前腕の橈骨動脈で脈をとることは、仮に心臓の働きをみることであると限定したとしても、それには全身の状況を把握するところという含みがあり、手指と全身の働きが非常に関係していることを窺わせる。
　ここは身体から離れている部位でもあり、手や手指と同様外傷を受けやすいところである。その外傷では、打撲はもちろんであるが橈骨や尺骨の骨折がよくみられる。

2．治　療
(1) 基本治療
　身体の他の個所に問題がなければ、順治で十分である。
　前腕の孔最を中心とした腕橈骨筋の圧痛や内関の圧痛などを指標としてよ

く用いるが、腹部の接触鍼や脈の調整でかなり緩解させることができる。

手を硬く握らせて前腕に痛みが出るようであれば、背部兪穴の治療をしながらそのような動作をさせることによって、状況はかなり好転する。時には、腕関節を屈伸させる運動を加えるとよい。

(2) 補助治療

打撲を受けた場合は、その部位の鬱血処置をする。

骨折については、どの部位でも共通するが、骨折部に鍼や知熱灸をすることでその修復はかなり早まり、また冬になると痛むなどの後遺症も防げるものである。

3．治療経過

この部位は、打撲以外には単独で大きな問題の起きにくいところである。

【9】手首の症状

この部位では、痛みと腫脹、そして運動障害がみられる。

1．症状の判断

手首つまり手関節も、外気との交流が非常に激しいところである。また、前腕から筋肉が腱となってこの狭い手関節を通り手指に伸びるため、腱がずれないように腱鞘がある。しかしそのため、激しい腱の動きがあると摩擦熱が起き、腱鞘炎になるとされる。これは痛みと運動障害をもたらすが、同時に熱を伴い腫脹する。また、この痛みは熱によるもので、動かすと増悪し背屈運動ができない。

このような症状が生じる動作には、字を書く、ギターやピアノなどの楽器を毎日長時間演奏する、赤ん坊を抱くなど重いものを繰り返し持ち上げる、老人が立つときに机に手をついて体重をかけるといった動作が長い時間続いた場合などがある。

これらの症状も単に手首を酷使したからという理由ではなく、そのような状況に負けるような身体の事情があると判断する。つまり、必ず精気の虚が

生じるような原因があるもので、そのような気の弱りに加えて過剰に運動を要求された手首に異常が出たとみる。

腱鞘炎は炎症であるから熱を持っているが、この熱は身体の陰虚により、熱気をコントロールできなくなった状況と判断する。まれには手首の打撲などもある。

2. 治　療
(1) 基本治療

手首の異常は、基本治療でかなり抑えられるものである。

腱鞘炎であればまず逆治を想定し、背部兪穴に鍼を置きながら手首を指標とする。指標とするということは、そこに意識を置くということである。

治療しながら、最初は患者に手首の運動を試みさせる。

2～3度屈伸させ、痛みと角度を記憶させる。

また10秒ほどして、同様のことを行わせる。

このような動作を繰り返し、変化がなければ次のツボに移る。

普通、わずかずつ変化がみられるもので、ある程度屈伸の角度が大きくなったら、他動的に術者が力を加える。発病してからあまり時間の経っていないものは、これでほとんど修復する。つまり、精気の虚が補われることで、手首の浮いていた熱気が治まるような感触である。うまくいかない場合は、意識の置き方にも課題があると思われる。

(2) 補助治療

基本治療では十分でないと思われれば、頸部に目を向ける。

手首の炎症は陽実性であり、頸部にかなり異常が出るもので、頸部の圧痛点と反対側に鍼を当て患部の手首に意識を置く。

基本治療と同様の動作を行わせる。

手首に打撲があればその部位の鬱血処置をする。

3．治療経過

　腱鞘炎では、背景にかなり日常の繰り返しの動作があり、それが身体の疲労をもたらしているという視点が重要である。そのため、治療に加えて患者の生活の仕方に目を向け、単に負担となる動作を止めさせたり制限するだけでなく、食事や睡眠の指導が欠かせない。そのような観点で症状をみないで患部ばかりに目を奪われると、なかなかちが明かないものである。

　打撲では、あまり時間が経っていないものであれば、回復は早い。

【10】手・手指の症状

　この部位では、痛み、浮腫み、こわばり、関節の変形、痒み、痺れ、振戦、手に力が入らないなどの手指の運動障害である。

1．症状の判断

　手と手指は身体の中で一番可動範囲が広く、なかでも手指はいわば身体の触角（アンテナ）で、最も感覚の鋭いところである。それだけに、意識を敏感に投影する場であり、人間の意識は手や手指で具体化される。つまり、他人に触れられても、意識の用い方１つで、それが好意的かどうかが瞬時にわかるような要素を持っている。手の平の労宮や手指の先端から気を放出することができるのも、この部位の特徴をよく物語っている。

　これらの気力は精気の力の強さに比例するもので、いわば陰の気力によって表出する陽の気力である。そのような部分の障害は、わずかなことでも全身に不愉快な影響を及ぼし、精気の虚を招く。

　痛みでは、指関節炎に伴う痛みが代表的である。これには熱を伴うことも多い。

　手指や手の甲の浮腫みも、少し疲労がかさむと朝起きたときなどに経験される。それと少し違った感覚としてこわばりがあるが、リウマチではごく初期などからみられる。

　手指は水などで濡らすことが身体の中で一番多い部位で、それだけに洗剤など化学薬品の影響を受けやすく、痒みが出たり皮膚が剥けたりしやすい。

バネ指をはじめとして、重いものでは、リウマチなどにみられる指関節の屈伸障害や指の開閉障害がある。
　あるいは尺骨や正中神経麻痺では、指に力が入らないという症状が出る。この状態の延長線上にあるのが指関節の変形で、ここまでくると気の滞りはかなり強いと判断する。さらに気の滞りが強いものが手の振戦であり、脳の気の実症状が進んでいることを窺わせる。もっとも手の振戦といっても、前腕から震えていることが多い。これら一連の症状は、いずれも精気の虚が背景にあるもので、それによる身体の冷えが真因である。
　身体が冷えることによって手指にまで気力が及ばない状況を意味するもので、手指も冷えるか逆に冷えが強くて火照る傾向にある。
　これ以外に、手や手指は身体からもっとも離れている位置にあるということから、非常に外傷を受けやすい。それには転んだときに手をつくなど身体を守るための咄嗟の姿勢があるが、ほかにも指関節や手の平や甲に打撲を受ける、トゲが刺さる、突き指（指の捻挫）をする、などがみられる。
　これらは単なる手の障害のように思えるが、手が身体の陽の気力を最も表しているところとすれば、外傷によってそれが削がれることを意味し、身体にとっては精気の虚を招く大変なダメージである。
　同様のことが爪にもみられ、爪を戸に挟む、深爪やささくれなどでひょう疽になるなども、全身に影響が及ぶものである。

2．治　療
(1) 基本治療
　手や手指からは大変な気力が出ているだけに、この部位の症状は基本治療でかなり修復することができる。
　一般に順治で十分であるが、関節炎やリウマチでは逆治を用いる。
　外傷性のもの以外は、これらの問題点を指標として意識を十分に置くことで対処できる。
　リウマチなども重症のように思えるが、関節の変形が強く進んだものでも、痛みに対しては十分に対応できる。

神経麻痺の類も、この方式でよろしい。

バネ指も順治に督脈の灸を使用することで対処できる。

化学洗剤による痒みなどの皮膚障害は陽実性が強いと判断するが、面色や頭重感、頭痛などの有無を確認し、逆治を用いて督脈に灸を使用する。督脈の灸は、一般に「金」か「火」の領域に用いるのが効果的である。

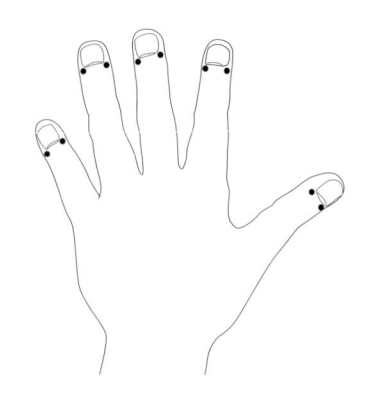

図71　手の井穴図

(2) 補助治療

まず挙げられるのは井穴である。

突き指や指関節炎などに半米粒大の井穴の透熱灸が有効で、症状をみながらできるだけ少ない壮数で施灸する（図71）。これは手指、手掌、手背の湿疹、かぶれやしもやけにも有効である。

ひょう疽は灸をするまでもなく、艾を爪根に詰めるだけでも有効である。

次に重要なのは、督脈の「金」か「火」の領域の灸である。

この部位に30壮ほどの半米粒大の透熱灸をすることによって、神経麻痺やそれに伴う痺れはかなり回復する。この場合も5壮ほど施灸をしては指の動きを確認しつつ、灸の壮数を重ねるようにする。

ただし、気の影響は痺れの方に深く及んでいるもので、それだけ運動障害より感覚障害の方が回復が困難である。それには項部の督脈のツボを使用する。

痒みなどの皮膚障害が出やすいケースでは、腹部手術の有無を確認する。もし腹部に手術創があれば、その影響を無視できない。

3．治療経過

一般に手や手指の気の異常、身体の中枢からきているものは、時間が経っ

ているものほど動かしにくいものである。それだけに、この部位の症状はかなり基本治療に重点を置くことが肝心で、手指などの問題とせず全身の観察を怠らないようにする。また、そのような部位だけに、気の巡りの兆しを感じ取ることも早く、治療の影響があるかないかの判断はしやすい。

化学洗剤などの影響はいわば外傷に属するもので、それに打ち勝つだけの精気の力をつけるには時間が必要である。

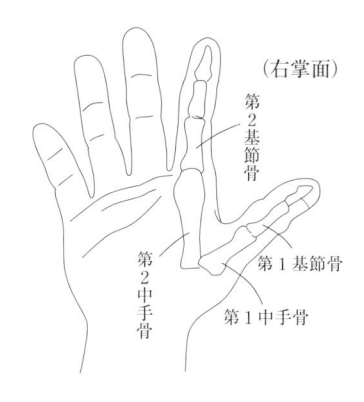

図72 第1、第2基節骨中手骨

《症例11》
◎**指の痛み**
・男、70歳、会社員
・初診：2000年8月10日
[基礎データ]
・身長：163cm、体重：57kg、血圧：135／65mmHg、血糖値：120〜150mg／dℓ

食事は1700kcalに制限する。ビール時々。二便異常なし。睡眠良。
[主　訴]
　1カ月ほど前から、左母指の中手基節間関節（掌側）の痛みと弾発指がはじまる（図72）。
　咳がよく出る。
[既往歴]
　50歳：血糖値上昇しはじめる（食前130mg／dℓ、食後240mg／dℓ）。
　60歳：右の母指に今回と同様の症状あり。同時に両肩のこわばり、両首筋

が痛み左右に曲げられない、膝を捻ると痛みが強いなどの症状あり。

［所　見］

　脈速は60回／分、右寸口・右関上の陰脈がかなり弱い。

　恥骨結合部（曲骨）の圧痛強い（腎積）。

　両志室に圧痛があるが、左の方が強い。硬結は左にのみみられる。

　右頚部にやや圧痛がみられる。

［治療内容］

　脈の調整には、右太淵を用いた。

　腹証は腎虚証、治療パターンは血糖値が高いこと、指の痛みが実症状であることを考慮し逆治を用いる。

　7回目まで、腎積であることは変わらず、腹証は腎虚証であったが、7回目の治療時には腎積がかなり弱くなっていた。

　また、治療パターンは6回目まで逆治とし、7回目のみ順治を用いた。

　補助治療として、初回は虫垂炎手術創に半米粒大の透熱灸を9壮、2回目は曲骨に10壮を行ったが、3回目以降は身柱に20壮を施灸し、5回目からは少商に3〜6壮を加えた。

［治療経過］

　合計7回の治療でほとんど苦痛はなくなった。

　8月12日（2回目）：朝の痛み強く、伸展できない。

　8月29日（3回目）：痛みさらに強くなる。

　9月5日（4回目）：痛みはなくなったが、指が曲がらない。

　9月26日（7回目）：前日から急に指を曲げられるようになる。ただし、ぎこちない動き。自発痛はないが圧痛は残る。同時に咳も治まる。治療後、痛みなく動きが滑らかになる。

［考　察］

　この症例の補助治療の経過をみると、結果はよくなっているものの、判断を誤っている可能性が強い。つまり、任脈の曲骨、督脈の身柱、井穴の少商という視点の順序に疑問が残る。本来であれば、井穴の少商を用い、それで不十分であれば督脈の身柱を加え、さらに思わしくなければ任脈の曲骨を使

用するべきである。

　積聚治療の考えでは、身体の陰陽の極性が変わるところは3カ所あり、それが任脈、督脈そして井穴である。この3点の意義は、任脈は陰面のもっとも陰的なところで陽の極性に転化するところ、督脈は逆に陽面のもっとも陽的なところであり陰の極性に転化するところ、そして手足の井穴は陰経と陽経が交わるところであり、身体の前面と後面の接点であるとみるところにある。

　病は基本的には精気の虚であるから陰虚性のものと考え、まずは井穴、次に督脈が治療の対象部位であり、さらに重症になれば任脈を用いるとするものである。

　そのような観点からすれば、この症例は、腹証にしたがった背部兪穴の治療に、補助治療として井穴の灸を加えるだけでよかったかもしれない。

〔3〕全身の病症

　例えば手が痛いとしてもよいが、ほとんどの病症は、全身とは無関係ではないものの、これまで述べたように患部の病症として判断できるものである。それに対して患部よりも全身的な視点でみる方が把握しやすいという病症もあるもので、ここではそのようなものに焦点を当ててある。

【1】体感の異常
◇発　熱

　発熱とは、平熱より高い体温を意味する。一般的には口中、腋窩、肛門で測るが、まず平熱を確認する。

　摂氏39℃以上の高熱になれば意識に障害をきたすことが考えられ、簡単に見過ごせない。高熱とともに寒けや身体の震えがある時は、緊急を要する。また、摂氏37℃程度の微熱でも長期にわたって続く場合は、その他の身体の状況をよく観察する必要がある。

　手足や頭部の不愉快で表面的な熱感は、体温は高くないものの、火照りと

表現し、これも異常である。

1．症状の判断

　熱は人間が生きている証拠であるから必要なものであるが、それが必要以上に高くなると異常であり、身体には負担である。

　これは普段、体熱を安定させている力が低下することによるとみるもので、精気の虚が進んだ状態あるいは陰虚が進んだ状態と判断する。身体の現象である症状は熱であり実症状であるが、それをもたらしているのは陰の気の虚している状態とみる。

　発熱する部位は、全身であったり患部だけであったり病症によってそれぞれであるが、どの程度の範囲に及ぶかは個々人の特性、また重症度による。発熱と同時に寒けや身体の震えがあるのは、身体の冷えがさらに強いことを示し、いわば陰陽の気の分離が進んでいるもので、重症である。

　体温が高いほど、範囲が広いほど、そして時間が経っているほど、精気の虚の程度は進んでいて強いとみてよい。精気の虚には、具体的には風邪であったり、虫垂炎、卵巣炎、胆嚢炎など種々の病名が該当するが、病名と症状は一致しない。個々の状況をよく見極める。

2．治　療

(1) 基本治療

　腹背部の接触鍼は特に丁寧に、気を補うようにする。

　脈診では、脈速、陽実脈の治まり具合に注意を払う。発熱は陽実を呈しているので、背部兪穴の治療は逆治を基本とする。

　腹証にしたがって、2行線の1、2穴に鍼を使用してから督脈に施灸する。もちろん軽い発熱であれば、督脈に灸を使うまでもない。病症の程度によるが、施灸は1カ所で済むものか4カ所使用するものか、あるいは1壮でいいものか、3～5壮するものかなどの判断が求められる。複数個所にする施灸は1穴ずつ、五行領域を変えて行う。

(2) 補助治療

　この場合、補助治療は必要ない。時に井穴から鬱熱を取ることも考えられるが、軽い熱の場合の応用であるので、督脈の施灸を基本とした方がよい。

3．治療経過

　軽い症状はその場で軽減することがあるが、解熱は往々にして翌日あるいは2日後であることが多い。しかし、解熱したからといって安心するものではなく、腹診を丁寧にし、その他の指標の異常な状況の収束を十分に確認しなければならない。

　寒けや震えは、その場で治める。時には病状の経過を観察し、重篤あるいは緊急時であれば1時間あるいは2時間後、あるいはその日のうちにもう1度などと治療を加える必要がある。

《症例12》
◎発　熱
・女、55歳、主婦
・初診：2000年9月22日
［基礎データ］
・身長：154cm、体重：38kg、血圧：140／85mmHg、視力：R 0.8／L 1.0、平熱：35.6℃

　みかん、バナナ、イチゴを好み、油味、野菜好まず。便秘気味。
［主　訴］
　13日に右下の抜歯をしたが、抜歯痕が大きくて縫った。まだ抜糸をしていない。

　抜歯後、抗生物質を4日飲み、鎮痛剤も1回飲んだ。

　9月18日より発熱。37.5℃まで体温上がる。19日より下痢がはじまり、腹痛強い。腹を伸ばすことができない。
［既往歴］
　30歳：右卵巣嚢腫。

39歳：急性下行結腸炎。

40歳：左乳癌摘出。

［治療内容］

脈速は72回／分、脈は全体に強いが、右寸口と右関上の陰脈の虚がみられるのみ。

腹診では、右水道辺りと気海辺りに強い自発痛があり（腎積）、腹部はもちろん、身体全体に熱感がある。

背部では、両方の志室に強い圧痛と硬結がみられるものの、左が特に強い。

腹証を腎虚証とし、治療パターンを逆治とする。

背部兪穴では、右の土領域（胃倉）、火領域（神堂）、水領域（志室）に毫鍼を用いた後、督脈の同様の領域に灸をする。

脊中、神道、命門を選び、まず脊中と神道に3壮ずつ、次に脊中、神道、命門と1壮ずつ2回施灸をした。脊中と神道には5壮、命門には2壮の施灸をしたことになる。

［治療経過］

治療は3回で終了したが、経過は次の通りである（括弧内の数字は治療回数）。

9月22日：治療後には身体が伸びるようになり、腹痛も治まっていた。

9月26日（2回目）：23日の午後には下痢はまったくなく、熱もまったくない。腹証は脾虚証に変わっており、状態の安定したことを示していた。志室の状況は変わらず、左の圧痛と硬結が強いが、熱感はまったくなく脈速も56回／分に治まっていた。背部兪穴の治療は順治に戻し、2行線と1行線を用い、毫鍼のみで灸も必要ないとした。

9月29日（3回目）：27日にスパゲッティを食べて下痢をする。その後異常なし。脈速60回、腹証は脾虚証（中脘の軽い圧痛）のみで、右志室の圧痛と硬結は治療後に消滅する（治療パターンは順治）。

［考　察］

抜歯後の発熱は、時々みられるケースである。

睡眠不足や体力の消耗時に抜歯すると、このようなことが起きることがあ

るもので、このように精気の虚が強いときに、精気に直接かかわる歯を抜くのであるから精気の虚はさらに強くなり、身体は熱をコントロールできなくなるのである。

この症例では、抜歯後に指示された薬を服用しているにもかかわらず熱が出たということは、その頃の生活がかなり厳しかったことを物語る。

治療はあくまでも精気の虚を補うことに徹するが、まだ抜歯後の異常がみられれば、補助治療として顔面から直接抜歯部に鍼をする。抜歯も外傷であるから、このような処置は必要である。

◇冷　え

冷え性は一般に下肢から腰までを指してよく表現するが、中には全身がいつも冷えているというケースもある。

風呂に入っても温まらない、布団に入っても温まらない、いつも寒さを感じている、夏でも汗をかかないなどの症状である。朝起きるとすぐくしゃみが出る、等と患者が表現するものもある。平熱も摂氏35℃台と低いことが多い。いずれも長期的な症状で、女性に多い傾向にある。

1. 症状の判断

これは精気の虚が常に強くあり活気のない様子であるが、先天的な要素が強いことも考えられるから問診で確認する。

日常の生活内容、特に食事内容、職場の空調状況、睡眠状況に焦点を合わせ、よく問診し、改善すべきところを見つけ出す。

女性では、月経の状況も重要な要点である。冷え以外の指標をできるだけ拾い上げることも大切である。

2. 治　療

(1) 基本治療

腹診にしたがい、順治で丁寧な鍼を続けることが求められる。治療しながら身体が温まるようであれば、治療は成功している。

(2) 補助治療

腹診にしたがった鍼治療を終えた後、督脈に1カ所灸をするなどが有効である。

選穴は「土」、「水」の領域、取穴は圧痛や違和感のあるところ、あるいは椎間の広いところである。

灸は半米粒大で5～10壮ほどの透熱灸とする。また、足の井穴に灸をすることも1案である。このようなケースでは両足とも冷えていてどの井穴も反応がない。全部の井穴に施灸をしてもよいようなものであるが、とりあえず母趾の井穴からはじめる。半米粒大で2～3壮である。

3．治療経過

このような患者は長期にわたって治療を続けることが必要で、治療する側もされる側も根気が要る。治療回数は多いほどよいが、なかなかそうもいかないのが現実である。また、季節の変わり目や冬には風邪などを引きやすい身体でもある。

◇寒け、震え

寒けは、冷えと比較すれば短期的な症状である。

最近では長い時間電車の冷房で冷やされて冷え込む、デパートやスーパーなどで長い時間買い物をしていて冷え込むなどのことが多く、寒けがするとか時には震えが出ることもある。時にはそれから風邪症状となることもあり、それが高じると発熱がみられる。

これらとは別に、内臓の疾患から寒けや震えを覚えることがある。胆囊疾患等が代表的であるが、それに限らず、熱を伴う内臓炎は急性であればこのような症状を伴うことが多い。

また、震え（振戦）は痺れとともに中枢神経系の疾患の症状としても注意されるが、これは範囲が広いほど、程度が強いほど不良である。

1. 症状の判断

　寒けを伴う身体の震えは、現代西洋医学的には発熱を促すための身体の自律反応と理解される。

　発熱を促すということは身体が冷えていることを示すもので、寒けを伴う急性的な震えが起きたときは強く冷えているとみてよい。

　これに対して寒けを伴わない震えあるいは痺れは、一般には身体の半身、上肢あるいは下肢などからはじまるもので、徐々に範囲が広がる傾向にある。これはいわば長い時間かかって身体の芯が冷えてきたことを示すもので、注意深い観察が必要である。往々にして寒けの自覚はないものの、患部に触れると冷えていることが多い。患部に冷えを感じるものは、それだけ症状が進行していることを意味している。

2. 治　療

(1) 基本治療

　寒けだけの症状で急性的なものであれば、順治で治められる。震えを伴い、腹部の熱などが観察されれば、逆治を用いる。半身の症状で中枢的と判断できれば、第3方式が有効である。

(2) 補助治療

　震えや熱を伴うものは、腹証に応じて督脈の灸が必要である。1～2カ所を選び、米粒大で透熱灸を10壮前後する。第3方式では、毫鍼で十分である。

3. 治療経過

　熱を伴わない急性期の寒けや震えであれば、その場で収束する。

　熱を伴うものは、震えや寒けは治まるものの、腹部の症状をよく観察し、あまり間をおかずに治療を重ねることが大切である。

　補助治療で灸をする場合、灸の熱が快感であれば状況に対応した処置である。

　半身の異常で中枢性を疑うものは、かなり陰虚の程度が進んでいるもので治療に根気が必要であるが、治療の後に震えや痺れの改善が少しでもみられ

るものは、処置が適応しているとみてよい。

◇痛み、痺れ
　これは身体の複数個所が同時に痛むとか、常に痛むところが身体のあちこちに移動して、つらいなどの症状で、関節や筋肉リウマチ、悪性腫瘍の末期などにみられる。痺れは脳障害の症状として、四肢や顔面にみられる。

1. 症状の判断
　この種の痛みは冷えの極みで、なかなか簡単に除去できないものである。
　いずれの症状も痛みだけでなく、関節の変形やこわばり、筋肉のこわばりなどを伴い、部分的には熱も伴うものである。
　脳出血などの脳障害で足底が強く痛むものは冷えの極みであり、予後不良である。痺れも冷え症状の一形態で、持続的な冷えの状況を示している。

2. 治　療
(1) 基本治療
　背部兪穴の治療は逆治を主体にするが、意識を十分に患部に置くことが肝心である。
　灸治療は、原則として用いない。
(2) 補助治療
　痛みを緩解させるには、基本治療で術者の意識を患部に十分に置く必要があるが、その後、患部から離れたところ、例えば頭部に対して三陰交、足の痛みに対して頚部などに鍼を置き、患部を意識するようにする。

3. 治療経過
　症状の深さにもよるが、このような状態になると治療効果の持続性が弱く、治療間隔を短くして頻繁に治療を行う必要がある。

◇浮腫み

　浮腫みについては足や顔面のところで触れたが、全身的に浮腫むこともある。これはむしろまず全身的に軽い浮腫みがあって、時間が経って局所にはっきりと現れてくると理解したほうがよい。

　全身的な浮腫みは尿量の減少とそれに伴う体重の増加で判断でき、指で皮膚を押して凹みができる状態ではない。時に体重は10％も増加する。また時には下肢だけ、あるいは片側の下肢だけなどと、部分的ではあるが広い範囲に浮腫みをみることもある。

　女性は月経前に顔面や四肢に浮腫みが観察され体重が増えるが、月経開始と共に尿が増え症状はなくなる。

　浮腫みは一般に皮下組織に水分が溜まることをいうが、腹水や胸水のように体液が体腔内に溜まることもある。これらも各部位単独の症状ではなく、全身の状態を反映したものである。この水分は、現代西洋医学では血漿に由来するとする。

1. 症状の判断

　体液を正常に循環させられなくなり、排泄する力がなくなった状態が浮腫みである。このような力の低下は精気の虚を示すもので、身体は非常に冷えている状態にある。それに加えて水分が全身に貯留していることから、体熱はそれに吸収されて、さらに身体が冷えるという悪循環を呈することになる。

　女性の月経前の症状は妊娠しなかったことを示すものであるが、妊娠に向けて準備された身体の状況が不要となったことを意味し、これも一種の気力の低下と見なすことができる。

　現代西洋医学では腎蔵、心臓あるいは肝臓という臓器の問題として浮腫みを理解するが、それらの臓器が異常をきたしている原因こそ真の原因となるものである。その原因は、時には先天的であり、食事の摂り方、アルコールの飲み過ぎなど後天的なものもある。そのような原因から身体に精気の虚が生じ、それが高じて臓器疾患となって浮腫みが生じると理解する。

2. 治療

(1) 基本治療

　これは積の緩解に重点をおいて解決する内容である。

　その進行状況にもよるが、まずは順治で行い様子をみることになる。

　督脈に灸を使用することも勧められる。灸は半米粒大で透熱灸、壮数は1壮から3壮ぐらいを2領域に用いる程度でよい。

(2) 補助治療

　命門辺りの督脈のツボに、半米粒大で20壮の透熱灸を継続する。

3. 治療経過

　この症状は発病までに時間のかかっているものであるから、治療にもそれなりの根気がいるものである。できれば週2回ほどの治療をしばらく続けることになる。同時に生活の中に原因を見出し、その改善を促すことも必要である。

◇倦怠感、体重

　身体が重い感覚とだるさはかなり近い内容であるが、身体が重いとは動きの鈍い様子であって、疲労しやすいとはいえるが身体の使いはじめには疲労感がないもの、だるいとは疲労感が強く力が出ない様子である。

　このだるさは、下肢だけが重いとか腕が重いなどとも表現する。よく経験するのは熱が出るときで、身体が重くだるくなる。敏感な人は、天気が低気圧になったりその前兆があるだけでも感じることがある。

1. 症状の判断

　この症状は、軽いようでもかなり重症とみる。

　人間は、自分の体重を日頃ほとんど自覚していないものであるが、この状態になると体重50kgの人は50kg近い重さを感じる。これはほとんど気の働きがないことを意味していて、気が十分に活動的であると身体が軽くなることと対照的である。

身体の芯の気の働きがなくなるということは精気が虚しているとみるもので、時にはそのために熱気が不安定になって発熱することもある。またこの感覚は非常に痩せていても起こりうるもので、体重の重さとは関係ない。

往々にして眩暈や肩や首の凝りを訴えるものであるが、食欲がない、吐き気がするなどの症状が付随すれば、多分に陽虚的な症状である。このような人はもちろんであるが、一般に気圧が下がって身体が重くなるのは、日頃慣れている大気の圧力が減ることで身体の気力が不安定になり、組織が対応できないことを示している。

2．治　療
(1) 基本治療

この症状は陰虚が非常に高じていて時には陽虚にもなるものであるから、状況に応じて逆治を用いる。

発熱をみるものは、程度によって督脈の灸を1～2カ所用いる。

陽虚性が強い場合、鍼の刺激についてはツボ数を1～2穴ほどと少なくし、そこに十分時間をかけ、意識を腹積や指標に十分置くようにする。

(2) 補助治療

治療効果を持続させるために、督脈の命門などに皮内鍼を用いてもよい。

3．治療経過

このような症状は、気候の状況と関係があること、女性では月経と関係すること、さらには職場や家族における人間関係なども影響することを考慮して、患者の身体の状況を判断する。

治療する側には、あせらない対応が求められる。

【2】全身（半身）の動作異常
◇こわばり、不随

脳卒中の後遺症等によくみられるが、筋肉や関節がこわばって動きが鈍くなった状態である。時には、片側の上肢や下肢だけのこともあれば、半身全

体のこともある。あるいは両下肢、両上肢のこともある。

1. 症状の判断

こわばりとは気の動きが極端になくなっていることを示しているもので、いわば液状の気よりも固まった状態を想像する。気の動きがなくなっているために、患部は硬く収縮した状態で冷たい。そのため、上肢や下肢の関節は、屈曲位で固まりやすい。

2. 治　療

(1) 基本治療

背部の患側の判断は志室にしたがうが、おおむねこわばりのない半身が健側になるケースが多く、その背部兪穴に治療することになる。発病からまもないのであれば逆治あるいは第3方式、時間が経って症状が固まっているのであれば順治を用いるのを原則とする。

治療手段は、鍼を基本としてよい。

(2) 補助治療

こわばりのある患肢の井穴に灸をする。

患部に接触鍼をする。

他動的に患肢を運動させる。

3. 治療経過

まずは、状態の悪化と再発を防ぐことである。

こわばりの内容には、手足はもちろんであるが、口唇や舌の動きもこわばり、会話などが不自由であることも含まれる。そのため、いろいろと言葉をかけて話をさせることも重要である。

《症例13》

◎脳卒中前駆症状

・女、67歳、自営業事務手伝い

・初診：1993年5月6日

［基礎データ］
・身長：145cm、体重：45kg、血圧：180／90mmHg、脈速：100回／分

［主　訴］
　5月1日頃から何か体がおかしいと感じていたが、連休を利用して知人を訪ね歩いたからか、5月5日、急に手足ともに左半身に力が入らない、呂律が回らないという症状を覚えた。病院へ行けば入院させられると思い、休み明けを待って来院した。5日、右腹痛強く、バファリンを服用する。

［既往歴］
　元来血圧高い。日光皮膚炎あり。
　38歳：右遊走腎の固定手術。
　47歳：転倒、右殿部打撲。
　51歳：閉経。

［家族歴］
　父：胃癌手術（死亡86歳）、母：心不全死（73歳）

［所　見］
　顔面赤く、左口元はややゆるみ、発音がこもってやや聞き取りにくい。顔面やや紅潮、目に力なく、頭部の皮膚ゆるむ。左上肢は脱力、握力なし。歩行不安定。
　脈は、洪脈のように太く強い陰実脈が六部全経にわたり、強い陽実脈が胃、三焦、胆、膀胱にある。

［治療内容］
　初診時、臍を中心に半径3cmほどの円状の圧痛（脾積）が際だっており、これを脾虚証とした。
　背部では右志室の圧痛が顕著で、左陽綱に銀鍼使用、督脈には木領域→水領域→土領域→火領域に半米粒大で5壮づつ施灸した（治療パターンは逆治）。
　督脈のツボは椎間の広いところ、圧痛のあるところを目安にした。
　脈の調整には右太淵を使用する。
　以上の基本治療に、補助治療として以下の処置を適宜行った。
　灸は患側、鍼は健側とした。

施灸：左関衝（5壮）、左竅陰（5壮）、左大陵（5壮）、左少沢（5壮）を適宜使用。

鬱血処置：陶道、身柱、百会。

刺鍼：崑崙、復溜、委中、足三里、陽陵泉、肩井、第2・第3頚椎左横突起、第4仙骨正中部。

[治療経過]

平成6年4月28日まで、1年間の総治療回数は42回である。

治療頻度は、初回より3回までは毎日治療、それ以後6月中は週1回、7月以降は2週に1回である。

脈は6月まで陰陽共に実程度が強く、7月以降陽実脈は残るものの、右寸口、関上脈の陰脈に虚脈がみられるようになる。右尺中と左尺中の陽脈の実性はあまりない。

脈速は、5月6日-100回（初回）、7月29日-64回（18回目）である。

血圧の経過は記録せず。平成6年5月7日には150／85mmHgであった。

腹積は、初回より23回まで脾虚証（神闕の圧痛、脾積）、それ以後、肺虚証（左天枢の圧痛、肝積）が3度、心虚証（鳩尾の圧痛、心積）が5度現れている。

積の程度は、初回が痛みのみ、2回目から硬さ、4回目から動気も触れる。

督脈の施灸は5、6月は毎回行っていたが、7月は3回に1度、その後は3カ月に1度の割合である。

・耳鳴り-5月7日（2回目）：前夜、左耳鳴り少しあり。
・発音-5月11日（4回目）：ほぼ正常の発音となる。
・睡眠-5月18日（7回目）：胃痛で目覚める。
　　　　6月5日（12回目）：夜間眠れる。
　　　　9月2日（21回目）：昼間眠い。
　　　　9月30日（24回目）：よく眠れる。
・食欲-7月1日（16回目）：食欲普通になる。
・頭痛：時々あるも、特記するほどのことなし。
・排便：特に異常なし。旅行中の12月9日、1度下痢。

・風呂-5月12日（9回目）：美容院で洗髪。
　　　　6月19日（14回目）：前日風呂に入って異常なし。
・筋力-5月14日（6回目）：来院途中、階段から落ちて尻を打つ。
　　　　5月22日（9回目）：左手で薄い紙をそろえる動作がぎこちない。
　　　　6月15日（13回目）：足底が地面にしっかり着く。
　　翌年1月22日（35回目）：歩幅が狭く、やや前屈姿勢。
・風邪-7月1日（16回目）：首から上がボーッとする。
　　　　7月29日（18回目）：24日から左片頭痛から風邪になる。咳強い。
・仕事-5月18日（7回目）：前日午後より仕事をはじめる。
・旅行-12月11日（31回目）：10日間のイギリス旅行から帰国。

　1994年（平成6年）5月現在、卒中の後遺症様の症状はまったくなく、日日の疲れからくる些細な訴えのみである。治療回数は、2週間に1度。この4月より仕事からまったく離れている。これまでの経過から、仕事をしすぎる、風邪を引く、長期の旅行に出かけるなどのあとには症状の軽い戻りが観察される。

［考　察］
　脈の実性、脈速、血圧から、全体的に陽実性が強く精気の虚（蔵気の衰え）が強い。また左半身の強い虚（陰虚）もみられる。そのため以下のように蔵気を補い、右半身の気を強める施術を加える。
　腹部、背部の接触鍼、脈の調整、その他の刺鍼時等には、常に意識を体幹深部、右半身、頭部に送る。
　強い蔵気の衰えがあり、脈が速いなど有熱を示すものは身体の芯の虚が強いと見なし、熱を外から加えて蔵気の力を補うために督脈に施灸する。
　施灸には半米粒大の透熱灸を用いる。

　以上は脳症状に督脈の施灸が効を奏した例であるが、脳障害一般にも応用できる。今回のように病院へ行くのがどうしてもいやだという人がいるので、重症と思われるものにも常に対処できるように準備が必要である。

◇痙　攣

　全身的な痙攣は不随意で急速な筋肉の収縮運動であるが、脳あるいは脊髄の異常によってもたらされるものである。また、痙攣は〔1〕体感の異常の第3項の震えと似ているものの、震えがある一群の筋肉とその拮抗筋の交互の収縮による不随的で目的のないリズミカルな身体の一部の振動であるのに対し、痙攣はある一群の筋肉のみが収縮することである。

1. 症状の判断

　脳や脊髄の位置は、陽の極であって陰位に接する部位であるから、これは強い陽虚病症を呈するものである。

　参考までに現代西洋医学的区分を次に挙げる。

①脳の疾患
　a）脳に器質的病変がないもの（真性てんかん）
　b）脳に器質的病変があるもの（腫瘍、炎症、血管障害、寄生虫）

②脳自体に病変がなく、全身性の原因に基づくもの
　a）脳組織に対する酸素供給の減少（アダムス-ストークス症候群、頚動脈洞症候群等）
　b）低カルシウム血症（テタニー）
　c）低血糖
　d）水分代謝異常
　e）酸・塩基平衡、電解質の異常
　f）中毒（鉛、ストリキニーネ、破傷風菌毒素等）
　g）ヒステリー

2. 治　療

(1) 基本治療

　いずれも背景に強い陰虚性があるので逆治で対処することができるが、慎重な運鍼が要求される。

　督脈の処置を十分考慮する。

(2) 補助治療

特に必要としない。

3．治療経過

まず脳に器質的病変がはっきりと認められるものと中毒性のものは、他の医療機関に連絡をとり情報を十分に得る必要がある。その他のもので患者が来院可能であれば、他の医療機関の情報を参考にしつつ処置が可能である。いずれも長い時間経過を経て精気の虚が強く進んだ病態であるから、好転にしろ悪化にしろわずかな変化も見逃さない慎重な姿勢が求められる。

◇変　形

変形とは骨部の異常を指していると考えてよいが、身体のほとんどの部位に及ぶものである。例を挙げれば、膝関節、指関節等の四肢の関節の変形をはじめとして、頚椎、脊柱の変形、胸郭の変形、顎の変形等を挙げることができるが、リウマチのようにこれらが拡散し複数個所発生するものが、ここでは対象となる。しかし、各部位単独の異常と思えるものも、全身的な症状と基本的には同じ背景があるとして把握するほうが、本質的である。

1．症状の判断

これらはいずれにしても骨の異常であるため、深い気の滞りであり偏りであるとする。また、患者の生活習慣と密接に関係するものが多く、状態の背景を深く探る必要がある。生活や仕事での姿勢の癖、スポーツのし過ぎからくる変形などはよくみられるが、必ずしも骨密度の低下が関係しているとは限らない。たとえ老人性のもののように年齢からくる変形性と思われても、年齢だけの条件で気が偏るなどと見なすのは早計である。各関節の項も参照していただきたい。

2. 治 療
(1) 基本治療

これは気の偏りが非常に深いことから順治を丁寧に行い、患部が手関節のような運動部位であれば、他動的に関節を動かし、そこへ意識を置くことを続ける。もし圧痛があるようであれば、背部兪穴に鍼をしながら患部に意識を置き、圧を加えるという操作を繰り返す。

(2) 補助治療

手足の井穴の灸が有用であるが、頚椎や胸椎、腰椎等には督脈の灸も必要である。いずれも半米粒大の透熱灸で、壮数は指標の状態を観察しながら決める。

3. 治療経過

かなり深い気の異常であるから、一般的には発病までに長い時間を経過している傾向にあるもので、それだけ症状の緩解には時間がかかるとみる。また、生活習慣などの改善がみられなければ、再発が容易であることも知っておくべきである。

往々にして痛みを伴う状態であるが、その場合は変形を調整するというより、鎮痛をまず意図する必要がある。もっとも疼痛の緩解がみられれば、自ずから変形も矯正されることをよく経験する。小児など、成長期の段階であれば、変形が矯正される可能性はより大きい。

【3】皮膚・粘膜の異常
◇汗

汗には3種類あり、それは温熱性、精神性、味覚性とされている。このうち温熱性は体温調節のためのもので、蒸発した汗が気化熱となって熱の放散に役立つ。精神性のものは、精神緊張、驚愕、恐怖等によって起こる。味覚性のものは、ワサビや唐辛子等の刺激性食品を摂取したときの反射性発汗とされる。

汗の成分は99％以上が水分で、固形成分としてはNaCl（塩）が主である。

1. 症状の判断

　まず、生来多汗か無汗かを確認する。

　汗は気力を示すものであるから、原則として食事をする、話をする、歩く、走るなど、肉体の活動性に比例して出るものである。概ねこれは温熱性の発汗に相当して気力の充実を示すものであるが、精神性のものは逆に気力が弱いために汗を調節する力がないと判断できる。味覚性のものは刺激そのものが気力を強めるもので、それにより発汗が促されるのである。

　むやみに汗をみるものは、本当に気力が余って出るものか、あるいは汗を止める力が弱いものかを判断する。

　糖尿病性の陽実病症や陽虚病症の自汗や寝汗、老人の多汗などは、汗を止める力が肉体にないために出るものである。

　無汗のものは、往々にして下肢が冷える傾向にあり、陰虚性が強くて気力が弱く汗を作る力がないとみる。

2. 治　療

(1) 基本治療

　病症に応じて治療方式を選択するが、陽実性や陽虚性のものは逆治とする。

　老人性のものは生理的と判断し、順治でよい。

　無汗のものは陰虚性が強いため、順治でよい。

(2) 補助治療

　陽実性のものには、左右の極泉に半米粒大の透熱灸を2～3壮行う。無汗性のものには、腰部の灸頭鍼や足の井穴の灸などを根気よく続ける。

3. 治療経過

　自汗や寝汗は短期間の内に治まるようでないといけない。

　老人性のものは生理的であり、状況をよく説明し納得してもらう。

　無汗のものは冷えの解消がみられないと解決しないもので、根気よく基本治療を続ける必要がある。

◇湿　疹

　湿疹では、最近はアトピー性皮膚炎がよく話題にのぼるが、この病気の厄介な点は、ある程度先天的に異常な気の影響を抱えていることである。それに後天的な条件が加わって発症すると考えられるが、非常に強い陽実病症を呈することから、かなり強い陰虚性（精気の虚）が背景にあるとみることができる。

　よく観察すると、小児の頃からの発症と大人になってからの発症とがあり、小児の頃からの発症は母胎にいる時と生後の飲食物や住居環境などが影響していると見なすことができる。

　大人になってからのものは、当人の食事や睡眠などの取り方を含めて、生活の仕方や職場や住居などの物理的な環境あるいは人間関係からくる精神的な環境を挙げることができる。

　また、女性では出産後にも発症をみることがある。

1．症状の判断

　これらの状況を横断的に眺めると、やはり何か陰虚性を強くもたらす要因がそれらの背景に窺われるのである。

　蕁麻疹の類のようないわば一過性のものは、発症前の食事などの生活内容と時間経過を確認し、精気の虚の程度を把握することが肝心である。あるいは、洗剤などで手指や手掌がかぶれる主婦湿疹のように外的要因が原因と思われるものがある。短期間のものはある程度薬剤で治まるが、長期にわたったものは気の異常が深く入っているもので、顔の火照りや頭痛など陽実性の症状を呈することがある。

　アレルギー性の湿疹で、アレルゲンを確認するのは有意義である。特に金属によるものは、身の周りからアレルゲンを取り除くのが比較的簡単であるため、検査は有用である。

　いずれにしても皮膚の病気ではなく蔵の病であり、それが陽面にまで現れていると理解し、軽々しく判断しない。

2. 治 療
(1) 基本治療

いずれも陽実性の病症であるから、逆治が基本となる。

アトピー性のものはかなり陽実性が強く、往々にして鍉鍼でないと治まらない。

蕁麻疹の類の場合は、症状が強くなれば督脈の灸が必要なことがある。

洗剤等の化学物質によるかぶれなどは時間が経つとかなり難症で、一時塗布薬を必要とすることもある。

(2) 補助治療

全身の気を下げるには、失眠や女膝の灸がよい。ただ、この病症は熱感が強く多壮灸を嫌う傾向にあるため、できるだけ小さい艾炷にして、5～10壮の点灸とする。

3. 治療経過

灸熱を特に嫌うものには、鍉鍼で根気よく治療を続ける。同時に生活内容をよく確認し、問題点を見つけることも大切である。

逆治を長期にわたって継続することにも注意し、時には順治を行って身体の負担を軽くする。

◇痒 み

全身的なものは肝疾患、糖尿病、腎不全等の内臓疾患によるものが重要であるが、そのような因果関係が不明のものもある。例えば更年期や妊娠時の掻痒あるいは老人性のもの、あるいはアレルギー性の寒冷蕁麻疹等である。

1. 症状の判断

痒みは内臓が熱を持つことを発端に、その熱が皮膚に現れていると判断する。そのため、蕁麻疹のように往々にして発赤を伴う。あるいは発赤をみないまでも、皮膚を掻くとミミズ腫れになることがある。これらはいずれも皮膚面に現れるものであるが、陰虚を背景に持つ陰実陽実性のものとみること

ができる。

　更年期の痒みは、年齢的に肉体の陰虚性が強くなって熱気の調節力が衰えるために起こるものであり、妊娠時のものは胎児を抱くことで熱気が強くなったためと理解する。

　寒冷時の老人性の掻痒は、老人であること自体が陰虚性を意味するもので、それに季節による冷気が加わり、皮膚に熱が生じて痒みが出るものである。似たようなことでは、夏場に冷房の効いた部屋に入ると身体が痒くなるケースもある。時には蚊などの虫に刺される等、不内外因によるものもある。

2. 治　療
(1) 基本治療

　虫に刺される等のもの以外はいずれも陰実陽実性のものであるから、腹証に応じて逆治を基本とする。症状が強ければ、督脈の鍼、あるいは灸をすることになる。

　虫刺されには、半米粒大の灸を1壮すえれば済む。

(2) 補助治療

　特に必要ない。

3. 治療経過

　痒みは熱症状であるが、くすぐったさより強い熱性のもので、さらに強くなれば痛みとなる性質のものである。これは内臓の状態を知る重要な指標の1つであるから、単に皮膚に痒み止めを塗って治める等はしないほうがよい。

　裏を返せば、痒みが止まるということは身体の気の滞りがかなり修正されていることを意味するもので、治療効果がよく出ていると判断してよい。

　寒冷蕁麻疹の類は一般にアレルギーとされるものであるだけに、かなり根気の要る病症である。また、今季は症状が軽くなっても、基本的には患者の生活習慣に依存する要素が大きいため、来季も発症しないという保証ができないきらいがある。

◇風　邪
　ここで、複合的な症状を持つ風邪について触れておく。
　風邪の症状を列挙すれば、寒け、震え、鼻汁、発熱、発汗、咳、痰、頭痛、片頭痛、関節痛、筋肉痛、手足のこわばり、腹痛、消化不良、食欲不振、嘔吐、下痢、濁尿、嗄声、耳鳴り、難聴、眼窩痛、目やに、多涙、口渇、味覚異常、嗅覚異常、倦怠感、意識朦朧、思考力低下等を挙げることができる。

1．症状の判断

　これらをみると、風邪は万病の基というより、万病が風邪の基というほうが適している。つまり、これらの症状は非常に多岐にわたっているため、風邪の原因や背景を特定することができず、かろうじてインフルエンザウイルス等が証明されたときのみ、その毒素が病因と特定されるものである。
　しかし、これらの症状にこれまでの病症の診方を当てはめると、強い陰虚性のものと強い陽実性のものがみられることがわかる。つまり、まず何か精気の虚をもたらす第1原因があって、それによって寒けなどの陰虚症状からはじまり、それが高じて陽実病症あるいは陰実病症が生じ、さらに状態が悪化して強い陽虚性の病症が現れると判断することができる。
　一般に風邪は、秋から春にかけての冬季性のものと夏季性のものとに分けてみることができるが、冬季性のものは、インフルエンザに代表されるように何らかの病原が取り沙汰される。これは精気の虚が強く、身体の抵抗力が低下している状態に、病原に相当するものが反応したものと判断することができる。
　そのように理解すると、病原に相当するものはインフルエンザウイルスでなくても、風疹ウイルスや杉の花粉でもよいのである。それらの病原因子によって、一般に風邪といわれ、それがおたふく風邪といわれる流行性耳下腺炎であったり、あるいは花粉症であり、三日麻疹（風疹）、水疱瘡（水痘）、百日咳、時には結核などと表現されるものである。
　これらは冬季の気温や湿度などの大気環境が病原の成育に適しているため、他人に容易に伝播するという特徴を持つ。さらに、病原の状態もさることな

がら、ヒトの方も互いに似たような生活環境にあるため、病原の影響を簡単に受け入れるということになる。

　これに対して夏季は病原の成育に不適な環境であるため、いわゆる夏風邪は病原などによるというより、患者個人の不摂生そのものによって強く精気の虚をもたらした結果、身体が冷えたことによるものがほとんどである。そのため、夏風邪は他人には移らず、また治りにくいのである。

2．治　療
(1) 基本治療

　風邪は軽いものは順治で対処できるが、長引くもの、症状の重いものは逆治で対処することになる。さらに陽実性のものは督脈を十分に活用することがコツで、鍼で済ませるか、灸を用いるか、いくつの領域を使うか等判断の要るところである。

　そのような点に慣れれば、病名が風邪でなくても十分に御せる対象である。

　また、陽実性でも発熱の強いものや陽虚性のものになれば、治療間隔を短くして状況にすばやく応じる必要がある。

(2) 補助治療

　特に補助治療を必要としないが、やや強い陰虚病症の段階で、金あるいは火の領域の督脈に知熱灸を用いることがある。

3．治療経過

　薬を使わないで鍼灸だけで症状を治めた場合は、食事を自分で摂る力がなくならず、体力が消耗しないのが特徴で、それだけ回復力が強いといえる。陰虚性のものでも治療後ある程度病症の勢いがあるため、発熱等をみることがあるが、このような発熱は短期間に収束するもので、心配は要らない。

　いずれにしても、風邪症状は患者の精気の虚の程度に応じるものであるから、単に症状を治めようと焦るのは禁物である。ゆっくりと精気の虚が修復するのを待つような気持ちを、術者も患者も持つ必要がある。

【4】意識の異常
◇眩　暈
　眩暈は空間での位置認識の異常であるが、身体がぐるぐる回るとか天井が回る等と表現される真性の眩暈と、身体が倒れるような感じや気が遠くなるような感じの眩暈感を区別する。
　同時に発汗、吐き気、嘔吐、数脈、貧血あるいは血圧の低下等がみられる。

1．症状の判断
　これらは陽虚病症であり、その背景は陰虚性が強く全身に影響を与えているものである。
　一般に眩暈は耳の前庭器官の異常とされるが、前庭器官に異常が出る背景を陰虚性、つまり精気の虚にあると把握する。

2．治　療
(1) 基本治療
　陽虚病症であるから逆治でよいが、1穴1穴に十分時間をかけるのがコツである。そのため鍉鍼を用いるのがよい。
　また、腹証に合わせて、督脈のツボを使うことも大切である。
　最後は坐位での肩部への鍼をせず、仰臥位で治療を終えるが、これは坐位での鍼が気を一層下げることになるからである。
　発汗や吐き気等を指標として、それらの収束を以て治療の影響を判断する。
(2) 補助治療
　極泉への刺鍼、または慢性的であれば半米粒大の施灸を2〜3壮加える。
　基本治療に入る前に、左右の極泉の圧痛等の反応を確認し、その後の変化に応じて鍼あるいは灸を施す。

3．治療経過
　例えばメニエール氏病などと病名をつけられていても、陽虚病症として判断し治療をすることができる。

眩暈が真性かどうかにあまりこだわらず、真性の方が状態が悪いと判断し、根気よく治療を続けることが必要である。

◇意識障害

意識は、概略的に言えば、外界あるいは身体内部からの刺激によって生じるすべての精神的現象の統合されたものであり、意識がはっきりしていれば、外界のあらゆる刺激に反応してこれを了解し、思考することができる。

意識障害の程度は、臨床上、刺激に反応する程度によって傾眠（軽度）、昏迷（中程度）、昏睡（重度）等と分類し、短期間の昏睡状態を失神と表現する。

意識障害には他の症状を伴うことが多く、列挙すれば次のようである。
・発熱（感染症性の昏睡）
・呼吸障害（呼吸器系の昏睡でチェーン・ストークス型呼吸等）
・脈拍異常（頭蓋内圧亢進では緩徐、高血圧では頻数、微弱等）
・血圧異常（脳出血・高血圧性脳症の高血圧、失血・ショック症状の血圧低下等）
・痙攣（全身ではてんかん性、半身では脳室内出血等）
・運動麻痺（顔面の非対称性等）
・項硬直（髄膜炎、クモ膜下出血等）
・皮膚色の異常（脳出血の顔面紅潮、CO中毒、アルコール中毒、糖尿病性昏睡の顔面桜色、尿毒症性昏睡の顔面土色、肝硬変の顔面汚穢色や黄疸色、出血や心臓疾患の蒼白等）
・口臭（糖尿病性ではアセトン臭、アルコール中毒ではアルコール臭等）

1．症状の判断

このような病症は、一部には陽実性の症状がみられるものの、いずれも陽虚病症とすることができ、一般に重症である。

また、頭部打撲などの外傷も意識障害をもたらすことがある。

2. 治　療
(1) 基本治療
　普段の臨床の場でこのような病症に接することは少ないが、どのような状況でこのような患者に接するかわからない。このような状態では、陽虚病症としても患者の体位を変えて背部兪穴を用いることはほとんど不可能で、もっぱら手足のツボを使うことになる。
　手足のツボは脈にしたがい、心包に近い脈から用いるが、術者の意識を十分に活かすことが求められる。
(2) 補助治療
　生命にかかわる状況と判断された場合は、他の医療機関等に連絡することを必要とするが、救急車等の迎えが来るまでに、陽実が強ければ手足の井穴から鬱血処置をする。
　外傷によるものも、障害部の鬱血処置が必要である。

3. 治療経過
　意識障害などの患者をみることは、例えば身内の者とか山等の人里離れたところに行っている場合等に経験するが、たとえ状態が治まったようでもその後の観察を続け、できれば他の医療機関の情報等も集めるとよい。

◇鬱
　鬱状態は単に心がふさいでいるというだけでなく、具体的に他の肉体的症状がみられ、それは例えば、不眠（熟眠障害、早朝覚醒）であり、疲労感、頭重感、口渇、食欲減退、性欲減退、便通異常（下痢、便秘）等である。その他に軽いものでは、体重減少、嘔吐、頻尿、痺れ、眩暈、心悸亢進、目のかすみ等がある。
　特に不眠については、午前中は身体の調子が出ず、夕方になると元気になるなどの日内変動もみられる。さらに特徴づけられるのは、これらの全体の症状に周期性がみられることで、一旦治ったかにみえてもまた繰り返し、時には躁状態になることもある。

また、現代西洋医学的には別の疾病である自律神経失調症もこの項に入れて同様に判断できるが、その症状は一般に不定愁訴症候群といわれる。

1. 症状の判断

これらの症状をみると、陰虚性のものと陽実性のものが混在していることが窺われる。これは陰虚性の病症が基本であって、それに陽実性の病症が付随していると判断し、それぞれの程度はそれほど強くないが不快であるという症状である。

また往々にして腹部が膨満し、強い腎積を呈することがある。

いずれも気の上実性が強いという印象を受ける。

2. 治　療

(1) 基本治療

これは陽実病症であるため、逆治を用いるのが原則であるが、この病症には第3方式が有効である。

状況に合わせて2行線あるいは脊際穴、または督脈を用いてよい。症状がはっきりしている場合には、患者は治療中にも心地よい感触を覚える。

(2) 補助治療

上実の気を下げるためには鳩杞が適している。鳩杞に半米粒大の透熱灸を3～5壮用いるが、時にはそれで効果が出すぎて逆に不安定な印象を与えることがある。

また、往々にして曲骨を中心として恥骨結節に圧痛がみられるが、背部兪穴の治療でも取れないほど強い場合には、曲骨に鍼をする。曲骨は腹部の最下部に位置するもので、陰面の中でももっとも陰の位置にあり、極性が陽に変わるところである。

3. 治療経過

一般に1週間に1度ほどの加療で十分であるが、不眠の状況や話題の広がりに注意して、病症の軽減を判断する。

◇痴　呆

　痴呆は、簡単にいえば脳の働きが低下し、自分が病気であること（病識）がわからないことと記憶障害が特徴であるが、具体的な症状には次のようなものがある（注１）。
①健忘（ひどい物忘れ）、見当識障害（日時、場所、人の判断ができない）、思考障害、認知障害（人違いをするなど物を見分けられない）
②夜間譫妄（夜になると興奮する）、不眠、幻覚、妄想、抑鬱、徘徊（歩き回る）、暴力、異食（食べられないものを口にする）、弄便（自分の便をいじる）
③食事、排泄、入浴、着替え不可、歩行障害、嚥下障害、膀胱直腸障害

１．症状の判断

　脳は蔵であると先に書いたが、その蔵の力つまり陰の気力が低下し、痴呆は精気の虚の状態が著しいことを示しているものである。それは単に脳だけの気力の低下ではなく、全身的な気力の低下を示しているとみることができる。

　つまり、脳はただ脳だけが独立して存在するものではなく、その状態は身体の他のすべての臓器の状態と一体であると見なすべきものである。そのように考えれば、痴呆の状態は非常に陽虚性が強く出たもので、それは当人の年齢から来る肉体的な条件だけでなく、当人を取り巻くすべての人間関係がもたらした結果と見なすべきである。脳には心という意味があるが、これはそのような人間関係の重要性を端的に言い表しているということができる。

　このように考えると、痴呆、特に老人性の痴呆は長い人生で周りの人からの影響を全身で知覚してきた結果であるから、それがよくないものを含んでいる場合には（やっかいなことに、この場合の善し悪しは当人の主観的な判断によるものである）、徐々に肉体に浸透し機能を低下させ、ついにはその司令部である脳にまで及んだものということができる。

　この病症は、積聚治療の立場でいえば陽虚病症である。

2. 治療

(1) 基本治療

　この治療には、背部兪穴の第3方式が適している。

(2) 補助治療

　特に必要性はない。

3. 治療経過

　これは単に肉体的な状況の問題ではないから、加療をしつつ周りの人間関係にも目を配り、問題点があれば対処する必要がある。

　当然のことながら、できるだけ早い段階の治療が望まれる。

◇精神障害

　この症状については、最近では統合失調症という表現に統一されるような傾向にあるが、程度の違いは当然あるものの、異常といってよいかどうか判断がつきかねるものがある。

　つまり、精神面の正常と異常の区別や境界はかなり不明瞭もので、繊細な精神状況を受け入れることが難しい社会的な条件でもって、両者が線引きされている面が強い。特に統合失調症患者については、北海道浦河郡浦河町の「浦河べてるの家」の例をみると、肉体的な異常というより、社会環境がその人達を異常にさせた面が多大であることが頷ける（注2）。

1. 症状の判断

　積聚治療の立場からみれば、ある程度先天的に陽実性を強く持つ傾向にあるといえ、陽実傾向を理解しない一般的な家庭環境、学校、職場等での人間関係により、さらに陽実性が強くなったものと判断することができる。

2. 治療

(1) 基本治療

　これは背部兪穴の第3方式が適している。

特異な指標として項部に圧痛がみられ、特に第3と第4頸椎間が著明である。

一般にはなかなかこのような患者に接する機会がないが、患者は往々にして心因性の腰痛や肩痛など、具体的な肉体的病症を抱えているもので、それも視野に入れて処理することが肝心である。

(2) 補助治療

肉体的な症状についてはあまりその改善にこだわらず、基本治療をすることによって他の種々の症状も軽減するという診方を基本にしてよい。鬱病のところで触れたのと同様に、まず鳩杞の圧痛をみて灸を数壮し、さらに恥骨結節の圧痛のあるものには曲骨に鍼をする。

また、このような病症を持つ患者には会話が非常に重要で、基本的には話をよく聞いてあげる、丁寧に応答する等の時間を治療の前後に取るべきである。

日常の生活内容を質問をしながら適宜チェックし、応答内容の微妙な変化を把握して、治療効果の有無を判断する。来院できる患者はそれだけで精神に力があることを示しているが、付き添いなしでも来院できるようになればかなりよい状態である。

3. 治療経過

このような病症の場合、患者が1人で受療に来るようであればかなり状況はよいと判断する。いずれにしても、単なる数回の治療行為で済むことではなく、その患者の種々の環境にも目をやって話題とし、精神的な緊張感をゆるめることを目標とすることが大切である。

【5】妊 婦

1. 症状の判断

患者の中には、妊娠したときこそ鍼灸ということを理解している者もいる。一般には産科に籍を置いて来院するが、日々微妙に変化していく身体の調整には鍼灸が非常に適している。具体的には下腹部の微妙な痛み、腰まわりの

痛みなどがみられ、つわり（悪阻）や時には浮腫みもみられる。

妊婦の身体は胎児を抱えているため非常に熱いのが特徴で、それは脈が速くて強いことにも現れている。24週ほどになると胎児の動きを察知することができ、その動きをよく注意してみると、胎児が苦しんでいるか安らかな状態かを判断することができる。忙しい思いをしたり騒音の中にいたりした場合は胎児の動きはせわしいが、治療を受けた後や朝起きた時などでは胎児の動きは穏やかである。つまり母体は胎児そのものであり、胎児同様に身体は軟らかくなり環境の変化に敏感になる。

特別な異常がなければ軽い陰虚性の状態であろうし、時には頭痛がするとか湿疹ができるなどの陽実性のものがみられる。

2．治 療

(1) 基本治療

基本治療は、状態によって順治としたり逆治を選択したりしてよい。妊婦だからといって逆治を恐れる必要はない。

治療道具は鍉鍼で十分で、丁寧な補鍼が望まれる。

臨月近くなると伏臥位ができなくなるが、背部兪穴の治療には横臥位を取らせる。

(2) 補助治療

12週ぐらいまでの妊娠初期には、三陰交をはじめ、足の陰経のツボを避けるのが賢明である。

妊婦によっては妊娠直後から悪阻がひどいということがあるが、それには左右どちらかの陽陵泉に十分鍼を刺入し、症状の経過をみる。その場でさらにむかつきが強くなるようであれば、その症状が治まるまでさらに鍼を続けるのがコツである。腰部や下腹部の痛みには、命門以下の督脈上のツボに知熱灸を用いるとよい。

3．治療経過

妊娠中は最低でも週に1度の加療が理想である。治療を受けることによっ

9．臨床の実際　　351

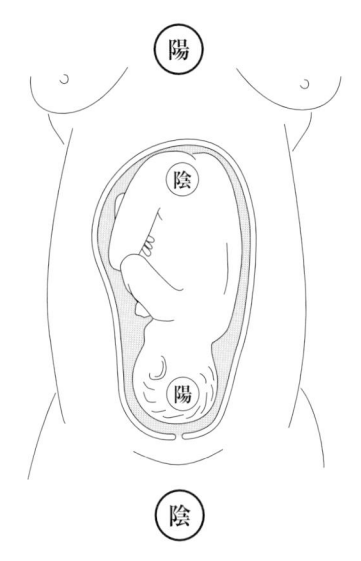

図73　妊娠と胎児の陰陽関係

て腹部の硬さが取れる。身体は疲れると腹部が硬くなり、それだけ胎児の動きに影響するものである。

　逆子はいわば胎児が苦しんで位置を変えたために起きることで、何か血液状態にわずかながら異常があることを意味している。臨月でなければ時には手で戻すことも可能であるが、ただそれだけではまた逆子になる可能性がある。逆子の修正には、膀胱経の至陰や三陰交の多壮灸がよく使われる。これは逆子が強い陰虚性であることを意味しており、至陰等の灸熱はそれを修正するものである。

　しかし、至陰の灸が100％有効であるわけではなく、妊婦の陰虚性を修正する方法は、腹部をみて腹証にしたがって背部兪穴を用いるのが原則である。妊婦の腹部の積の判断には、少し経験が必要である。

　逆子がなぜ問題となるかは、一般には出産時の胎位が足からでは手が引っかかったりして難産になる恐れがあるからとされる。陰陽観からみれば、母胎の陰位（下腹部）に胎児の陽部である頭がある状態が安定を示し、その逆

の母胎の陰位に胎児の陰部の足が来るのは胎児の発育そのものに不良な影響をもたらすと考える（図73）。

　産後いつから鍼灸の治療を受けてもよいかという質問がときどきあるが、常に鍼灸は適している。それは鍼灸がヒトのあらゆる状況に対応できるからであるが、出産後はできるだけ早い時期が好ましい。それによって子宮の収縮が迅速に行われ、子宮内の不要な血液などを早く排泄することができるからである。当然腹部のしわの回復も早い。

　産後は母乳を乳児に与えるのが理想であるが、もし母乳が出ない場合は、背部の火領域の督脈のツボ、例えば神道が適している。

【6】乳幼児・小児

　鍼灸は生まれたばかりの乳児から対象にしてよい。子供は小さければ小さいほど柔らかく、いわば球に近い状態であり、鍼は非常にしやすい。つまり、大人のように身体がまだ十分に分化していないとみることができ、1カ所の鍼の影響は即座に全身に及ぶ様子がよく観察される。

　治療道具は一般に小児鍼といわれるものが用意されているが、ここではSJ式鍉鍼（写真5・P371）を使う。

　鍼の仕方は、ただ健康維持のためであれば皮膚全体を鍉鍼で擦ることで十分である。何か異常、例えば下痢、熱、夜泣きなどがあれば、腹証はほぼ脾虚証でよく、下半身の症状であれば命門、上半身の症状であれば身柱とし、そこに1壮ほどの糸状灸をする。夜泣きでは、母指の井穴に1壮の糸状灸で十分である。徐々に大きくなってくれば、腹証もはっきりしてきて知熱灸なども使えるようになる。

【7】その他

　この項では、現代西洋医学の概念のうち、四診に含めても違和感のない次の3点をとり上げる。

◇高血圧

　血圧という概念はもともと東洋医学にはないものの、脈をみるなどである程度その概念に近い内容を診断できるため、ここで触れる。

　血圧が高くなる機序は、腎性、脳性、心臓血管性、内分泌性（甲状腺機能亢進など）、それに原因不明の本態性とされている（注3）。

1．症状の判断

　血圧が高いということは、体内の液が充満して圧が高まり、身体が膨張しようとしていると理解できる。言い換えれば、この現象は体液が膨張しようとする力を抑える力が弱いことを示しているもので、熱がこもることに類する病症である。

　現代西洋医学では心臓などの拍出力そのものが強い場合と、動脈硬化等と表現される組織が硬くなっている状況とに分ける。

　脈診では、陽実脈の強いものは概ね血流圧の強いもので、陰実脈が強いものは概ね組織の硬い状況を意味していると判断してよい。これらの実現象は基本的に陰実病症であり、顔が赤らむとか肩が凝る等の症状を伴えば、陰実陽実病症である。具体的な病症は、今の医学的な観点からも原因疾患がいろいろと言われるように、あらゆる症状がみられるといってよい。

　血圧は、正常であれば変動域はわずかで違和感がないが、高いものは特に昼間に高くなる傾向にある。これは血圧が肉体を使う状況に応じていることを意味しており、その背景を、血圧を一定に保つ気力が弱いからと判断する。その逆に、昼間は高くなく夜間に血圧が上がるケースがみられるが、これは夜間に気力を充実させる力が弱く、昼間は身体が動くことである程度気力が補われている状況になっているためである。夜間血圧が高いタイプは、一見丈夫そうにみえても、何か芯に弱い一面を含んでいることになる。

2．治　療

(1) 基本治療

　血圧が高いと判断されたときには、逆治を行うべきである。その程度によ

って鍼だけで対処するか、何カ所のツボを使うか、どのラインを使うか等を決めるが、具体的な病症が強く出るときには、督脈に灸を用いることも必要である。

施灸の個所を何穴にするか、何壮にするか等は各自の判断によるが、一応の目安として、1穴10壮までをまず行えばよいだろう。灸は半米粒大で透熱灸である。

(2) 補助治療

基本治療に重点を置けば、特に考慮する必要はない。

3．治療経過

最近では家庭でも血圧を測ることが広まってきたり、定期検診が行きわたってきているため、かなりの人が自分の血圧を即座にいえるほどである。

本態性の高血圧では最大・最小値のいずれも高いのが特徴、最小値が高いのは細動脈硬化の傾向、最大値が高いのは心臓性や甲状腺機能亢進の傾向等は基本的なこととして、血圧は一過性に動揺するものもあること、高い値で持続するものは要注意であることを常に頭に置く。また、降下剤を常用している人もかなりいるため、薬との相性も検討する必要がある。

いずれにしても、精気の虚が補われる傾向にあれば種々の症状（指標）が消失していくもので、それに応じて血圧も安定する傾向にある。

◇低血圧

低血圧は高血圧に比べれば患者数が少ないと思われるが、最大血圧が100mmHgを割るものを指している。

例えば急に立ち上がるとショック症状を起こす（起立性低血圧）等があるが、本態性の低血圧もあり、例えば午前中は何もできない等の作業能力の低下、手足の冷え、乗物酔い等の症状を持つ者がそうである。

1．症状の判断

低血圧は症候性であれ本態性であれ、かなり精気の虚が強いことを示すも

ので、往々にして食事の摂り方に障害をみることが多い。また、親の体質を受ける等の先天的な要因を抱えるケースも多く、それに伴って後天的に受け入れる気力が少なく精気の力はいつも弱い。このような状態では気象の影響も無視できず、強い低気圧が通過するときには状態は不良である。

　症状の程度にもよるが、陰虚病症と判断できるものと食欲にまでも影響が出ている陽虚病症とみるべきものがある。

　現代西洋医学では貧血との鑑別が必要、等の話になるが、陰陽観の立場からは貧血と基本的には共通した気力の在り方ということになる。

2. 治　療
(1) 基本治療

　状況に応じて順治か逆治かを選択する。

　逆治の場合では、症状の程度に応じて督脈の灸（半米粒大、透熱灸）を用いる。

(2) 補助治療

　督脈の灸、あるいは足の井穴の灸を考慮する。

　督脈の灸は、腹証に関係のない反応がみられた場合に行う。

　足の井穴の灸は半米粒大で透熱灸とするが、熱感があまり強い者には用いられない。

3. 治療経過

　ほとんどのケースが慢性的な要素を持つもので、治療にも根気が必要である。根気のいる治療を続けるコツは、治療結果の持続時間に関心を向けることと症状の悪化する要因を見つけることである。

　逆治はかなり影響の強い面を持つので、連続して逆治を続けず、2カ月に1度ほどは順治に切り替えることも必要である。

◇貧　血

　貧血は簡単に言えば赤血球数の減少であるが、その診断には赤血球数、ヘ

マトクリット値（赤血球／全血×100）、血色素量、色素指数等が使われる。赤血球数の減少の原因は、鉄・銅・コバルトやビタミンＢ12等の摂取不良や骨髄等での赤血球の生成機能が弱い、赤血球の崩壊量が生成量よりも多い、痔や潰瘍などの慢性的な出血や急性的出血によって赤血球の排泄量が生成量よりも多い、といったものにまとめられる。

1. 症状の判断

　貧血は、臨床的にはもっぱら下眼瞼の裏側の色等、粘膜や皮膚が蒼白になることで判断するが、その他の症状では出血傾向の有無、匙形の爪、黄疸、発疹、舌炎、扁桃の異常等にも注意する。

　自覚的症状は低血圧症状と共通する点が多い。すなわち頭痛、頭重、眩暈、耳鳴り、全身倦怠、手足の冷え、運動時の呼吸困難や心悸亢進、時には失神、顔面や下肢の浮腫等である。

　これらを陰陽観でいえば、熱の生産がない、熱の排泄量が多い等から、身体に熱気が乏しいことを示すもので、いずれも陽虚病症に含まれ、程度の違いはあるものの精気の虚がかなり強いものと言わざるを得ない。

　この病症も気候の変動を受けやすいため低気圧に弱く、その結果、春や秋といった気候の不安定な季節に弱い。熱気が乏しいということは冷えの影響を受けやすいということで、冬季は苦手である。

　黄疸、発疹、舌炎、扁桃の異常等は陽実症状であるが、いずれも強い精気の虚（陰虚）によって浮き上がった熱症状である。また、貧血には白血球も関係するが、臨床的には赤血球と白血球の区別をしない。

2. 治　療

(1) 基本治療

　この症状は強い陽虚病症であるから、逆治を基本とする。

　大なり小なり督脈の灸が必要で、椎間の触診をよくしてわずかな反応をも見落とさないようにして、施灸の場所を特定する。

　背部兪穴に鍼をする前と後の反応の違いにもよく注意し、施鍼後の反応を

重視する。ただ、非常に重症の陽虚病症の場合は、鍉鍼で時間をかけて気を集める操作が功を奏する。
(2) 補助治療
　背部兪穴の治療で十分であるが、時には腹証に一致しない督脈の反応点がみられることがあり、それが顕著であれば灸をする。灸はいずれも半米粒大で少数の透熱灸とする。

3．治療経過
　貧血は先天的な要素を秘めることもあり、慢性的なものは改善に根気がいるものである。それだけに後天的な要素が絡んでいるかどうかが重要で、大便の色や痔出血の有無などによく注意し、熱気喪失の原因と思われる要素を拾い出すことが肝心である。

〈付記〉
鍼灸の基本技術

　鍼灸の基本は何といっても技術にあるから、各臨床家がいかに自分の技術を磨くかにその価値は左右される。しかし、最近ではその基礎が学校教育に委ねられているため、技術習得で最も重要な段階の基礎入門に十分時間がとれないきらいがあり、真の医療技術者が育ちにくい傾向にある。ここでは基本技術の概要をまとめて、各人が自分に鞭打って技術を高められる一助となるように工夫してみた。

　技術習得の大まかな流れは、まず物に鍼を刺す訓練を十分にしてから人体を対象とするのがよい。どんな場合でも、訓練とは困難な内容に立ち向かうことであるが、ここでは、鍼については寸3や寸6の2、3番の銀鍼に慣れることを目標にしている。ステンレス鍼は訓練というほどの要素を必要としないため銀鍼にこだわるのであるが、人体に与える影響の面でも、銀鍼の方が適している。また灸については、自在にいろいろな大きさの艾柱を作る能力が要求される。

〔1〕鍼の基本

【1】鍼の種類

　鍼の種類として古来よく知られているのが九鍼であるが、現在でも鍼の種類としてはその域を出ない。ただ毫鍼や鍉鍼等にしても、臨床家が自分に合った思い思いの長さや太さあるいは材質のものを自由に作り、使用している状況は、これまでにないことである。

自分に合った道具を選ぶことは、技術をモットーとする者にとって、自分の技量を最大限発揮するために非常に重要な要素である。ただあまりにも道具にこだわると、技量はあるところから深まらないきらいがあり、一見矛盾するようだが、1つの道具でいろいろなことをこなすことができる技量も追究する必要がある。道具を選ばずにどんな病状にも対応できれば、それはさらに深い技量といえるだろう。

【2】 鍼刺入の基礎訓練

　最近の鍼灸学校では、既成の刺入練習機で基礎を簡単に済ませ、かなり早い段階から人体にステンレス鍼を使用する傾向にあるようだ。これは人体に早く慣れるという点では意味があるものの、人に鍼をするということの意味が希薄になり、治療の対象を物体化するような印象を受ける。それだけに、ヒトに鍼をするという行為が安易なものという印象も与えかねない。人体に鍼を使用する前には、物に対して少なくとも次に挙げるような素材を使って鍼の訓練をするのが好ましい。

　①ヌカ枕　②ロールペーパー　③果物・野菜　④浮きもの　⑤桐板

　以下にそれらを使った方法とその意義を簡単に述べる。使用する鍼は、いずれも銀鍼の寸3、寸6の2番鍼、3番鍼の4種類である。

1．ヌカ枕
(1) 実習意図
　押手や刺手の作り方、弾入の仕方、刺入の構え、抜鍼の仕方等、鍼刺入時の基礎的な項目を会得する。初めて鍼を習うに当たり、ヌカ枕の作成等のやや困難な作業を通して、そのでき上がった喜びと、鍼に対する真摯な姿勢を養う。
(2) 準　備
　①鍼管
　②4種類の銀鍼

③ヌカ枕：直径10cm以上、深さ15〜20cmほどの入れ物に、煎り糠（ヌカ）を硬く硬く詰めて上を紅い絹の布で覆ったもので、これを各自で作成する。ヌカの硬さは、布の上から指で圧して少しでも指跡が残るものは不良である。

(3) 実習方法

片手挿管法に慣れる。

鍼管は江戸期の杉山和一が発明したとされるすぐれた鍼具で、元来目の不自由な臨床家のものであったが、主として寸6や寸3の細くて長い毫鍼の刺入に、現在でも好んで使われている。その扱いには片手挿管法と両手挿管法があるが、片手挿管法の方が高度な技術である。

鍼をするときは背筋を伸ばす。鍼管の扱い方、押手と刺手の上肢や手指の構えを会得する。鍼の構えは、後で触れるように、刺手の母指と鍼の角度が90度であるのが好ましい。鍼は、鍼管を抜いて捻りながら曲げないように刺入する。

2. ロールペーパー

(1) 実習意図

片手挿管法を訓練する。

ロールペーパーが1重巻か2重巻かによって、鍼の通りの困難さがまったく違う。また、1つのロールペーパーの紙質は一定であるが、深くなるにしたがって締まりがきつくなる。そのため、深く刺入するにしたがって焦りが出てくるが、長時間安定した気持ちを持ち続けることを訓練する。

(2) 準　備

①鍼管
②4種類の銀鍼
③市販のロールペーパー（1重巻、2重巻）

(3) 実習方法

鍼を曲げないように、ロールペーパーの芯に鍼が達するまで根気よく刺入し続ける。上手にできれば、芯をも鍼で貫くことができる。鍼は、鍼管を抜いて捻りながら曲げないように刺入する。

3．果物・野菜

(1) 実習意図

人体にやや近い生物の感触を味わう。

管鍼法において、硬い素材に粗暴に弾入すると鍼尖が簡単に曲がることを知り、慎重な弾入を会得する。硬い表面のものに、撚鍼法を用いる。

(2) 準　備

①鍼管

② 4 種類の銀鍼

③形、大きさ、硬さのいろいろな身近な果物や野菜：リンゴ、夏ミカンのヘタ、サツマイモ、ジャガイモ、カボチャ、メロン、キュウリ、スイカ等。

(3) 実習方法

鍼を曲げない、刺入の時間をできるだけ短くすることを心がける。

用意された全部のものを対象とし、硬い対象物では、特に鍼の弾入を慎重にする。

4．浮きもの通し

(1) 実習意図

鍼の刺入は力でないことを体感する。

(2) 準　備

① 4 種類の銀鍼

②リンゴ 1 個

③ボール（器）：縁に切れ目がなく、リンゴを入れても隠れるほどの深さのもの、口径20cm程度。

(3) 実習方法

まずボールにリンゴを入れ、次に水を張る。最後に表面張力ができるほどに、水差しなどで慎重に水を注ぐ。押手をリンゴに添えて固定し、刺手はリンゴに触れずに鍼を構える。リンゴの浮力を利用して鍼の刺入を試みる。鍼は十分に旋撚してよく、刺入の深さは押手の指の幅を残すまでとする。水を 1 滴もこぼさないようにする。この練習は、鍼管を使用しない。

5. 桐板通し
(1) 実習意図

鍼を曲げないような力の入れ具合、鍼の刺入に根気が要ることと同じ姿勢を長い時間保つ訓練をする。桐板の反対側に鍼尖が顔を出したときの喜びは大きい。

(2) 準　備

①4種類の鍼

②桐板：厚さ3mm、少なくとも縦3cm×横5cm。

(3) 実習方法

鍼の通りそうな柔らかい木目を選び、鍼管を使わずに撚鍼で鍼を入れる。鍼が桐板を貫くまで行うが、連続でも2時間ほどかかる。途中、休みながら行っても構わない。

〔2〕鍼の操作

鍼治療は鍼の操作にはじまりその操作に終わるといえるほどで、鋭敏な感覚があれば、理屈をこねなくても鍼の操作1つで病体を調整することができるともいえる。しかし、その勘を養うためにはかなりの修練が必要で、倦まず弛まず集中力をつけることが要求される。

ここに述べるものは鍼の操作の代表的なもので、どれもが自在にこなせるようになれば、かなり臨床成績も上がるはずである。鍼の操作はまず管鍼法にはじまるが、鍼の刺入力を十分につけて、管を使わない方法、さらには鍼を刺入しない方法へと技術を高めてほしい。

【1】鍼管を用いた毫鍼の刺入（管鍼法）

鍼の習いはじめは管鍼法からである。管鍼法で教わることは無痛刺入であるが、これは管を使用したから痛くないのではなく、管を使用すると押手の構えを作りやすいからである。

押手の役目は、鍼を支えるとともにツボを開くことにある。ツボを開くと

は、ツボ周囲の皮膚を広げ張りを与えることであるが、そのようにすると皮膚の痛覚はほとんどなくなる。だから、たとえ鍼管を使用しても押手でツボを十分に開いていないと、切皮時に痛みが生じるのである。

　管鍼法のもう1つの役目は、弾入によって何mmかの深さまで苦労なく鍼を刺入できるようにすることにある。これについては、鍼をするということと鍼を刺入するということが同じであると考えた場合には、何ら疑問が生じない。同様に、鍼は身体に刺入しなければ効果がないと考えている場合にも、何ら疑問が生じない。しかし、妊娠女性のように、鍼を刺入できないような状況や非常に過敏で鍼を受け入れないような体質の患者がいるということを知ったり、鍼は刺入しなくても効果があるものだということを経験すると、鍼を刺入するということがどういうことか、単純には割り切れなくなる。

　最初は管鍼法からはじめて、切皮や深く鍼を刺入する感触を覚えればよく、またそのようなことも必要であるが、いろいろな身体を知るにつれて、この後に述べるような管を使わない鍼の操作を会得できれば一層よいといえる。

　これは余談だが、最近はディスポーザブル鍼がかなり一般化してきて、これまでよく使われた金属の鍼管が用いられなくなってきた。ディスポーザブル鍼はすでに管に鍼が入っている状態であるから、挿管の必要性がない。また、プラスチックの鍼管では管が軽いため、いわゆる片手挿管法がうまくいかないので、これからは片手挿管法も使われなくなる傾向にあろう。

【2】鍼管を用いない毫鍼の刺入（銀鍼、寸3、3番鍼を使用）

　太鍼や一般の中国鍼のように太く腰の強い鍼は鍼管を用いないが、ここでは3番という細い鍼を、鍼管を使わないで操作することを意図している。特に3番の銀鍼のような柔らかくて細い鍼を使うのは日本独自といってもよいもので、繊細な指の感覚と、病体に対するこれも繊細な観察力があってのことである。しかし、鍼管を使わないといっても押手は使うわけで、いわば押手を短い鍼管と見なしていると考えてもよい。

　以下にその方法について述べる。

〈付記〉鍼灸の基本技術　365

1. 撚鍼法
(1) 手の構えと刺入の過程
①準備

　刺手の母指と示指で鍼柄の中ほどを軽く挟み、母指と鍼体の角度が90度になるように構える。押手の示指腹を、鍼を当てるツボに置く（写真1）。

②構え

　押手の示指を起こし、ツボの皮膚面を向こう側に押しやるように示指の爪角に圧を加え、ツボが見えるようにする。刺手の鍼を手前から皮膚上をなぞるようにすべらせて、押手の示指腹に垂直に当てる。示指腹に当てた鍼尖は、ツボの皮膚面にできるだけ近く、触れるか触れないかの状態が好ましい（写真2）。

③押手の母指を、示指の腹に触れた鍼体の中ほどに当てて軽くすり下ろし、母指の底面が皮膚に触れると同時に示指と反対方向に皮膚を引っ張り、ツボを開く（写真3）。

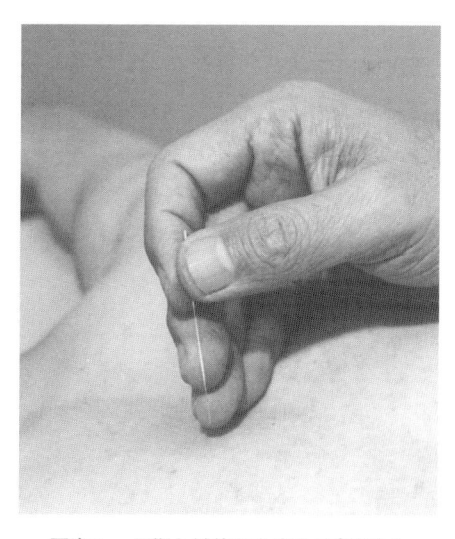

写真1　母指と鍼体の角度を90°にする

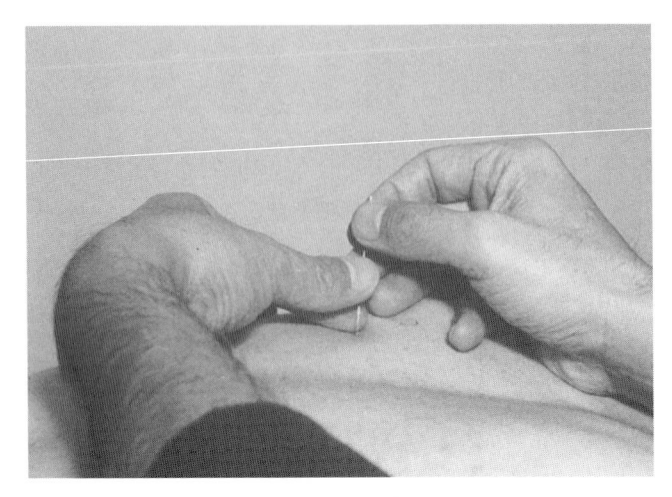

写真2　示指を起こし、ツボが見える

④2指で皮膚を引っ張りツボを開くと同時に、刺手の鍼を軽く皮膚に押し付ける。このとき、皮膚に痛みを感じさせなければ、押手の構えは成功である。
⑤刺手で鍼柄を少し押し込みながら、やや速く左右に捻る。皮膚の状況によっては、しばらくは鍼が刺入しない。この時、いきなり大きな角度で捻らないことがコツで、鍼尖の入り具合に注意することも重要である。
⑥鍼が刺入しはじめたら、皮膚の緊張度を観察しながらゆっくり捻りつつ少し抜き上げ、また捻り下ろすという操作を加える。
⑦患者には、鍼の響きを与えても金属的な痛みは与えないようにする。

(2) 押手と刺手の圧力
①押手の母指と示指によってツボを開くのを目的とし、押手という言葉に惑わされてむやみに強く皮膚を圧迫しない。押手の圧をかけすぎると患者は痛みなどの不快感を覚え、また術者も疲労する。ツボが十分に開いているかどうかの判断は、最初に軽く鍼を押したときに痛みがあるかどうかでわかる。痛みがあれば、押手を構え直す（写真4）。
②押手と刺手の小指球は、皮膚に接している。

〈付記〉鍼灸の基本技術　367

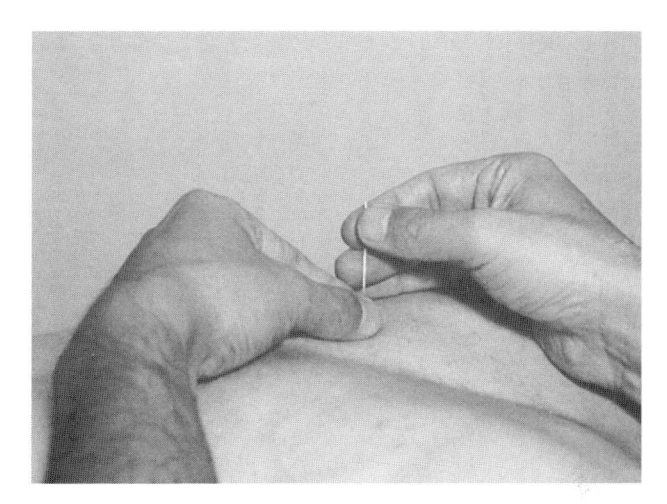

写真3　母指と示指でツボを開く

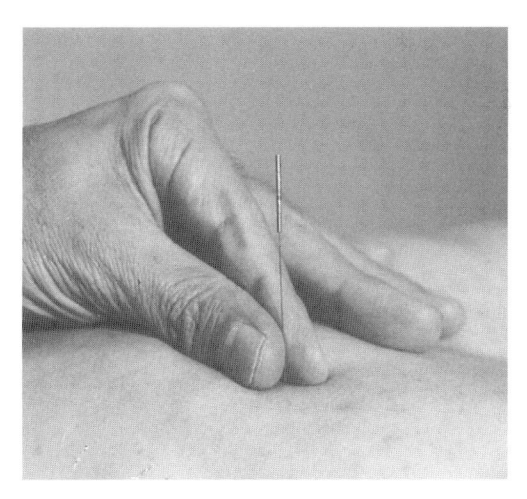

写真4　ツボを開くと、母指、示指と皮膚の間に三角形の空間ができる

ただし、ベッドが高くそのために患者の位置が高くなると、術者の腕も高くせり上がり、押手と刺手の母指球も皮膚に接するようになる。逆に患者の位置が低いと、押手と刺手の小指球と母指球は患者の皮膚から離れることになる。また母指と示指以外の指も、やや開き気味にして皮膚に接する。母指と示指以外の部分は押手の構えを安定させ、患者の身体の動揺による影響を最小限にするためのものである。

(3) 刺入の深さ

刺入深度は組織の硬さや患者の過敏性に準ずるもので、鍼の響きを与えるまで無理に深く刺入する必要はない。鍼の響きを患者に与えないと効かない、というものではないからである。深く鍼を入れるとしても、その限度は押手の指幅を目安にするとよい。それより深く入れる場合は、折鍼がないよう細心の注意を払う。鍼は深く入れなければ効果がない、という気持ちを持たないようにする。

(4) 刺入時間

1カ所に鍼を当てたり刺入している時間の長さは、指標の変化で決める。指標が変化している間は、そのツボに影響力があることを示している。指標の変化がみられなくなれば、次のツボに移るのがよい。一般に、最初のツボに鍼をしている時間が一番長いものである。また、鍼の効果は累加されるもので、2番目のツボの効果は最初のツボの効果に累加され、指標の変化が出やすくなる。3番目以下も同様であるが、それにも限界があり、ツボ数は多いほどよいというものではない。その限度は、病状の程度と指標の変化で判断する。

(5) 手　技

刺手で行う手技は、ゆっくりとした雀啄法でよい。鍼を抜き上げる時には、組織の抵抗に応じて軽く左右に回旋を加えることもある。慣れてくれば、以上を行いながら意識を操作する。意識の操作ができるようになるにしたがって、使うツボの数も少なくなるものである。

(6) 抜　鍼

鍼は刺入の仕方で様々な影響を身体に与えられるが、抜鍼の仕方もそれに

劣らず重要なことである。しかし、鍼の刺入が基本的には精気の虚を補うようにするものであるから、抜鍼でも同様に精気の虚を補うことにならなければいけない。

　補的抜鍼の基本は、鍼痕を押手で閉じることである。鍼の刺入が浅い場合はそれで十分であるが、鍼が深く刺入した場合には、あまり速く鍼を抜き上げないことと、鍼を皮下で一旦止めてから抜き上げることも大切である。そして抜鍼後に少し揉撚（後揉撚）を加えれば、補的な意味が強くなる。

　深刺をして抜鍼時に組織の抵抗感があれば、抵抗をゆるめるために押手で組織をゆっくりと揺することもある。いずれにしても、抜鍼時、患者に痛みを与えないように注意することが大切で、痛みがあれば補的な意味合いは薄れると考えてよい。

２．押入法（圧迫法）

　撚鍼法に慣れたならば、押入法に挑戦するのがよい。

　これも鍼管を使わない手法であるが、患者に与える意識の影響は一層強い。

(1) 手の構えと刺入の過程

①から④までは撚鍼法に準ずる。
⑤鍼柄を持つ刺手の母指と示指は、鍼柄の２分の１ほどのあたりに位置し、鍼の刺入の方向に向けて滑り下ろす。

　最初は弱く、徐々に鍼体が曲がらない程度に強く鍼柄を挟むようにする。下ろす力は鍼体がたわまない程度にし、鍼体の弾力性を利用してツボを圧迫する。
⑥刺手の母指と示指が鍼根まで下がったら、また元の位置に戻して同様の手順を繰り返す。
⑦鍼は捻らず、圧迫しているうちに皮膚が開いて鍼尖が皮膚に入るのを待つ。
⑧鍼がツボに入りはじめたら、それに応じて鍼柄を挟む刺手の力をさらに強めていく。
⑨鍼がツボに入りはじめても、ただむやみに鍼を押し入れようとするのでは

なく、鍼を少し戻してはまた押し戻すという動作を繰り返し、徐々に深度を増していくようにする。
⑩鍼の刺入は鍼の刺入するにまかせる、という原則を常に忘れない。
⑪押入法であっても、患者に鍼の痛みを与えないようにしなければならない。
(2)から(6)までは前項の撚鍼法に準ずる。

【3】意識を応用した鍼の刺入

　練習に委中穴を使う。
①押入法の構えをし、委中に鍼を垂直に立てる。
②鍼根をすべらないように刺手でしっかりと持ち、鍼が曲がらない程度に、鍼尖に十分力を加える。
③刺手、押手の力を抜き、腹式呼吸を行う。
④意識を鍼尖に集中し、腕を通って気が手の先に流れるのを待つ。
⑤疲れたら、押手は離さず鍼柄を持ち直す。
⑥鍼は無痛であり、直刺を守り、鍼体は、たわむことはあっても曲げてはいけない。

　練習の初期の段階では30～40分かかるが、意識の持ち方を覚えると、委中の状態によっては30秒以内、さらに10秒以内、時には数秒あるいは瞬時に鍼を十分に刺入することができるようになる。短時間の刺入ができるようになればなるほど、時間のほとんどは切皮に費やされるはずである。これを十分できるようになれば、意識をかなり自在に使うことができ、たとえ刺入できない皮膚の状態でも、刺入したのと同じ影響を患者に与えることができる。

【4】鍉　鍼

　ここでは、SJ式鍉鍼を使う（写真5）。
　形状は寸3の鍼管を詰めて寸6の長さにしたもので、材質はステンレス、重さは5gである。

〈付記〉鍼灸の基本技術　371

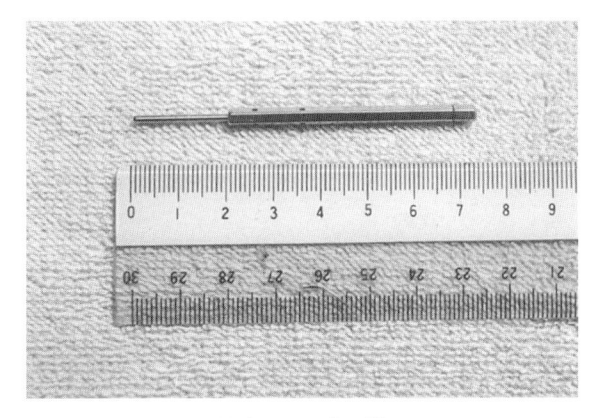

写真5　SJ式鍉鍼

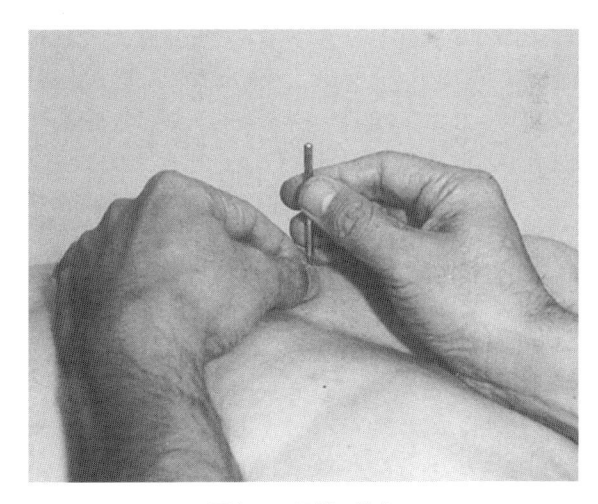

写真6　鍉鍼の構え

1. 鍉鍼の構え

鍉鍼の構えは毫鍼と基本的には同じであるが、毫鍼のように刺手の指を滑り下ろすことをせず、鍼柄上部を挟んだままで鍼体を支える姿勢を保つようにする（写真6）。

2. 鍉鍼による治療

鍉鍼は、毫鍼と同様、すべての治療段階で使用できる。
すなわち、接触鍼の段階から脈の調整、背部兪穴の治療その他まで、鍉鍼だけで治療することができる。

3. 鍉鍼による接触鍼

鍉鍼で接触鍼をする場合は、押手で鍼体の下方を挟み、刺手で鍼柄を持ったまま皮膚上を移動させればよい。そして皮膚上の鍉鍼を止めては、毫鍼と同じように意識を送るようにする。

4. 鍉鍼の操作

鍉鍼の操作で肝心なことは、鍼を強く皮膚に押し付けないことである。皮膚を強く圧迫するような状況であれば、むしろ毫鍼を使った方がよい。また、SJ式鍉鍼には上下の区別があり、患者の過敏性の程度によって細い方と鍼柄側の太い方を使い分ける。過敏性が強ければ、太い方を鍼尖とする。
鍉鍼の鍼尖が皮膚に接する状態を保つようにして、意識の投射をもっぱらとするのがコツである。この意識の操作ができない段階では、鍉鍼による十分な治療は不可能である。

5. 鍉鍼を使う対象

鍉鍼は、身体の表層の気を動かして深部にまで気の影響を及ぼすのに最も適しているから、表層の気の操作に重点がある。そのため、まず表面（陽面）が実している病態に適しており、一般にはアトピー性皮膚炎のような皮膚疾患やアレルギーといわれる過敏症などが対象になる。あるいは、生来皮膚が

過敏である人とか妊娠女性や乳幼児なども対象となる。術者の意識操作が十分であれば、冷えから生じる膝の痛みなどの虚的な病症にも対応することができる。

【5】その他の鍼

ここでは主なものを挙げておく。具体的な使用法については、『第十巻』を参照していただきたい。
いずれも補助治療として用いる手段である。

1. 太鍼、長鍼
いずれも深い気（血）の滞りを対象とする。

2. 皮内鍼、円皮鍼
いずれも不安定な浅い気の動きを抑えるもので、この２者の効果に際立った違いはないが、皮内鍼の方が効果の持続性は大きい。

3. 円　鍼
これは太い鍉鍼（SJ式鍉鍼の頭部）でも応用できるもので、皮膚表面の気を巡らすのに適している。小児によく用いる。

〔3〕灸の仕方

灸は古来中国に生まれたものであることは間違いないが（注１）、点灸という形で治療手段として残っているものは日本独自であるかもしれない。
灸は熱いもの、痕が残るものという２点で最近では嫌われているが、それよりも灸の効能について臨床家がはっきりとした認識をしていないことにも、その一因があるように思われる。
灸の意義は第１章に触れたが、ここでは施灸の仕方に的を絞って述べる。
灸の要素は、艾の種類、施灸の仕方に分けてみることができる。

【1】艾の種類

　艾の種類とは、肌理の細かさ、夾雑物の有無、乾燥の度合いなどが影響する。

　肌理は細かいほど良質であるが、良質であれば何でもいいのではなく、その用途に応じた質が要求される。点灸用の最も良質とされる艾は日本製のもので、しかもほとんど新潟県でしか生産されておらず、その生産量は蓬（よもぎ）1kgに対してわずかに3gである。最良質の艾には当然のこと、繊維などの夾雑物がないが、さらに黒い粒々（専門的にはゴマという）すらないものである。

　できたばかりの艾は微かに油気を感じて肌に馴染みやすいが、時間の経ったものはさらさらした状態になる。このような油気はともかく、湿気があるものは不良とする。これは点火と燃焼の様に関係することで、湿気のあるものは点火しにくく、燃焼にも時間がかかる。そのため、艾はよく乾燥させておくとか古いものほどよいということになる。

　その他には、艾はふわふわして固まっていないほうがよく、固まっていると艾炷の作成に支障をきたすことになる。

　一般の人が自宅で灸をする場合には、例えば2枚のコースターに艾を挟み、コースターを転がすことで適当な艾炷を作る方法などが勧められるが、専門家はそのようにせず、母指と示指で自在に適当な大きさや硬さの艾炷を作ることができなければいけない。この艾炷の硬さも大切なことで、点灸などでは硬く作れるようでなければいけない。硬い艾炷を用いると、火の透りもよく水泡ができにくいものである。また、点灸の場合の艾炷は円錐状になるのが理想的で、そのようであれば点火もしやすい。

　コースターを使った艾炷では、以上のような自在な艾炷を作るのは難しい。

【2】施灸の仕方

　施灸の仕方（灸の種類）には、間接灸と直接灸とがある。

　教科書では、艾と皮膚の間にニンニクや塩を挟むかどうかで間接か直接の区別をするが、点灸でも全透熱灸（ここでは焼灼灸も含む）だけがいわば直

接灸であって、それ以外の施灸方法はすべて直接肌を焼かないのであるから間接灸ともいえる。

施灸に関係する要素は、艾の質、艾炷の大きさ、形、硬さ、壮数、施灸の間隔、施灸の速さ、灰を除くかどうか、そしてツボの位置などが関係する。

艾の質の種類については先に述べたが、一般に良質のものほど火の透りが速く、熱感は温和である。そのため、全透熱灸の場合には良質のものが必要であるが、それ以外の場合は、むしろ火の透りはゆっくりで熱感も強く、粗い目の艾が適している。全透熱灸でもイボや魚の目の焼灼に用いるものは、目の粗いものの方が適している。

あるいは多壮灸を必要とする場合、毎日のようにすえるのであれば当然痂蓋（かさぶた）ができ火の透りも悪くなるので、そのような時には、目の粗い艾を用いることになる。灸頭鍼などでは、ある程度艾に粘着性がないと火が肌に落ちやすいため、目の粗いものとはいえある程度の質が求められる。

点灸用の艾炷の大きさは円錐形が理想であり、壮数を重ねてもいつも同形で同じ大きさのものであることが求められる。艾炷の作成では、糸状灸から小豆大まで必要な大きさのものを自在に作成できる技量が必要だが、施灸部位だけを見、手元を見ないで同じ形状の艾炷が作成でき施灸が続けられれば、それは高度な技術といえる。

艾炷の硬さは全透熱灸であれば硬いほどよいといえるが、大きな艾炷を硬く作るとそれだけ燃焼に時間がかかり、回数を重ねる場合では次の燃焼までに組織の温度が下がることが考えられる。壮数は病症に応じるもので一概にいえないが、透熱灸では3～5壮などと一定の壮数を重ねて指標を確認し、さらに続けるかどうかを判断する方法をとると目安ができてよい。

施灸の間隔は、大きくて硬い艾炷であれば広がるのが道理であるが、一定の間隔で施灸ができるよう技術を磨く必要がある。普段の訓練として、米粒大の艾炷を1分間に20壮作れるようにするのも一法である。艾の練習台としては、縦100mm×横200mm×厚さ11mmのシリコンゴムを張ったスポンジを用意するとよい。

灸の灰については、あまり補寫の区別を意識せず、5壮ぐらいで取り除く

程度でよい。灰が溜まると、施灸しにくいことに加えて火の透りが悪くなることは確かであるが、それをもって補寫の違いがあるとしなくてもよい。灸をしたことが補となっているかどうかは、指標の状態の変化で判断する。

最後に灸をするツボについて触れる。

灸をする場所については先に触れたが、治療ごとに灸点を確認することが大切である。身体は治療によって締まる傾向にあり、老年になると特に背部の皮膚の変化は大きい。またある程度の熱感や気持ちがいいなどの感覚が必要で、まったく無感覚の施灸はあまり影響がない。

【3】その他の灸

その他の灸として、ここでは灸頭鍼と知熱灸を挙げる。

灸頭鍼は下半身の冷えが強い場合にほとんど腰殿部に用いるもの、知熱灸は小児、妊婦、その他の皮膚の敏感な患者や病態に用いるものである。

注

1．積聚治療について
（注１）接触鍼法という表現は、東方会を創立した小野文恵が嚆矢と思われる。

2．疾病観の基礎
（注１）1997年7月15日、ロシアのフレロフ核反応研究所は、原子番号114の超重元素の同位体の合成に成功した。ちなみに天然に存在する元素は、原子番号92番のウランまでの90種類（43番のテクネチウムと61番のプロメチウムを除く）である。
（注２）・『淮南子』斉俗訓「古より今に至る時間を宙といい、四方上下の空間を宇という。」（『新釈漢文体系』明治書院,1986.10）（前漢）（漢の高祖の子淮南礪王の子、学者で『鴻列』を著したが、その内、現存する21篇を指して『淮南子』という。）
・「地なる者は、元気の生む所、万物の祖なり。……太初は気の始めなり。太始は形の始めなり。太素は質の始めなり。（天地篇）」『白虎通義』（後漢の75年に章帝が前漢からの学問を是正するために、教典の本文の異同を正そうと試み、白虎観に班固らの儒者を集めて5経の異同を論議させ、白虎議奏を作らせ、今日『白虎通義』とし残る。）
（注３）「陰陽は血気の男女なり」（『素問』「陰陽応象大論5」）、「壮者の気血盛ん、老者は気血衰う」（『霊枢』「榮衛生会篇18」）など多数。
（注４）『「気」とは何か』p.108「気の三次元─心理、生理、物理」（湯浅泰雄：NHK Books：日本放送協会,1993.10）
（注５）宗気：『素問』（「平人気象論18」）、『霊枢』（「邪気蔵府病形篇4」「邪客篇71」「刺節真邪篇75」）
（注６）『経絡の研究』（長濱善夫・丸山昌朗：杏林書院,1950.5）
（注７）『生理学』p195（真島英信：文光堂,1986.8）
（注８）『バイオリズムの基礎』（白井勇治郎訳：日本バイオリズム協会,1972.8）
　　　　『バイオリズムの理論』（白井勇治郎訳：日本バイオリズム協会,1973.2）
　　　　『バイオリズムとはなにか』（田多井吉之介：ブルーバックス，講談社,1993.1）
（注９）最近ではバイオリズム（生体リズム）という観点がかなり関心を持たれていて、生体リズムの基本として20時間から28時間周期のサーカディアン（circadian）リズムがある。いずれにしても生体リズムは、地球の自転、公転が背景にある。
（注10）易を立てるのに50本の筮竹を使い、精神を統一してその内の49本をさばき、占的（指示を仰ぎたい内容）に対する内卦（3爻）と外卦（3爻）という2種の卦、6種の爻を導き出す。爻は陰陽の記号であり、この世のあらゆることを含み示すものであるから、導き出された卦について占者の叡知を傾けて意味するところを解明するという作業が成り立つ。
（注11）『南北相法』（水野南北〈1760〜1834〉）
（注12）出産予定日の算出法

(1) ネーゲレの概算法
　最終月経開始日に280日を加える。
　①3月までであれば、9カ月と7日を加える。
　②4月以後であれば、3カ月を引き7日を加える。
(2) 基礎体温で、排卵日と推測される日に266日を加える
(3) ただ1回の性交で妊娠した場合、性行日に266日を加える
(4) 超音波検査に基づく方法
　妊娠9週目から11週目頃に超音波検査で胎児の頭殿長（頭の先から尻まで）を計り、それにより妊娠何週何日かを知る。
　胎児は共通して9週目の頭殿長は2.0cmであり、1週ごとに約1cm成長することから割り出す。
　なお、出生は、37週0日から41週6日までを正常としている。
(注13) DNAの集合体が染色体であり、その23対を1組として1人の人間のゲノムとする。このDNAを構成する塩基の数は30億個といわれ、それはA、T、C、Gという、たった4種の塩基の内の3種（20種のアミノ酸を構成する要素）が一定の序列をなすことで成り立っている。生命においては、順序ということは大変に意味を持つと考えられる。
(注14) 「この故に易に太極あり。これ両儀を生ず。両儀は四象を生じ、四象は八卦を生ず。(周易繋辞上伝)」(『易経』〈上〉：高田真治・後藤基巳訳，岩波文庫,1971.4)
(注15) 『中国医学の黎明』p.76（余自漢他，渾敦社中医文献翻訳者集団：渾敦社,1993.9)
(注16) 『陰陽五行説入門』p.94（朱宗元・趙青襄、中村璋八・中村敞子共著：谷口書店,1990.1)、『陰陽五行説』p.79（根元幸夫・根井養智著：薬業時報社,1991.7)
(注17) 「土は四季（の終わりの）18日に王ずる。」『白虎通疎證』巻45行（右論十二律）(中華書局出版,1994.8)
(注18) 「精気乃絶」『素問』生気通天論3、「精気衰也」『素問』玉機真蔵論19、「精気奪則虚」『素問』通評虚実論28、「精気竭絶」『素問』踈五過論77、「精傷則骨痠痿厥」『霊枢』本神篇8、「精脱者」『霊枢』決気篇30
(注19) 『アポトーシスとは何か』（田沼靖一：講談社現代新書，講談社,1996.6)
　　　『アポトーシスの科学』（山田武・大山ハルミ：ブルーバックス，講談社,1996.12)
(注20) のげはノギ（芒）の訛で、イネ科の植物の花の外殻にある針状の突起を意味する。脱穀する前の米粒をみればわかる。
(注21) 現代中国では、椿に桩という簡体字を当てる。『中国気功学』p.182（浅川要監訳：東洋学術出版社,1990.7)

3．人体観の基礎
(注1) 「経絡の発見」（猪飼祥夫：雑誌『鍼灸』第4号,大阪鍼灸専門学校,1993)
(注2) 『東洋医学概論』（教科書執筆小委員会，医道の日本社,1997.3)
(注3) 『針灸奇穴辞典』（風林書房,1987.7)には奇穴588が紹介されており、経穴361と合わせて総経穴数は949穴となる。
(注4) 痛みを伴わない傷害として、Miss Cなどの先天性痛覚欠如の症例が報告されてい

る。(『痛みへの挑戦』R.メルザック，P.D.ウォール，中村嘉男監訳：誠信書房,1986.4)
(注5)「気と治療 6」(小林詔司：雑誌『医道の日本』p.91, 医道の日本社,1998.3)
(注6)　高脂血症や糖尿病などを持つ人では、飛行機のエコノミークラスで長時間脚を下げたままの姿勢を強いられると脚に血栓ができ、着陸後、急に動き出すとその血栓が肺へと移動して肺梗塞を起こし、死に至ることがある。

4 病因

(注1)　先天の気を現代西洋医学的に表現すれば、ヒトゲノム(細胞の核にある23種類の染色体1セット)である。その染色体はA・T・G・Cという4種の塩基で構成される30億個のDNAからなっている。その遺伝子診断でわかることは、遺伝病、ガン等の成人病、染色体異常、感染症、不妊の原因等の生殖関係等である。

(注2)　ミヤスマタ学説：1661年から75年にかけてロンドンで疫病が流行した。
　　　シンデハムという人は、そのような熱性の病気が起こる時の大気の構造は、地中から物質の放出、星々の会合によって生じ、大気の状態によって変動する毒気(ミヤスマタ)が生ずるからであることを強調した。
　　　アラン説：ドイツのM・カリの説で、空気中の酸化性物質が増えると迷走神経が緊張し、反対に減少すると交感神経緊張状態と精神的な抑鬱状態をもたらすと説く。これは暖気団で減少し、寒気団で増加するという。『気象と人間』p.66 (神山恵三，精選復刻　紀伊國屋新書,1994.1)

(注3)　キューバ人フランシスコ・フェレラスは、無制限のカテゴリーで素もぐりで162mまで達した。

(注4)　人工的な気圧が問題となる。高度1万m前後を飛行する航空機の機内圧は0.8気圧で、そのため乗物酔いをする人がいる。また高速の列車や自動車でトンネルに入った時には、瞬間的に外圧が耳管圧より高くなり、エレベータで上昇する時は逆に耳管圧の方が高くなる。

(注5)『素問』宣明五気篇23,『霊枢九針論78』
(注6)『労働白書』(平成12年度版)
(注7)『素問』脈要精微論17,『霊枢』淫邪発夢43
(注8)　同上
(注9)『霊枢』淫邪発夢43
(注10)　同上
(注11)『宗教と科学の接点』p.104 (河合隼雄：岩波書店,1986.5)
(注12)『眠りとはなにか』p.118「夢は見る夢だけか」(松本淳治：ブルーバックス，講談社,1976.2)

5．病症の診方

(注1)　例えば『近代医学の壁』p.1 (B.ディクソン：岩波現代選書,1998.3)
「過去100年余りにわたって近代医学の発達を支えてきたのは、あまりにも単純な考えであった。その考えは、いまのわれわれの目からみると極めて明白なことなのだが、歴史的に

はそれは苦悶しながら徐々に現れてきたかのように思える。その考えとは、特定病因説、つまり病気にはそれぞれ特定の原因がある、という概念である。」
（注２）『鍼灸経絡治療』p.86（岡部素道：績文堂,1936.5）
（注３）雑誌『伝統鍼灸（旧日本経絡学会誌）』(No.16～No.36，日本伝統鍼灸学会)
（注４）「〔６〕下痢」『漢方概論』p.186（藤平健・小倉重成：創元社,1979.1）
（注５）これ以外にも49難の「正経自病、五邪所傷」、58難の「傷寒」など、『難経』には五行的解説が見られるが、病症観を５種類に分類すること自体実際的ではなく、観念的な理解に陥りやすい。陰陽観を背景にした冷えの観点を導入すれば五行的な内容に繋がりが見出せる。

６．病態把握と治療（１）
（注１）人迎脈口診の起源と問題点については『素問医学の世界』（藤木俊郎：績文堂,1976.4）に詳しい。
　また人迎脈診を臨床で追及したものとして、『東洋医学の新研究』（小椋道益：人迎脈診会,1977.6）がある。
（注２）『脉状診の研究』（井上雅文：自然社,1980.7.1）
（注３）「(1) 脈を診る部位および指の位置 (2) 寸口脈の区分」『東洋医学講座』第十巻p.91（小林三剛・小林詔司：自然社,1987.8）
（注４）「気と治療８」雑誌『医道の日本』p130（小林詔司：医道の日本社,1999.4）
（注５）「陽脈の調整」『東洋医学講座』第十巻p121（小林三剛・小林詔司：自然社,1987.8）

７．病態把握と治療（２）
（注１）この上下の積の優先については、従来の診方を修正した。これまでは同程度のものについては上方優先であったが、それを下方優先とする。
　例えば、同程度の心の痛積と腎の痛積があれば腎虚証とする、同程度の脾の痛積と腎の痛積があれば腎虚証とする。同様に心と脾の関係では脾虚証とする。
　その他については修正はしない。

９．臨床の実際
（注１）宮城県ホームページ「老人性痴呆の基礎知識」(http://www.pref.miyagi.jp)
（注２）朝日新聞社説（2000年８月７日付）：〔世紀を築く〕「べてる」の風―のけ者つくらぬ文化を。これは、浦河日赤病院の精神科病棟を退院した人達で作った年商１億円、100人を越す元入院患者が働く地元の「大企業」の話である。
（注３）「高血圧の鍼灸治療」雑誌『TAO鍼灸治療』（第２号）p15（源草社,1997.12.1）

〈付記〉鍼灸の基本技術
（注１）『素問』異法方宜論12

おわりに

　この書物が刊行されるのは21世紀のはじめになるが、新世紀の医療の話題の1つは第3の医学と表現されつつある、代替・相補・統合医療であろう。
　米国のNIH（国立衛生研究所）では、国立相補・代替医療研究センターをすでに創設し、日本でも、日本代替・相補・伝統医療連合会議（Japan Alternative and Complementary Medicine：JACT）が設立されている。
　ところで、Alternativeという言葉だが、これを代替と訳してしまうとかなり内容が違ってくるという印象を持つ。医療は元来患者のためのものであり、患者が自分にふさわしい方法をさまざまな医療の中から自主的に選択できるというのが本来であろう。そのような状況が「Alternative」であり、そのような医療群をAlternative Medicine（AM）と表現すると解したい。だからこれを訳せば、さしずめ選択医療となる。もう1つのComplementaryも同様で、必要な医療を患者自身で選択して補うという視点が強調されるべきである。
　AMという原語には、患者の側からの医療という視点が含まれている。第3の医療ではその視点を見失わないことこそ大切で、そうでなければ医療の規模がただ大きくなるだけ、という印象を持つのは筆者だけではないだろう。積聚治療はもちろん、他の鍼灸治療もそれぞれ1つの独立した治療システムであるため、単なる代替医療としてでなく、選択医療の対象の1つとして一層広く一般に認識されることを願って止まない。
　これまで積聚会の皆さんや積聚治療に関心を持たれる臨床家の方々あるいは学生諸君から、積聚治療について色々な質問や疑問あるいは期待を頂いた。それらが礎になって、この本は形をなしたと言っても過言ではない。この紙面を借りてお礼を申し上げる。
　また、積聚治療の単行本化を勧めていただいた医道の日本社社長・戸部雄

一郎氏、間に立ってご配慮いただいた編集長の山口泰宏氏、いろいろと筆者の不備を指摘していただいた出版編集室の山内淳氏に心から感謝を申し上げたい。

2000年12月25日

小林詔司

索引

索引

【あ】

噯気	97
汗	336
圧外傷	122
圧溺	137
アトピー性皮膚炎	338
油	99
アポトーシス	40
アポビオーシス	40
アラン	121
アレルギー性の湿疹	338
胃下垂	169
胃経	89
意識	21,63,344
意識障害	344
石塚左玄	129
胃泄	148
痛み	98
一物全体論	129
委中	56,73,242,252
委陽	56
陰虚	44
陰虚陰実	45
陰虚の虚損	151
陰虚病症	155
陰虚脈	185
陰虚陽実	45
陰実	44,155
陰実病症	155
陰実脈	184
陰実陽実病症	156
陰中の陰	31
陰中の陽	31
陰の気の力	26
陰の募穴群	165
インフルエンザ	341
陰陽	23
陰陽の区別	44
陰陵泉	56
魚の目	283
浮きもの通し	362
宇宙	15
鬱	345
浦河べてるの家	348
漆	135
易	22,148
易経	26
遠道刺	89
温熱作用	95

【か】

外傷	137,237
外証	145
顎関節症	289,293
風邪	341
下腿の浮腫み	276
片手挿管法	361
肩の凝り	300
滑濡	187
カテゴリー論	148
過敏性大腸炎	271
過房	134
上曲泉	56
痒み	98,210,339
身体が重い	328
寒	42,45
眼圧亢進	293
柑橘類	129
管鍼法	363
肝の領域	165
顔面神経麻痺	290,293,294
喜	115
気管支炎	303
気功	71
気象病	120
基礎データ	237
吃逆	96
肌肉	18
気の重層構造	180

基本治療	163	減圧症	122
逆治	153,218	原穴	189
灸当り	62	腱鞘炎	312
吸気	96	肩井	55
鳩杞	258,263,268,272	見当識障害	347
吸気時	124	健忘	347
恐	116	交会穴	90
驚	116	高血圧	353
胸骨痛	306	高圧神経症候群	122
胸鎖乳突筋	55	孔最	56
胸部	164	咬傷	135
胸部の範囲	164	甲状腺の肥大	299
極陰	24	更年期障害	261
曲泉	56	呼気	97,124
極陽	25	呼吸の補寫	49
虚実	37	五行論	30
桐板通し	363	巨刺	89
気力	71	五十肩	301
筋	17	55難	6
金属アレルギー	135	57難	148
くしゃみ	97	5泄	148
くすぐったさ	98	骨	17
果物・野菜	362	骨粗鬆症	252
クラッシュ症候群	137	子供	352
経気	20	こむら返り	275
迎随の補寫	50	凝り	210
頚椎	55	こわばり	329
頚椎の骨粗鬆症	299		
頚部の外傷	299	【さ】	
頚部の損傷	250	数脈	182
経絡	85	桜沢如一	129
痙攣	334	三陰交	252
頚腕症候群	299	三才観	36
月経	101	三叉神経痛	289,293
月経前症候群	119	三焦	83
結代脈	182	三焦論	37
げっぷ	97	散鍼	51,173
血脈	18	酸素分圧	121
結脈	182	三部九候診	177
下痢状	269	思	115

自汗	101	自律神経失調症	346
子宮内膜症	263	人迎気口診	178
志室	55,210	人迎脈診	177
舌	291	人工流産	238
歯痛	289,293	振戦術	50
膝関	56	心臓	303
失禁	257	身土不二論	129
実症状	44	心の領域	165
失眠	243	心包	83
指標	5,51	蕁麻疹	338
痺れ	98	神門脈	185
死脈	187	膵炎	266
嗄声	291	水分	99
積	6,7	睡眠の質	132
積聚	6,11	睡眠量	132
積聚治療	163,164	酢の物	129
雀啄法	51	臍	169,170
しゃっくり	96	性液	102
聚	6,7,166,181	精液	261
手術	137,170,238	精気	38
出生時の状況	237	精気曲線	41
出内の補寫	50	性器出血	259
主婦湿疹	338	精気の虚	38,44
順治	153,217	井穴	244,286,316
証	142,143,145,147,151	井穴に灸	284
症	144,145,151	精神分裂病	348
證	145	咳	97,290,306
象	146,151	セックス過剰	134
消濼	99	接触鍼	51,171
照海	258	切診	162
焼灼灸	61	喘息	96,97,303
症状名	10	洗髪	101
小腸	83	前立腺の肥大	258
象徴作用	147	蔵	113
小腸泄	148	相学	22
証と象	146	蔵気	20
小児鍼	176	臓器	113
小便	124	相剋関係	33
所見	144	相剋説	30
女膝	243	相勝説	30

相生関係	34	痴呆	347
相生説	30	遅脈	182
掻爬	238	中国的象徴主義	146
蔵府	78,79	抽象作用	146
臓腑	78,79	治療	52
足底の浮腫み	283	椎間板ヘルニア	255
鼠径部	99	提按開闔の補寫	50
祖脈	178,181	低血圧	354
		テニス肘	310,311
		伝染病	136

【た】

		天宗	99
太淵	190	天髎	55
大瘕泄	148	怒	115
太極	26	湯液の適応条件	144
太極肝	83	盗汗	101
太極図	27	橈骨動脈壁	181
太極の5相図	36	投射	21,173
太極の3相図	30,151	透熱灸	61
太極肺	83	動脈硬化症	185
第3方式	218	東洋医学的病名	144
帯下	102,259	特定病因説	142
体臭	98		
帯状疱疹	304		

【な】

大腿骨内側上顆	56		
大腸	83	内関	56
大腸泄	148	内証	145
大便	103,124	内臓下垂	169
代脈	183	夏風邪	342
対流	124	肉離れ	277
大陵	84,190	西式生食療法	129
唾液	102	西勝造	129
脱毛	285	日本伝統鍼灸学会	144
打撲	171	乳児	352
だるい	328	乳腺炎	305
痰	102,290	尿	100
炭酸ガスの分圧	121	尿失禁	259
弾爪の補寫	50	尿の症状	257
膻中	308	認知障害	347
站椿功	71	妊娠	349
蓄膿症	290	妊婦	185
チック	290	ヌカ枕	360

寝汗	101	腹式呼吸	73,74
熱	148	腹部の接触鍼	5
熱気	98	復溜	252
熱射病	285	フケ	285
熱の蒸発	124	不定愁訴症候群	346
熱の病症	47	普遍的無意識	133
捻挫	280	聞診	162,238
脳髄	84	屁	97
のげ	58	閉経	261
ノンレム睡眠	132	変形	335
		便秘	269
【は】		房事過多	134
バイオリズム	22	放射	124
覇気	99	望診	162,238
発汗	56	崩尿	100
抜歯	289	乏尿	100
抜歯後の発熱	322	補寫	48
発熱	320	補助治療	164
鼻出血	290,293		
鼻血	296,297	【ま】	
鼻詰まり	293	巻爪	284
反関の脈	187	マクロビオティック	129
PMS	119	耳鳴り	287
冷え	11,42	脈状診	178
冷え性	277	ミヤスマタ	121
冷えの病症	45	無意識	133
脾経	89	無感蒸泄	101
膝	240	浮腫み	277,327
脾泄	148	メニエール氏病	343
皮毛	18	目の痛み	289
百会	286	眩暈	343
悲・憂	115	問診	161
病症	145		
病証	145	【や】	
ひょう疽	316	夜間譫妄	347
標治法	144	山本成一郎	146
病名	10,144	夢	133
貧血	285,355	陽萎	261
府	82	陽虚	44
府気	20	陽虚病症	156

陽虚脈	186	繆刺	90
陽実	44	冷	148
陽実病症	155	冷却率	122
陽実脈	183	レム睡眠	132
陽池	84	労働環境	131
陽中の陰	31	ロールペーパー	361
陽中の陽	31	六識	21
陽募穴	165	69難	151
よだれ	102	六部定位脈診	181
		肋間神経痛	304,305

【ら】

絡気	20		
ラッセル音	170		
留置鍼	51		

【わ】

腕橈骨筋	56

● 著者紹介

小林詔司（こばやし・しょうじ）
1942年、東京に生まれる。65年、上智大学経済学部卒業。69年、東洋鍼灸専門学校卒業。72年、東京教育大学理療科教員養成施設卒業。同年、東京・世田谷区に太子堂鍼灸院を開院。76年より、関東鍼灸専門学校講師を務める中で、積聚治療を考案。80年、積聚会を発足。現在も同鍼灸院院長として治療に当たるかたわら教鞭をとり、また積聚会会長として、後進の育成にも努めている。92年から遼寧中医学員客員教授。2007年より関東鍼灸専門学校名誉講師。
著書：『東洋医学講座第六巻』（自然社）、『同第十巻』（自然社：共著）、『誰にでもできるツボ療法』（経林書房）、『やまい一口メモ』（太陽出版社）、『Acupuncture Core Therapy』（Paradigm Publications）、『積聚治療入門』DVD（医道の日本社）、『鍼灸治療のための易経入門』（緑書房）など。

太子堂鍼灸院　東京都狛江市和泉本町3-7-2　http://shakuju.com/taishido/
積聚会事務局　東京都江東区毛利2-9-18　グリーンパーク錦糸町102　http://shakuju.com/

積聚治療
～気を動かし　冷えを取る～

2001年2月10日　初版発行
2018年1月30日　第10刷発行

著　者　小林詔司
発行者　戸部慎一郎
発行所　株式会社 医道の日本社

〒237-0068　神奈川県横須賀市追浜本町1-105
電話（046）865-2161
FAX（046）865-2707

2001 © Ido-no-Nippon-Sha, Inc.
印刷　ベクトル印刷株式会社
ISBN978-4-7529-1087-9　C3047